AF356349

LES PRODUITS VÉGÉTAUX

ALIMENTAIRES

a

DU MÊME AUTEUR :

Les Produits Naturels Commerçables : *Produits Animaux*. 1 vol. in-12 de 360 pages.... 4 fr.

Ouvrage honoré de souscriptions du Ministère de l'Instruction Publique, du Ministère du Commerce, des Chambres de Commerce de Paris, Bordeaux, Le Havre.

Les Matières premières industrielles — (*En préparation*).

Sommaire général : Huiles & Cires végétales. — Gommes, Résines, Baumes, Essences. — Matières tinctoriales et tannantes. — Les Textiles. — Les Bois. — Les Combustibles.

PRODUITS NATURELS COMMERÇABLES

LES

PRODUITS VÉGÉTAUX

ALIMENTAIRES

Par Émile DUBOIS

Professeur à l'École Professionnelle de Reims

AVEC FIGURES DANS LE TEXTE

PARIS

Octave DOIN, Éditeur

8, place de l'Odéon, 8

1892

Tous droits réservés

LES
PRODUITS VÉGÉTAUX

PREMIÈRE PARTIE

MATIÈRES ALIMENTAIRES

LES CÉRÉALES

Sous le nom général de Céréales ou de Grains, on comprend les fruits d'un certain nombre de plantes qui forment la base de l'alimentation de l'homme: *froment, seigle, avoine, orge, maïs, riz, sarrasin.*

Les céréales appartiennent à la famille botanique des Graminées, sauf le sarrasin qui fait partie des Polygonées. Le fruit, improprement considéré comme une graine, est un caryopse, c'est-à-dire un fruit sec indéhiscent dont le péricarpe est adhérent à la graine. Ce fruit est entouré d'une enveloppe nommée *balle* ou *glumelle*, qui, dans la fleur, tient lieu de calice et de corolle et qui persiste après la fructification. Un battage au fléau permet de détacher cette balle et de livrer le grain nu.

Le grain des céréales présente, lorsqu'on l'examine en coupe, d'abord un certain nombre d'enveloppes correspondant au péricarpe du fruit, puis les deux téguments de la graine, un albumen plus ou moins farineux et enfin, à l'une des extrémités du grain, l'embryon. La masse de l'albumen est formée d'amidon et d'une substance azotée, le *gluten*, qui donne lorsqu'il prédomine une consistance cornée à la graine.

Les grains sont susceptibles d'altérations nombreuses, dues, soit à l'action d'insectes nuisibles, soit à la présence de champignons parasites.

Parmi les insectes qui s'attaquent plus particulièrement aux céréales, on doit citer les *Charançons* ou *Calandres* (Calandra granaria) qui déposent leurs œufs dans les grains de blé. L'insecte y subit toutes ses transformations et se nourrit de la farine qu'ils contiennent.

La chenille de l'*Alucite des céréales* (Sitotroga cerea-lella), papillon nocturne du genre des teignes dont la larve dévore également la farine des grains.

La *Teigne des grains* (Tinea granella), papillon dont la chenille réunit les grains dans un cocon de soie blanchâtre et les dévore.

Un helminthe microscopique, *l'anguillule du blé* (Anguillula scandens ou Tylenchus tritici), long de deux à trois millimètres, provoque une altération des plus fréquentes connue sous le nom de *nielle du blé*. Né dans le grain, le ver chemine dans la tige, pénètre dans l'ovaire et entrave le développement du fruit. Un grain niellé peut contenir, d'après Davaine, de cinq à dix mille larves d'Anguillules.

Le pelletage des grains dans les greniers, l'aérage, la dessication par l'air chaud et l'ensilage sont à peu près les seuls remèdes que l'on puisse opposer aux charançons.

Les champignons parasites qui s'attaquent aux céréales sont nombreux et font de sensibles ravages surtout dans les années humides.

Ainsi, la *carie* qui transforme l'intérieur du grain en une poussière noire d'odeur désagréable, est causée par le *Tilletia Caries* des Ustilaginées ; le *charbon des céréales* qui donne aux blés l'aspect d'une masse noire, est dû à l'*Ustilago carbo* (U. destruens) ; la *rouille du blé* reconnaissable à ses larges taches rouges est le fait du *Puccinia graminis* (Uredinées) ; *l'ergot du seigle,* beaucoup plus grave, car le *seigle ergoté* renferme un principe vénéneux puissant, l'ergotine, est produit par le *Claviceps purpurea* (Ascomycètes). Les grains de seigle ergoté sont gonflés, recourbés, bruns violacés à l'extérieur, blancs et jaunes à l'intérieur.

Le sulfatage ou le chaulage des semences permettent de combattre assez efficacement ces maladies.

BLÉ OU FROMENT

Anglais : *wheat corn*. Allemand : *der Weizen*.
Espagnol : *el Trigo*.

Les grains de blé (Triticum vulgare) sont ovales, arrondis aux extrémités, plus ou moins allongés suivant les variétés, marqués d'un côté par un sillon longitudinal assez profond, garnis de quelques poils à l'extrémité opposée à l'embryon et variant comme couleur du blanc au roux. Les variétés presque innombrables de blé font que les caractères extérieurs de ce produit sont des plus divers. Cependant on peut les classer en :

Blés tendres qui cèdent sous la dent et s'écrasent facilement. Ils rendent beaucoup de farine riche en amidon, et forment un pain bien blanc. La cassure blanche est complètement opaque.

Blés durs, qui cassent sous la dent sans s'écraser. Leur cassure est translucide, d'apparence cornée. Ils renferment plus de gluten et donnent un pain savoureux et très nutritif.

Blés demi-durs qui servent de transition entre les précédents.

La culture des blés tendres convient mieux aux pays froids et celle des blés durs aux climats chauds, tels que l'Afrique, l'Italie, l'Espagne.

A l'usage, les blés tendres sont préférés par les boulangers et les amidonniers; les blés durs sont réservés aux pains de luxe, à la fabrication du gruau et des pâtes alimentaires.

Les Blés TENDRES se subdivisent eux-mêmes en : *Touselles* aux épis sans barbes ou à barbes courtes, peu nombreuses, et à paille creuse (blé d'hiver commun, froment rouge, blé de mars, blé blanc de Flandre, blé blanc zée, blé blazé, blé de Hongrie, blé d'Odessa, blé du Caucase).

Seisettes toujours colorés, aux épis barbus et à la paille creuse et ferme (blé barbu d'hiver, blé barbu de printemps, Victoria).

Poulards gros blés à épis réguliers, carrés, barbus et à paille pleine vers le sommet (poulard blanc, common Binet, blé miracle, épeautre blanche du Gâtinais, blé de Dantzig, blé d'Égypte).

Chacune de ces sortes comprend elle-même des blés blancs qui rendent peu de son, des blés rouges très répandus et des blés bigarrés estimés en meunerie.

Les Blés DURS comportent :

Les *Aubaines*, aux épis à barbes longues et roides et dont le grain très allongé a l'apparence glacée (blés Xeres, Taganrok).

Et les *Blés de Pologne* ou de *Mogador*, à épis barbus à grains pourvus d'une balle très allongée et demi-transparente. Ils sont surtout cultivés dans le bassin du Danube.

Enfin on désigne sous le nom d'*Épeautre*, une variété de froment dont la balle est adhérente au grain et ne s'en sépare qu'après passage sous une meule de bois ; sa farine, inférieure à celle du blé, est cependant supérieure à la farine de seigle.

Le blé doit être net, pesant, sonore, quand on l'agite sur la main, régulier, bien nourri, avoir une saveur douce un peu mucilagineuse, sans odeur de moisi ni de fermenté, et laisser aisément pénétrer les doigts dans la masse. Un blé coulant et sonore est toujours bien sec ; au contraire, un blé humide se sépare difficilement sous la main. Afin de donner plus « de main » aux blés, on les graisse parfois par pelletage avec un peu d'huile ; ils deviennent plus doux et plus coulants.

Un grain allongé, maigre, ridé, à sillon profond, a souffert de la chaleur ; il est pauvre en gluten et donne beaucoup de son. Si la nuance est terne, blafarde, c'est que l'humidité provoque un commencement de fermentation. Il est en outre, dans ce cas, rude au toucher, mou, et rend, par agitation, un son lourd et mat.

Enfin, un blé marchand ne doit contenir ni pierres, ni débris de balles, ni graines étrangères.

VARIÉTÉS COMMERCIALES

BLÉS DE FRANCE.— Par une légère augmentation de production à l'hectare, la France pourrait suffire à sa consommation intérieure. Avec son rendement moyen de 15 hectolitres à l'hectare, elle tient le premier rang en Europe et le second au monde pour la production. Malgré cela, l'importation de blé est considérable, tant pour l'alimentation (blés tendres des

États-Unis et du Canada) que pour l'industrie (blés durs et demi-durs de Russie, Hongrie, Italie, Algérie).

En France, les variétés cultivées sont plutôt tendres. Quoique tous les départements récoltent du froment, la nature du sol et les méthodes de culture désignent particulièrement certaines régions comme terres à blé. C'est ainsi que les rendements varient de 29 hectol. 4 en Seine-et-Oise à 4 hectol. 76 dans la Creuse.

Les régions productrices de blé peuvent se répartir comme suit :

Région du Nord. — Départements du Nord (24 Hl. 39) ; — Pas de Calais (22,97) ; — Somme (17,91) ; — Oise (20,58) ; — Aisne (24).

Régions de la Beauce et de la Brie. — Eure-et-Loir (22 Hl. 07) ; Loiret (18,61) ; — Eure (19) ; — Seine-et-Oise (29,4) ; — Seine-et-Marne (22,20).

Région de l'Ouest. — Maine-et-Loire (17 Hl. 77) ; — Mayenne (19,9) ; — Ille-et-Vilaine (19,45) ; — Vienne (17,98) ; — Vendée (14,66).

Région du Sud. — Lot-et-Garonne (15,17) ; — Haute-Garonne (15,70).

PRODUCTION DU BLÉ EN FRANCE

	1869	1872	1875	1880	1885	1889
Hectares en culture..	7.034 087	6.937.922	6.916.981	6 879.875	6.956.765	7.038.968
Hectolitres récoltés..	107.941.553	120.803.459	100.634.861	99.471.559	109.861.862	108.319.771
Prix moyen de Hl....	20 fr. 32	23 fr. 15	19 fr. 32	22 fr. 90	16 fr. 41	18 fr. 09

Blés de Russie. — En Russie, le blé est cultivé sur une surface considérable de terrain jusqu'au 60° de latitude. Aussi, ce pays se livre-t-il à un grand commerce d'exportation soit par ses ports de la Baltique, soit par ceux de la mer Noire et de la mer d'Azow. La Pologne et l'Ukraine envoient leurs belles qualités de Cracovie et de Sandomirca par Riga et Dantzig. Les blés de la Russie septentrionale s'exportent par Saint-Pétersbourg et Arkangel, ceux de la Russie méridionale, surtout par Odessa, et ceux de Crimée et du Caucase par Eupatoria sur la mer Noire, Kertch, Marioupol et Taganrok sur la mer d'Azow. Les expéditions ont lieu en septembre.

Les blés du Caucase sont le plus souvent tendres et fins, ceux d'Odessa, principalement la qualité Ghirca, durs ou demi-durs.

En 1887 la Russie a exporté pour 560.164.000 fr. de froment, et 22.352.000 fr. de farine de blé.

35 % des exportations d'Odessa vont en Angleterre et 9 % environ en France, principalement à Marseille qui, en 1888, a reçu 4.990.464 quintaux de blés russes.

Beaucoup de blés du Nord sont étuvés, c'est-à-dire soumis à l'action de la chaleur pour en assurer la conservation, dans ce cas, ils ne peuvent plus germer.

Blés du Danemark. — Ils proviennent, soit des îles, soit du Holstein; tendres et fins, ils sont cependant inférieurs aux blés russes, et s'échauffent souvent pendant le transport.

On les classe en blés de choix et de 1re, 2e et 3 qualité. Ils pèsent de 70 à 80 kg. l'hectolitre.

Blés de Prusse. — Les blés de la Prusse occidentale

et de la Poméranie s'exportent par Dantzig, Stettin et Stralsund. Généralement roux et tendres, ils sont très réguliers et se conservent bien. Ils sont fort estimés en Angleterre. Le Hanovre, la Westphalie, le Mecklembourg expédient leurs grains par Hambourg, Brême et Lubeck, ou par les frontières de terre; Manheim est le principal marché.

BLÉS DES PRINCIPAUTÉS DANUBIENNES (*Roumanie, Moldavie, Valachie*). — De bonne qualité, mais souvent mal soignés et mélangés de graines étrangères, ces grains sont parfois tendres (Moldavie) et plus fréquemment durs et demi-durs (Roumanie). Ils sont très répandus dans le commerce courant. Les ports d'expédition sont Nicopoli sur le Danube, Galatz et Ismaïl. Les grains se mesurent au kilo, et 100 kilos rendant à Marseille 260 charges de 160 litres, la valeur du kilo ressort à 4 Hl. 16; mais en pratique il est bon de ne pas compter sur plus de 4 hecto-litres.

AUTRES BLÉS D'EUROPE. — L'*Espagne* et l'*Italie* donnent des blés, gros, durs et demi-durs, propres à la pré-paration des pâtes alimentaires. Ceux d'Espagne sont rares. En Italie, la Sicile, la Sardaigne et les Pouilles nous donnent chaque année une certaine quantité de froments durs.

La *Belgique* ne produit pas assez pour sa consommation, et cependant exporte ses qualités tendres d'Ypres, Furne et Liège par Anvers.

Il en est de même pour la *Hollande* dont les blés blancs de Zélande ainsi que ceux de Frise et de Gueldre sont assez estimés.

Quant à l'*Angleterre*, malgré ses hauts rendements

de 28 Hl. à l'hectare, elle est loin de suffire à ses besoins.

Blés d'Égypte. — L'Égypte, si renommée autrefois pour sa fertilité, « ce grenier de Rome » ne donne que des qualités médiocres, souvent fermentées, par suite de la négligence des agriculteurs. Les blés durs ou demi-durs s'envoient à Marseille pour la fabrication des pâtes alimentaires ou pour la préparation de l'amidon.

Port principal : Alexandrie.

Blés d'Amérique. — La culture du blé est très répandue sur le vaste territoire américain. En 1884, sur leurs 15.976.000 hectares, les États-Unis ont produit 186.390.000 hectolitres de blé, soit un rendement de 11 hectol. 6 à l'hectare. Les 2/5 environ de la production sont exportés en Europe, où ils arrivent par New-York, Baltimore et la Nouvelle-Orléans, en balles de coton de poids variable, aux mois de juillet-août.

La côte occidentale expédie par San-Francisco les blés de Californie, de l'Orégon, de Walla-Walla, ils sont blancs, demi-durs. Les Californiens sont souvent sales et brisés, les Orégons sont mieux soignés. Ils nous arrivent par voiliers vers décembre ou janvier.

Le Canada donne en moyenne 13.000.000 Hl. de blé et en exporte une forte partie par Montréal.

Les blés américains sont beaux, tendres, mais pauvres en gluten.

Blés d'Australie. — Ils sont tendres, réguliers d'un bel aspect et de beaucoup de rendement. Leur importation en Europe, surtout en Angleterre, augmente sans cesse et ils sont fort estimés. La province qui en produit le plus est l'Australie méridionale qui, en

1885, a donné 14.621.755 bushels (5.315.000 Hl.) sur 31.688.038 b. (11.518.600 Hl.) de production totale.

Blés de l'Inde. — L'*Indoustan*, sur 10.821.000 hectares, produit environ 6,391,000 tonnes anglaises (6.493.256 tonnes métriques) de blé. Comme la base de la nourriture indigène est le riz, l'Inde peut se livrer en grand à l'exportation du froment. Les pays du Gange, de Narbada et le bassin de l'Indus, Sind et Pendjab sont les principaux centres de culture. On y récolte des blés blancs durs (Decan, sud des États Mahratta), des rouges durs (Rajaputana et présidence de Bombay), des blés tendres blancs et rouges (le nord de l'Inde, et presqu'île Guzerat). Le blanc tendre est de beaucoup supérieur au rouge tendre.

Les exportations se font par Bombay, Kurachee et Calcutta, ces derniers étant particulièrement recherchés. L'Angleterre à elle seule absorbe les 6/10 des exportations. Celles-ci sont très variables, car la récolte dépend des pluies de juin à octobre et, quand elles manquent, c'est la disette qui amène parfois de terribles famines.

Les arrivages ont lieu vers juin-juillet.

Production du blé dans le monde

d'après M. L. Grandeau

Rendement à l'Ha.	Europe	Millions d'Hl.
15. 6	France............	100.7
8. 1	Russie............	94
14. 0	Espagne..........	61
10. 8	Italie.............	51
	A reporter.....	306.7

Rendement à l'Ha.	Europe	Millions d'Hl.
	Report........	306.7
14.10	Autriche-Hongrie..	49.7
17. 2	Allemagne........	36.8
28. 0	Royaume-Uni.....	32.9
	Roumanie........	11.9
	Bulgarie..........	9.6
	Turquie..........	8.5
	Belgique..........	5.5
	Portugal..........	3.4
	Suède et Norvège..	2.2
	Grèce............	2.5
	Pays-Bas.........	2.0
	Danemark........	1.7
	Serbie............	1.4
	Suisse............	0.7
		475.5

	Hors d'Europe.	
10. 8	États-Unis........	186.4
10. 0	Indes anglaises....	96.3
11. 0	Australie.........	16.5
12. 3	Canada..........	13.2
10. 6	Algérie..........	14.0
	Japon...........	15
	Répub. Argentine..	10
	Chili.............	6
	Égypte..........	2.4
		359.8

PRODUCTION TOTALE

	Millions d'Hl.
En Europe........	475.5
Hors d'Europe.....	359.8
	835.3

USAGES COMMERCIAUX (1)

Tonneau d'affrètement. — Blé en grenier ou en sac 1,000 kg; en fûts, 900 kg.

LE HAVRE. Terme 2 mois; 15 jours de livraison, se vend en sac de 200 kg.

En vente publique : aux 200 kg nets, acquittés, terme un mois, payable comptant avec escompte de

---

(1) Les usages commerciaux indiqués dans cet ouvrage sont pour la plus part pris dans :

L'Almanach du Commerce du Havre. (Imprimerie du Commerce, au Havre. 7 francs.)

L'Annuaire spécial du port de Bordeaux (1888), par Ch. Haillecourt. (Bordeaux, Ferret et fils, 15, Cours de l'Intendance. 4 francs.)

Dictionnaire des Usages commerciaux et maritimes, par L. Pabon. (Bordeaux, même éditeur. 3 fr. 50.)

Conditions et Usages de la place de Marseille, publiés par la Chambre de commerce (1878).

Commerce et Industrie de Nantes, publié par la Chambre de commerce (1878).

1/2 °/o par mois. Livraison immédiate. 1 °°/oo pour le bureau de bienfaisance.

MARSEILLE. Les blés se vendent à la charge de 160 litres. Cependant depuis quelque temps, on traite aussi aux 100 kg, au poids sans criblage ni mesurage, tandis que dans l'ancienne méthode on crible et mesure sur quai.

Escompte 1 °/o à l'entrepôt.

Si l'acheteur reçoit en transbordement, il a droit à une bonification de 0 fr. 50 à 0 fr. 70 par charge, suivant que l'on transborde du quai au navire ou du navire à quai.

L'excédant de poids stipulé est bénéficié par l'acheteur; le manquant donne droit aux bonifications suivantes.

1 kilog pour le 1er kilog.
1   —   2e   —

Au-dessous des deux premiers kilogs, chaque kilog manquant est remplacé par une bonification de 2 kg.

L'acheteur peut rejeter les blés qui n'atteignent pas le poids minimum convenu, comme il a faculté de recevoir en continuant la bonification de 2 kg par kg manquant.

Courtage 1/3 °/o par chaque partie.

Délai de livraison. — Incessamment pour la marchandise disponible, dans le courant du délai pour celle à livrer.

Paiement : comptant.

Ventes publiques : Courtage 1/2 °/o par l'acheteur sans escompte, livraison dans les 48 heures.

Importation des blés à Marseille en 1888.

Russie......................	4.990.464	quintaux.
Turquie et principautés.......	951.825	—
Turquie d'Asie................	133.799	—
Indes........................	1.171.370	—
Amérique du Nord............	140.079	—
Amérique du Sud............	84.153	—
Algérie et Tunisie............	432.416	—
Divers........................	44.062	—
TOTAL.........	7.948.168	quintaux.

BORDEAUX. Se vendent à l'hectolitre de 80 kg net. Les prix portés sur les marchés s'entendent toujours aux 80 kg. Quant les blés sont logés ils se vendent brut pour net. Les blés logés sont ceux de l'Australie, de la Californie, de la Plata et des Indes.

Se vendent au comptant sans escompte; quelquefois cependant, on accorde 1 %.

La marchandise se vend prise à bord du navire, aux frais des acheteurs.

Dans un marché portant sur les blés à transporter d'Amérique et lorsque la vente est faite au tonneau, il est d'usage d'accorder une tolérance de 10 % en plus ou en moins de la quantité fixée par le bordereau.

NANTES (ne fait aucune importation). Le blé se vend au comptant, sans escompte, à l'hectolitre de 80 kg, sauf pour les blés de Vendée à l'hectolitre de 78 kg. Le poids de la livraison s'établit en pesant 4 % de la quantité d'hectolitres livrée et en établissant à l'aide de ces pesées une moyenne du poids de l'hectolitre.

OBSERVATIONS GÉNÉRALES SUR LE COMMERCE DES CÉRÉALES. — En *France*, en *Belgique*, en *Allemagne*, les céréales se vendent soit à l'hectolitre, soit au quintal (100 kg.).

Cependant à *Hambourg* on a conservé le *last* de 32 Hl.

A *Dantzig* et à *Amsterdam*, le *last* vaut 30 Hl.

En *Angleterre*, on vend au *quarter* (290 l. 78) ou au *bushel* (36 l. 3477), les poids sont spécifiés en livres anglaises (℔ = 0 kil. 45359).

Aux *États-Unis* et dans les *Colonies anglaises*, les grains se mesurent au *bushel* (de Winchester) valant 35 l. 237 ou au *quarter* de 281 l. 897.

En *Italie*, malgré l'adoption du système métrique, on emploie encore, à Gênes et à Livourne, l'*emine* de 120 l. 7, et à Naples et en Sicile, le *tomolo* de 55 l. 22.

En *Russie*, l'unité est le *tschetwert* valant 209 l. 9. Il doit peser 380 livres russes pour le froment, 354 pour le seigle, 290 pour l'orge, 240 pour l'avoine ; la livre valant 0 k. 4095. Toutefois à Odessa on mesure au last de 16 tschetwert (33 hl. 1/2); à Riga, le blé, l'orge, et le sarrasin au last de 48 lof, soit : 33 Hl., et l'avoine au last de 45 lof. soit : 30 Hl. 988.

SEIGLE

Anglais : *the Rye.* Allemand : *der Roggen.*
Espagnol : *el Centeno.*

Le seigle (Secale cereale) est une céréale annuelle à épi comprimé et barbu sur les bords. Son fruit est un caryopse plus allongé que celui du blé, ridé et poilu à la partie supérieure, à sillon longitudinal profond. La couleur également plus foncée tire parfois un peu sur le bleuâtre. La farine grise contient peu de gluten, 9 à 10 %, mais renferme un principe spécial qui lui communique une odeur et une saveur particulières. Le pain que donne cette farine est grisâtre, gluant, très nourrissant et légèrement laxatif.

Mélangé avec le blé en proportions sensiblement égales, il constitue le *méteil* dont la farine est des plus employées en campagne ou dans la boulangerie commune pour faire le « pain de ménage ».

Les usages du seigle ne se bornent pas à cette fonction alimentaire. Il est utilisé pour fabriquer l'eau-de-vie commune, le genièvre et le schiedam de Hollande et de Belgique. Enfin, sa paille sert à la confection de nattes et de chapeaux.

Céréale d'hiver, vigoureux et résistant, le seigle croît dans les terrains les plus pauvres et les plus rocailleux, jusques aux confins du cercle polaire. Aussi a-t-il été longtemps pour certaines populations la suprême ressource contre la disette.

En *France*, il est surtout produit par la Champagne, la Bretagne et les environs de Paris; le grain est gros et de bonne qualité. Les récoltes ont baissé depuis quelques années.

	1872	1880	1886	1889
Méteil.	8.972.075 Hl.	6.021.305	5 169.722	4.560.364
Seigle.	29.868.575	25.318.436	22.610.273	23.126.806

Parmi les pays qui produisent la plus forte proportion de seigle, nous citerons :

La *Russie*. Les seigles du sud (Odessa) sont tendres, beaux et riches en amidon. Ceux du nord (Riga, Arkangel, Saint-Pétersbourg) servent principalement à la fabrication de l'alcool.

La *Norvège* en produit beaucoup, mais le consomme totalement sur place.

La *Prusse*, port d'exportation principal : Dantzig ; provenances : Silésie et Brandebourg.

La *Hollande*, dont les meilleurs seigles sont ceux de Frise, puis de Zéelande.

La *Belgique*, qui cultive presque autant de seigle que de froment, mais en tire parti plutôt par distillation que par panification.

L'*Autriche* en exporte de notables quantités par Trieste et Fiume. Son seigle est très estimé dans le commerce courant.

Enfin les *provinces du Danube* donnent une marchandise de très médiocre qualité, mal soignée et fortement mélangée de graines étrangères. Ports d'exportation: Galatz et Ismaïl sur le Danube.

Le seigle est très rarement falsifié, quelquefois on le graisse comme le blé pour lui donner « de la main »; mais il est sujet à la terrible maladie de l'*ergot*. Les grains, sous l'influence de ce champignon (Claviceps purpurea), se gonflent et deviennent noirs. Le parasite forme une pointe analogue à l'ergot d'un coq, d'où le nom de la maladie; et il développe dans l'intérieur du grain un principe, l'*ergotine*, qui est un violent poison. La poudre ou la teinture alcoolique de *seigle ergoté* est employée avec succès en médecine comme hémostatique, c'est-à-dire pour arrêter les violentes hémorragies.

Les usages commerciaux sont sensiblement les mêmes que pour le blé.

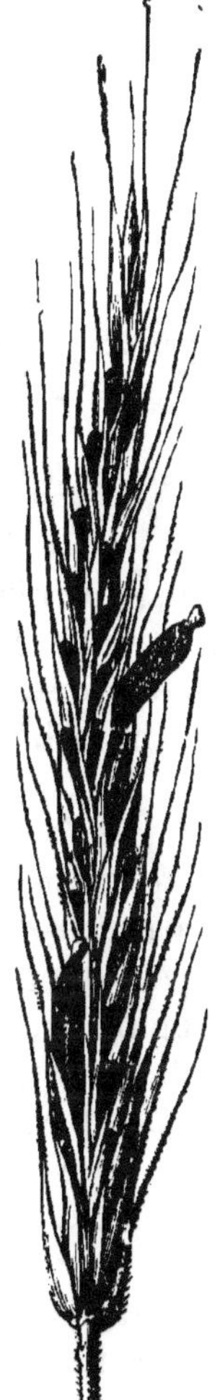

Fig. 1.
Seigle ergoté.

ORGE

Anglais : *The barley; mondé : peeled barley; perlé : pearl barley*. Allemand : *Die Gerste; mondé : Gerstengraupen; perlé; Perlgraupen*. Espagnol : *la cebada*.
(Hordeum vulgare; H. exartichon; II. distichon, Escourgeon.)

L'orge possède une tige solitaire ou peu fournie portant un épi épais aplati latéralement, dont les épillets sont, suivant les espèces, sur deux, quatre ou six rangs. Le fruit est un caryopse à balle adhérente au grain.

Ceux-ci sont obtus, jaune paille, durs et très farineux. Ils pèsent en moyenne de 62 à 65 kilogrammes l'hectolitre. Très riche en amidon, mais pauvre en gluten, la farine d'orge, légèrement jaunâtre, donne un pain de très médiocre qualité. Aussi l'emploie-t-on plutôt pour préparer l'amidon (orge d'hiver aux grains blancs et allongés), ou l'alcool de grains (orge d'été, court et carré). C'est avec de l'orge que les Écossais fabriquent le whiskey dont ils usent si largement.

C'est en brasserie que la consommation d'orge est la plus forte, la bière résultant de la fermentation de décoctions d'orge germée.

En droguerie, on vend, pour faire des tisanes rafraîchissantes, l'orge mondé et l'orge perlé.

Le premier est de l'orge passée à la meule légère et débarrassée de sa glume ou enveloppe floréale, tandis que le second doit son aspect poli et brillant à l'ablation complète du périspersme.

L'orge se cultive partout :

En France, parmi les plus renommées, on doit citer l'*orge de Champagne*, très recherchée pour la fabrication de la bière. Production totale 15,805,530 hectolitres en 1889.

En Allemagne, les orges de Bavière et de Franconie.

En Autriche, les orges de Hongrie.

En Russie, les qualités Taganrock, Odessa et Saint-Pétersbourg.

Enfin, la Hollande, le Danemark, la Grèce, la Turquie, l'Égypte, en font un commerce important.

AVOINE

Anglais : *The oats.* Allemand : *der Hafer*.
Espagnol : *la avena.*

L'avoine (Avena sativa), est un fruit presque cylindrique, recouvert d'une balle lisse, poilue au sommet, blanc-jaunâtre, ou presque noire. Les variétés claires sont plutôt cultivées en Angleterre, Belgique et Allemagne, et l'avoine colorée dans les pays plus chauds, sud de l'Allemagne et de la Russie.

En France, c'est aussi cette dernière variété qui est le plus souvent mise en culture.

Réservée surtout pour la nourriture des chevaux et des volailles, l'avoine entre cependant en certains pays dans l'alimentation de l'homme, mais ce pain est noir, amer et lourd à digérer. Les grains débarrassés de leur balle, ont un aspect blanchâtre et sont utilisés en pharmacie sous le nom de *gruau d'avoine*, pour préparer des tisanes rafraîchissantes. On s'en sert quelquefois pour fabriquer des eaux-de-vie communes, auxquelles le principe excitant et amer qu'elle contient, donne une saveur spéciale. On en introduit toujours un peu dans le whiskey écossais.

La France en produit presque autant que de froment, mais la consomme sur place.

En 1889 : 85,259,511 hectolitres.

Les principaux centres producteurs sont : la Beauce, la Brie, la Champagne et la Picardie.

MAÏS

Anglais : *Turkey corn*. Allemand : *Der Mais; türkischer Weizen*. Espagnol : *El maïz; el trigo de la India*.

Zea Maïs (Blé de Turquie; blé d'Espagne, gros millet des Indes).

Le maïs, originaire d'Amérique, est actuellement cultivé sur toute la surface du globe. En Amérique du Nord, aux Colonies, en Italie, en Asie Mineure, en Égypte, il est la base de l'alimentation des classes pauvres.

La tige, robuste, épaisse, haute d'environ 1 ᵐ. 50, garnie de longues feuilles engainantes, larges et rudes, porte un épi de dimensions considérables lors de la maturité des fruits. Ceux-ci sont insérés sur un rachis commun, dans de petites cavités disposées en spirale. Le fruit, de la grosseur d'un pois, est irrégulier, plus ou moins globuleux, souvent aplati sur deux de ses faces par la compression des fruits voisins et se termine légèrement en pointe du côté fixé à l'axe. Il est lisse, jaune brillant, blanchâtre ou rouge violacé, suivant les espèces, à la maturité.

Ces grains renferment environ 9/10 de farine grenue, jaunâtre, à odeur spéciale et contenant peu de gluten. Pour la panifier, il faut la mélanger de 1/3 à 1/2 de farine de seigle ou de froment. En Italie et dans le midi de la France, on en fait cependant des bouillies ou des gâteaux remplaçant le pain et qui, suivant les localités, s'appellent gaude, milliasse, polenta.

L'abus de cette farine paraît prédisposer aux maladies de peau, c'est du moins à la polenta que l'on attribue la fréquence de la *pellagre* dans l'Italie septentrionale.

La farine de maïs renferme 3 à 4 % d'une huile jaune, qui la fait rancir rapidement. Aujourd'hui, cette huile exprimée lors de la mouture, est fort répandue dans le commerce et sert surtout à falsifier les autres huiles comestibles.

La tige renferme un liquide sucré que l'on fait

fermenter dans certains pays, notamment au Mexique, pour en tirer une liqueur enivrante.

Peu employé en France pour l'alimentation, le maïs est cultivé sur toute l'étendue du territoire pour nourrir les bestiaux, engraisser les volailles, ou pour servir à la fabrication de l'alcool. Il pèse de 68 à 70 kilogrammes l'hectolitre.

Les importations des pays d'Amérique pour la distillerie, sont particulièrement importantes. New-York, Philadelphie, Boston, Baltimore, la Nouvelle-Orléans, Buenos-Ayres, sont les principaux centres d'expédition.

Les maïs de la mer Noire et du Danube, plus petits et plus ronds, servent surtout aux volailles. En 1889, la production en France a été de 9,150,550 hectolitres.

SARRASIN

Anglais : *buck-wheat.* Allemand : *der Büchweizen.*
Espagnol : *el alforfón; el trigo morisco.*

(Polygonum vulgare, blé noir, bucail, carabin.)

Bien que le sarrasin ne fasse pas partie des graminées, afin d'en finir de suite avec les grains proprement dits, nous verrons ses caractères avant d'étudier ceux du riz.

Le sarrasin est une plante herbacée, annuelle, dont le fruit, petit et à trois arêtes vives, est une akène de couleur noire. Riche en gluten et ne contenant que moitié environ de son poids de fécule, la farine de sarrasin donne cependant un pain lourd et indigeste. En Bretagne, en Sologne, en Dauphiné, où il se cultive surtout par suite de la pauvreté des terres, on le consomme plutôt en bouillie ou en galettes que sous forme de pain proprement dit, et encore son usage tend-il beaucoup à disparaître. La Champagne, la Franche-Comté en produisent aussi de notables quantités, mais il y sert exclusivement soit à nourrir les volailles, soit à faire de l'eau-de-vie de grains.

Production en 1889 : 9,334,800 hectolitres.

RIZ

Anglais : *Rice*. Allemand : *der Reiss*. Espagnol : *el Arroz*.

Le riz est le fruit d'une graminée (*Oriza sativa*) originaire de l'Inde et de la Chine, mais répandue aujourd'hui dans le monde entier, et cultivée jusqu'à 46° de latitude nord.

L'Inde, l'Indo-Chine, la Chine, le Japon, Java, les possessions européennes, le Sénégal, l'Amérique du Nord, l'Italie, l'Espagne produisent en abondance le riz, que sa grande valeur nutritive sous un faible volume et sa facile production recommandent aux divers peuples des pays chauds comme base essentielle d'alimentation.

1**

C'est une plante annuelle, à racines grêles et fibreu-
ses, à tige fistuleuse, haute de 1^m.30 environ, garnie
de feuilles larges, engainantes, semblables à celles de
nos roseaux. Les fruits, portés sur un épi lâche, sont
des caryopses comprimés latéralement, jaunâtres ou
blancs, enfermés dans deux glumelles dont on les
débarrasse par décortication. Munis des glumelles, ils
constituent le riz *en paille* ou *paddy;* à demi débarrassés de la balle par une décortication rapide, ils
portent le nom de *cargo ;* enfin le grain complètement
mis à nu donne le *riz mondé* du commerce courant.

Aimant l'humidité et les terrains marécageux, le
riz réussit admirablement sur le bord des arroyos de
l'Indo-Chine ou dans les plaines palustres de Java et
d'Italie. Les terrains où on le cultive sont divisés par
des digues munies de vannes, en rectangles réguliers.
A la saison des pluies, les terrains détrempés sont
inondés, le sol légèrement labouré, et le grain semé
à la volée, après l'avoir mis à tremper pendant quelques heures dans l'eau, afin de le rendre plus lourd
et de l'empêcher de flotter à la surface. Un buffle
passe ensuite avec un roule ou une planche pour
remuer la vase et la mettre en suspension dans l'eau.
En se déposant, celle-ci recouvre le grain qui germe
rapidement. Tantôt, la jeune plante est abondonnée
à elle-même, tantôt elle est repiquée avec soin. Quatre
ou cinq mois plus tard pour les *riz hâtifs,* six ou sept
mois pour les *tardifs,* le grain est mûr et peut se
récolter, il est alors d'une belle couleur jaune.

Souvent, les pays d'origine envoient sur les marchés asiatiques le riz en paddy, mais il est presque
toujours expédié décortiqué en Europe. Depuis

quelques années, cette industrie a fait de grands progrès : aux moulins quelque peu primitifs des Orientaux, l'Européen a substitué des décortiqueurs mécaniques qui donnent plus d'œil au produit et le rendent plus marchand.

La décortication du riz est du reste une opération compliquée. Il faut d'abord enlever les glumelles, restes d'enveloppes florales du paddy ; cette première opération effectuée, le grain est encore recouvert de sa balle jaune, rouge ou noire. C'est ce que l'on appelle *riz pelage, cargo,* ou, en Angleterre, *uncleaned* (non nettoyé). Il faut enlever la balle restante, ce qui donne un grain propre, d'aspect brillant, corné, translucide (*cleaned*), qui est ensuite lustré et débarrassé des dernières poussières.

Toute cette série d'opérations ne va évidemment pas sans production de déchets ; mais ceux-ci trouvent leur utilisation.

Voyons rapidement ces diverses phases de la décortication du riz.

Les grains sont introduits dans des moulins en forme de tonneaux où pénètre un cylindre d'acier terminé en cône émoussé et recevant un mouvement vertical de va-et-vient. Serrés et frottés les uns contre les autres, ils perdent leur paille. Un ventilateur entraîne celle-ci et les grains passent dans une série de cylindres semblables au premier, mais où ils sont soumis à un frottement plus énergique. La pellicule se pulvérise et donne d'abord une poussière grise, puis d'autres farines plus blanches qui portent les noms de *farines 4 et 3.* La décortication est complète. Reste à opérer le blanchiment et le glaçage du grain.

Le riz pelé est introduit dans un tambour en toile métallique dont l'axe est formé par un cylindre de pierre tournant sur lui-même. Les grains, frottés sur la toile s'usent un peu et donnent la *farine n° 2*. Ils sont alors d'un blanc mat. Le glaçage qui leur donne l'œil nécessaire à la vente se fait dans un tambour hexagonal, garni intérieurement de peaux de mouton et animé d'un vif mouvement rotatif ; le riz se lustre et donne la *farine n° 1*.

Sortis indemnes de ces divers traitements, les grains forment le riz de qualité supérieure ou *vooclop*. Mais souvent, surtout dans les variétes tendres, une certaine proportion de grains est brisée.

Quand le rapport des grains brisés aux entiers ne dépasse pas la moitié, on obtient le *demi-riz*.

S'il y a plus de fragments que de grains entiers, on a du *riz brisé* qui se subdivise lui-même en *brisé n° 1, 2 et 3*.

Parfois enfin, la fragmentation rend impossible la vente du brisé ; on le moud et, suivant la blancheur, cette opération donne de la *fleur de riz surperfine*, de la *fleur de riz n° 1*, ou enfin une farine grossière employée dans certains pays, par les brasseurs concurremment avec l'orge.

Ces divers détours sont tous utilisés : les farines de brisés, sous le nom de *crème* ou *fleur de riz*, pour la confection de potages ou de bouillies (souvent mélangées à des farines de sarrasin) ; les farines 1, 2, 3, 4, pour la nourriture des porcs, la brasserie ou la distillerie commune. La paille moulue elle-même est mélangée au son des autres céréales.

Le riz commercial peut se classer, par rapport à sa

forme, en *riz rond*, légèrement ovale et *riz oblong*, plus allongé. La Cochinchine donne même un riz très allongé, mais qui est rare en Europe. En tout cas, cette denrée doit être d'aspect blanc, bien nourrie, translucide et nacrée, douce au toucher, mais dure sous la dent et sans aucune odeur.

Les riz arrivent quelquefois en Europe poussiéreux, cet inconvénient résulte le plus souvent de l'emballage défectueux et du transport, il suffit d'une simple ventilation pour enlever la poussière. Mais parfois aussi, surtout pour les riz des Indes orientales, le grain est attaqué par la *teigne du riz* qui le fait tomber en poussière ; c'est une avarie grave, qui donne lieu à de sérieuses réfactions.

Dans les magasins, les grains doivent être souvent aérés et remués à la pelle pour prévenir les altérarations et l'attaque par les insectes.

Outre son emploi si répandu comme denrée, le riz apporte un sérieux appoint à la distillerie. Riche en amidon (76 % environ), il donne par fermentation une eau-de-vie spéciale, l'*arrack* ou *rack*, chère aux gosiers malais et autres peuples d'Extrême-Orient. Ce spiritueux a, sur les autres alcools de grains, l'avantage précieux de ne point contenir le terrible *alcool amylique* qui donne aux eaux-de-vie communes leurs propriétés nuisibles.

Largement consommé aux Indes, en Océanie et en Hollande, l'alcool de riz paraît devoir prendre une place de plus en plus large dans la distillerie courante.

Les amidonniers utilisent les brisés et les riz inférieurs, soit pour en extraire une fécule ordinaire mélangée à la fécule de froment, soit pour préparer, avec plus de soins, cette *poudre de riz*, si fréquemment utilisée pour adoucir la peau et lui donner un velouté qui puisse masquer « des ans l'irréparable outrage ».

Nous aurons du reste l'occasion de parler plus amplement de ces deux produits.

VARIÉTÉS COMMERCIALES

Riz de l'Indoustan. Les riz *Bengale*, *Madras*, *Calcutta*, *Akiab*, allongés, durs et difficiles à travailler, légèrement rosés (pinky), sont rares sur le marché européen. Les balles pèsent 70 à 80 kilogrammes; généralement, le sac contient 6 Bombay maunds, soit 168 ℔ ou 76 kg 2.

Riz de l'Indo-Chine. Cette contrée peut être considérée comme le grenier de l'Asie. Le riz, nourriture exclusive des habitants, y est cependant produit en abondance telle, qu'il va approvisionner tous les marchés chinois et européens.

Ces riz sont connus sous le nom général d'*Arracan*, ils sont légèrement obtus, blancs, très farineux, mats, avec de petits points translucides. Ils cuisent parfaitement en se gonflant; aussi sont-ils très recherchés pour les usages culinaires. Les balles, souvent poussiéreuses, pèsent de 70 à 80 kilogrammes. Parmi les plus estimés arrivent en première ligne les *Rangoon* et les *Moulmein*.

Le royaume de *Siam* expédie chaque année des

quantités croissantes de riz, surtout depuis que le port de *Bangkok* a été ouvert aux Européens.

Dirigés surtout sur Singapor et Hong-Kong, ils y font concurrence aux riz des Philippines et de Saïgon. Le grain est petit, grisâtre, mais mieux soigné que le riz cochinchinois et, par suite, plus estimé. Il se fait pour les marchés asiatiques beaucoup d'exportations en paddys, par suite de la différence des droits de sortie, de 11 cents par picul décortiqué et de 5 c. 1/2 seulement en paddys.

En Europe, s'expédient surtout des sortés inférieu-res, pour amidonneries et distilleries. Les ventes se font au *coyan* de 21 à 23 piculs (1.210 à 1.270 kilo-grammes), et les expéditions en balles de toile ou de nattes de paille, ayant à peu près le même poids que les balles de l'Inde.

Le *riz de Cochinchine* ou *riz de Saïgon* est de la variété des riz ronds, c'est-à-dire à grains petits et ovales, mais il est mal décortiqué et mal emballé dans des sacs de paille qui le rendent poussiéreux et lui donnent une teinte jaune, désagréable à l'œil. Le fret, trop élevé, et le manque de lignes faciles de communications, ont jusqu'ici empêché de l'importer régulièrement en France. En 1887, Saïgon n'envoyait en Europe que 350.000 piculs, tandis que Bangkok en exportait pour la même destination 1.011.336 pi-culs. Encore, ne nous adresse-t-on que des *cargo* mélangés de 15 à 20 °/₀ de paddys. Les riz de notre possession s'écoulent donc en entier sur les marchés de Chine, d'Annam et du Tonkin, qui ne produisent jusqu'ici que des quantités insuffisantes de riz pour assurer l'existence de leur population‘

trop dense par rapport à l'étendue des champs cultivés.

Les riz de Cochinchine se vendent au picul de 134 ℔, soit 60 kg. 78. La tare représente environ 1 ℔ 76 par sac, soit 1 1/2 °/₀.

Riz de Java. Beaux grains translucides, blancs ou jaunes, présentant des points mats sur une de ses faces et se subdivisant en *Java table, prima, secunda et ordinaires*, d'excellente qualité, mais chers. Ils s'importent surtout par Rotterdam. Les balles, de jute, pèsent 80 à 90 kilogrammes. Les riz se vendent au *coyang* qui, suivant les pays, varie de poids, de 27 piculs à Batavia, à 64 piculs à Bantam.

Riz des Philippines. Le plus renommé est celui de *Manille*; mais, il est assez rare en Europe; les grains sont allongés et translucides. Ils se consomment sur place ou sur les marchés d'Asie.

Ils se mesurent au cavan de 98 litres 3, pesant 126 ℔, celui de paddy ne pèse que 92 ℔.

Riz du Japon. — Ce riz, d'excellente qualité, petit, blanc, translucide, quelquefois cependant jauni par l'emballage, a fait depuis quelques années une sérieuse concurrence aux riz de l'Inde. *Nagasaki* et *Hiogo* sont les principales qualités. La balle japonaise doit contenir 35 schöo, soit 63 litres 61.

Riz d'Afrique. Peu répandus encore, mais appelés certainement à un grand avenir, les riz d'Afrique sont durs, souvent jaunâtres.

Madagascar se livre à la culture du riz sur une grande échelle, et ses produits sont déjà remarquables, les plus renommés sont les riz de Mananourou et le riz rouge de Fort-Dauphin.

La *Réunion* possède aussi quelques plantations, mais moins importantes.

Le *Sénégal* pourrait, bien exploité, donner de beaux produits. Les *riz de la Cazamance* aux grains petits, et qui comprennent tous les riz du Bas fleuve, sont réputés parmi les meilleurs, mais ceux du Haut fleuve, dans la région de Médine, sont souvent mal soignés et piqués.

L'*Égypte* enfin livre des riz roussâtres (Damiette, Rosette), durs et mélangés de sel pour en assurer la conservation.

Riz d'Amérique. Les *Caroline* fournissent la sorte de riz la plus belle, la plus estimée et la plus dure. Le grain est tout à fait blanc, translucide, anguleux, allongé, sans odeur; mais malgré ses qualités, on lui préfère actuellement les riz tendres d'Asie.

Les *Savanaha* de l'Amérique du Nord, les riz de l'*Amérique centrale* et les *Brésil* sont peu répandus sur le marché européen et se consomment sur place.

Riz d'Europe. En Europe, les rizières ne se rencontrent qu'en Italie dans le Piémont, et en Espagne.

Les *riz du Piémont*, qui ont beaucoup diminué comme importance commerciale, sont arrondis, opaques, jaunâtres, doués d'une odeur particulière et d'une saveur âcre. Les balles pèsent de 90 à 95 kilogrammes.

USAGES COMMERCIAUX

Loi du 13 juin 1866. Riz en fûts dits tierçons : tare 12 %. — Les fûts du poids brut de 180 kilogrammes et au-dessous, barres déduites, sont rangés parmi les demi-tierçons.

Riz en fûts dits demi-tierçons, tare 14 %.

En sacs simples : de Piémont, poids brut.

      —   autres   tare 2 %

En barils, poids net.

Tonneau d'affrètement. — Riz avec ou sans pellicule : en sacs ou en grenier, 1.000 kg; — en fûts, 900 kg.

Riz en paddys : en grenier, 800 kg; — en sacs, 700 kg; en fûts, 600 kg.

Le Havre. Terme, 4 mois et 15 jours de livraison.

Tare : 12 % en tierçons et 1/2 tierçons; 2 % en sacs simples; nette, en barils.

Marseille. Aux 100 kg à la consommation, poids brut pour net. Pour les riz de provenance directe, les conditions sont aux prix indiqués, franco à bord, au lieu d'embarquement.

Courtage, 1/2 % par chaque partie.

Escompte, 1/2 et 1 % suivant les maisons et les lieux d'origine.

Paiement à terme de 30 à 60 jours, suivant conventions; livraison immédiate.

En vente publique, l'escompte est de 1 % et le courtage de 1/2 % payé par l'acheteur seulement.

Bordeaux. Terme, 90 jours escomptables à 5 % l'an.

Escompte, 3 %.

Tare en fûts, 12 %.

   — en sacs, 1 kg par sac pesant 60 kg et au-dessous.

   —   — 1 kg 500   —   60 kg 5 à 75 kg.

   —   — 2 kg   —   75 kg 5 et au-dessus.

Nantes. Les achats se font à 4 mois escomptables à 6 % l'an et 15 jours de livraison. Courtage, 1/4 % par chaque partie.

Les riz Akiab et Rangoon en sacs de gonis se livrent suivant emballage à la tare de 2 à 5 %. Les riz Saïgon, en emballage de nattes, ont 2 1/2 % pour emballage simple et 4 % pour double emballage. Mais l'acheteur peut toujours demander la tare réelle. Les riz travaillés se vendent aux 100 kg nets, à 2 % d'escompte et 30 jours non escomptables; le courtage de 1/2 % est payé par l'acheteur. Les frais de livraison 2 fr. par 1.000 kg sont payables moitié par chaque partie.

Anvers. Se vend aux 50 kg en florins des Pays-Bas, à 30 jours. Escompte, 2 %.

Tares, riz Caroline, en tierçons,   12 %.

   —   — en 1/2 tierçons, 13 %.

   — diverses provenances en sacs, 2 %.

LES FARINES

Sauf le riz, les céréales ne sont jamais employées à l'état brut. Pour les faire servir à l'alimentation, l'homme les réduit en poudre plus ou moins fine ou *farine*, et celle-ci, additionnée d'eau de façon à en faire une pâte épaisse, est soumise à la cuisson ou simplement desséchée. On obtient alors, suivant le cas, du *pain* ou des *pâtes alimentaires*.

Les grains, écrasés par un procédé quelconque, donnent d'une part du *son*, débris des enveloppes, servant à la nourriture des animaux domestiques ; de l'autre de la *farine* par pulvérisation du noyau féculent de la graine.

Suivant l'origine, il est évident que l'aspect, l'odeur, la saveur, la constitution même de la farine doivent présenter des différences plus ou moins sensibles.

La *farine de blé* est pesante, sèche et douce au toucher, d'un blanc jaunâtre, douée d'une odeur spéciale, mais agréable, et d'une saveur légèrement sucrée. Serrée dans la main, elle se pelotonne et adhère aux doigts. Délayée avec le tiers de son poids d'eau, elle forme une pâte liante, homogène, élastique, longue, non collante et s'étalant facilement en plaques minces.

La *farine d'orge*, d'un gris jaunâtre, est douce au toucher, se pelotonne dans la main, mais acquiert rapidement à l'air une odeur désagréable de rance.

La *farine de seigle*, grisâtre, est dure et sèche au toucher. Comme celle de l'orge, elle rancit à l'air. Son gluten est jaune.

L'*avoine* donne une farine grise, douce au toucher, inodore, se pelotonnant facilement d'elle-même à l'air dont elle attire très vite l'humidité.

La *farine de riz*, d'un blanc mat, est sèche, douce, très fine et complètement inodore.

La *farine de maïs*, jaune-pâle ou dorée, est rude, sèche et ne peut se conserver, par suite de la forte proportion des matières grasses qui y sont contenues (3 à 4 %). Sa pâte est mal liée et, triturée sous un filet d'eau, ne laisse pas de gluten, mais donne un détritus que les alcalis colorent en jaune intense.

La *farine de sarrasin* est grise, rude au toucher, de saveur âcre. Elle ne se pelotonne pas dans la main.

La farine du blé, étant de beaucoup la plus importante, nous l'étudierons seule avec quelques détails.

FARINE DE BLÉ

Les caractères et les propriétés des farines de blé subissent eux-mêmes des variations, suivant les sortes récoltées. Ainsi, les blés tendres, pesant environ 75 kilogrammes à l'hectolitre, donnent 72 à 73 % d'une farine blanche présentant tous les caractères décrits plus haut et laissant, quand on la malaxe sous un courant d'eau, de 27 à 33 % de gluten humide, soit 9 à 11 % de gluten sec. Les blés durs qui pèsent de 80 à 82 kilogrammes l'hecto-litre, livrent 82 à 83 % de farine plus foncée, gri-sâtre, plus rude au toucher et dont la pâte est plus consistante et élastique. Ils renferment 42 % de gluten humide, soit 14 % de gluten sec. Les blés demi-durs fournissent 77 à 78 % d'une farine inter-médiaire.

Mouture du blé et classement des farines. — Lorsque après passage aux *treilleurs* et aux *tarares* qui ont pour but de nettoyer le blé, de le séparer des graines étrangères et de lui enlever toutes les pous-sières qui le souillent, le grain est bien propre, on procède à la mouture qui se fait de diverses façons.

1° *Procédé des meules*. — C'est le plus ancien. Les grains sont écrasés entre deux meules de pierre dure, mues par le vent, une chute d'eau ou la va-peur.

Les meules de 1 m. 30 à 1 m. 80 de diamètre sont taillées dans un moellon de roche, ou formés de seg-ments réunis par du ciment et des cercles de fer; au centre se trouve un trou (œillard) où passe l'arbre de transmission; des sillons sont creusés soit dans le sens des rayons, soit par segments, tangentielle-ment à la circonférence de l'œillard, et doivent s'opposer à l'échauffement de la farine.

Les meules sont disposées horizontalement. L'inférieure, dite meule *gisante*, est immobile ; la supérieure ou *courante* est mobile et légèrement inclinée de façon à présenter une entrée pour le grain. Une trémie, agitée d'un continuel mouvement de va-et-vient, verse le blé sur les meules ; il s'écrase et la farine se rend dans la bluterie, où le son et les farines se séparent. C'est une sorte de bâti hexagonal en bois, garni de fines toiles de soie, et mû par un arbre central.

Dans la *mouture basse*, le blé est écrasé d'un seul trait, et le produit porte le nom de *boulange*. Celle-ci, chaude par suite du frottement des meules qui sont très rapprochées, doit d'abord être refroidie sur une aire, où un râteau la remue constamment, puis se rend ensuite à la *bluterie*. Cette opération donne 50 % de farine de premier jet et 28 % de gruaux, c'est-à-dire de portions de grains incomplètement écrasés et qui, remoulus, fournissent 20 à 21 % de farine de second jet, inférieure et grisâtre.

Dans la *mouture haute*, les meules sont plus écartées, le blé est seulement concassé et soumis directement au blutage. On en obtient 20 % de farine de premier jet, très blanche et non altérée par l'échauffement, et 54 % de gruaux que l'on repassera à la meule. Quant aux 26 % restant, ils sont également moulus et donnent 5 % de farine grise et 21 % de son.

2° *Méthode des cylindres ou méthode hongroise.* — Beaucoup plus complexe que la précédente, cette méthode donne des produits plus nombreux et des farines supérieures, plus blanches, mais exige surtout des blés durs et demi-durs.

Le blé est concassé entre deux cylindres de fonte cannelés, tournant à frottement doux et à vitesses inégales. Il passe dans une bluterie de toile métallique qui sépare les gros gruaux et les morceaux de son encore chargés de farine. Ceux-ci sont envoyés à une seconde paire de cylindres qui brise chaque morceau et le produit est bluté à nouveau. Cette opération se renouvelle ainsi jusqu'à la septième paire de cylindres, les sept bluteries étant de plus en plus fines.

Les gruaux obtenus dans ces diverses opérations, sont réduits en farine dans des *convertisseurs*, cylindres lisses à frottement doux, marchant en sens inverse à des vitesses inégales, et animés en même temps d'un mouvement d'oscillation latéral pour éviter l'échauffement. Les farines ainsi obtenues, sont plus belles, mais le son est cisaillé et arraché.

En résumé on obtient, quel que soit le système adopté :

1° Des *farines première blancheur* fournies par le premier blutage, qui ont tous les caractères de la belle farine de blé et servent à fabriquer le pain blanc et les pâtisseries.

2° Des *farines deuxièmes*, résultat de la mouture des deuxièmes et troisièmes gruaux, blanc mat, sèches, glissant dans la main et servant à faire le *pain de ménage*.

3° Des *farines troisièmes* ou *inférieures*, provenant du remoulage des issues et des sons. Leur couleur est d'un blanc gris, leur toucher sec et dur. Elles sont souvent mélangées de farines étrangères. On en fait du pain commun ou *pain bis*.

4º Des *farines quatrièmes* ou *basses farines*, moutures des résidus des opérations précédentes, souvent amères, se gardant mal et servant à préparer des colles de pâte ou du pain pour nourrir les chevaux et les chiens.

Avec les blés durs, on ne fait souvent que deux qualités, la *première* et l'*inférieure*.

Voici enfin, d'après M. Dumont Carpentier (de Gisors), le rendement en ces divers produits. 102 kg. de blé brut rendent environ 100 kg. de blé nettoyé sur lesquels on obtient :

55 kg.	60	de farine 1er jet.		70 kg. 10 de farine première.		
14	50	—	de 1er gruaux.			
2	60	—	2º gruaux.			
2	50	—	3º gruaux.	6 kg. 40	—	2º et 3º
1	30	—	bise.			
8	60	—	remoulages.			
12	60	de sons.		23 kg. 50 d'issues.		
2	30	de déchets.				

Composition et propriétés de la farine. — Comme tous les corps d'origine organique, la farine présente une composition complexe ; cependant deux principes élémentaires y dominent et lui communiquent leurs propriétés : l'*amidon* et le *gluten*. Nous étudierons le premier un peu plus loin, à propos des fécules ; bornons-nous pour le moment à dire que c'est un corps formé de carbone, d'hydrogène et d'oxygène, se transformant en glucose sous l'influence des acides, des ferments digestifs, ou de la chaleur, et représentant dans la farine l'aliment respiratoire.

Le *gluten* est une substance azotée de composition complexe, mais renfermant principalement deux substances, la *fibrine* et la *caséine végétales*, analogues à la fibrine et à la caséine animales qui entrent dans la constitution de la chair et du lait des mammifères. Le gluten est donc un aliment plastique. C'est, à l'état humide, une substance molle, élastique, d'un blanc grisâtre, se putréfiant rapidement à l'air en dégageant une odeur désagréable de vieux fromage. Desséché, il présente l'aspect d'écailles grises, dures et cassantes. Il est complètement insoluble dans l'eau.

Des matières grasses, de la dextrine, un peu de sucre, des matières minérales (phosphates et carbonates de chaux, de potasse, etc.) et de l'eau entrent encore dans la composition de la farine. La partie ligneuse du grain de blé reste en entier dans le son, ainsi que le font voir les analyses suivantes (Comptes rendus du Laboratoire municipal de Paris).

	Farine première	Farine ordinaire	Son
Eau	13,34	12,65	12,67
Matières azotées (gluten)	10,18	11,82	12,99
— grasses	0,94	1,36	2,88
Amidon	74,75	72,23	31,31
Cellulose	0,31	0,98	34,57
Matières minérales	0,48	0,96	5,58

Très hygroscopique, la farine attire facilement l'humidité de l'air. Normalement elle en contient 10 à 18 %. Au-dessus de cette proportion, elle est d'une conservation difficile.

Altérations et falsifications. — Exposée à l'air humide, la farine se rassemble en masses ou *marrons*, d'autant plus gros qu'elle renferme une plus grande quantité d'eau, s'échauffe et fermente. L'amidon se décompose, donne du sucre qui lui-même se transforme bientôt en alcool, puis en acide acétique (vinaigre) ; en même temps le gluten subit la fermentation putride. Les marrons durcissent et s'agglomèrent. La saveur, douceâtre d'abord, devient bientôt âcre et amère. La pâte formée avec l'eau ne présente plus aucune consistance. Peu élastique, collante aux doigts, terne ou rougeâtre, elle donne un pain lourd, désagréable et indigeste. Souvent aussi, des champignons microscopiques se développent sous l'influence de cet excès d'humidité et envahissent la masse en y semant leurs points noirs ou roussâtres. Dans ce dernier cas, la farine, complètement avariée, ne peut plus servir qu'aux amidonniers.

Pour préserver les farines de cette altération, il faut les mettre dans des endroits secs et aérés, en sacs bien fermés et empilés de telle façon que l'air circule facilement entre eux. Si les magasins sont humides ou que la farine puisse être exposée à l'action de l'eau de mer, il est bon de l'enfermer dans des caisses de fer-blanc soudées.

Parmi les autres altérations qui peuvent se produire, citons encore: l'échauffement résultant du frottement des meules, qui transforme l'amidon en dextrine; la présence fortuite de graines étrangères dues aux plantes qui croissent dans les champs de blé, ivraie, ergot de seigle, ou bien de déjections de souris, de dépouilles de ténébrions et autres insectes.

A côté des corps étrangers qui s'introduisent acci-

dentellement dans la farine : silice des meules
neuves, farines d'ivraie, de nielle des champs,
de muscari, de moutarde, etc., il en est d'autres
dont la présence décèle une intention évidente de
fraude.

Tantôt ces falsifications ont pour but de modifier
la qualité des farines inférieures, de rendre le pain
plus blanc et plus léger et de retenir une plus grande
quantité d'eau : comme les cendres, l'alun, le sulfate
de cuivre ou de zinc, les carbonates de potasse, de
soude ou de magnésie ; tantôt, elles tendent à augmenter le poids : comme le sable blanc, la craie, le
plâtre, les os calcinés, le sulfate de baryte (ce dernier
peu employé parce qu'il est trop lourd). Mais les
fraudes les plus fréquentes consistent dans le mélange des farines de blé avec celles d'orge, d'avoine,
de seigle, de riz, de féverolles, de haricots, de pois et
de fécule de pomme de terre.

La recherche des matières minérales est assez
facile. Par calcination on obtient des cendres dont le
poids normal est de 0,8 à 1,2 pour les blés tendres,
1,2 à 1,7 pour les demi-durs et 1,4 à 3,0 pour les blés
durs. Si le poids des cendres dépasse sensiblement
ces proportions, on peut soupçonner la fraude. D'un
autre côté, en traitant dans un tube à essai la farine
par le chloroforme, on la voit surnager tandis que
les matières étrangères tombent au fond ; une analyse chimique permet de les reconnaître. Mais pour
les mélanges de farines, l'examen est plus difficile et
demande surtout de la pratique. Nous ne pouvons
entrer ici dans les détail par trop complexe de cette
recherche et nous renvoyons le lecteur, soit à l'ou-

vrage du Dr Cauvet (*Nouveaux éléments de matière
médicale*. Tome I, page 289), où cette analyse est lon-
guement et méthodiquement développée, soit aux
comptes rendus du Laboratoire municipal de Paris.
Nous nous bornerons à indiquer la marche de l'opération.

La farine, desséchée par accroissement *lent* de
température jusqu'à 110°, ne doit pas déceler plus
de 18 % d'eau.

Le poids des cendres doit rester dans les limites
indiquées plus haut.

Pour les autres céréales, le poids des cendres est :

Orge	2,38
Avoine	2,00
Seigle	1,00
Riz	0,42
Maïs	1,36
Fécule de pommes de terre.	1,60
Sarrasin	2,40

Les farines des légumineuses sont riches en phosphates tribasiques, ce qui peut déjà guider dans la
marche de l'analyse. Ils donnent un précipité jaune-
paille avec l'azotate d'argent.

La séparation du gluten et de l'amidon, outre
qu'elle renseigne sur la valeur nutritive de la farine,
permet aussi de pousser plus loin l'investigation.
On fait une pâte avec 20 grammes de farine et 10 gr.
d'eau, on la met dans un nouet de mousseline et on
malaxe bien sous un courant d'eau. L'amidon est
entraîné et le gluten reste. On le fait sécher à l'étuve,

à 115 ou 120°, et l'on pèse. Les moyennes sont les suivantes :

Blé tendre.... ⎫	
— demi-dur. ⎬	9 à 13 %
— dur.......	14 à 17 %
Seigle.........	9,5
Orge..........	3,5

L'amidon est ensuite examiné au microscope ; la forme et le diamètre des grains en indiquent l'origine.

Un moyen empirique permet de reconnaître rapidement la présence de farine de haricots, pois et fèves. Malaxée avec de l'eau chaude, la farine observée laisse dégager l'odeur caractéristique de ces végétaux.

Panification. — Le principal emploi de la farine est sa transformation en *pain*. Pour arriver à ce résultat, on l'humecte d'eau et on la malaxe après y avoir introduit un peu de sel marin et du *levain*, c'est-à-dire une pâte ayant servi à une opération précédente et riche en ferment alcoolique.

L'eau dissout les parties solubles, imbibe l'amidon et le gluten, et sous l'influence du ferment alcoolique l'amidon se décompose en donnant de l'acide carbonique. Ce gaz soulève la pâte, la gonfle et la rend légère et poreuse. La pâte cessant de lever est mise au four, où la cuisson, en éliminant l'excès d'eau et en durcissant la partie extérieure ou *croûte*, donne au pain sa solidité et toute sa saveur. Chaud, le pain est lourd, indigeste, surtout la partie centrale ou *mie* qui présente une consistance gommeuse ; refroidi, *rassis*, il est plus digeste et plus savoureux. Cependant, il ne se conserve pas indéfiniment à l'air. Il perd de l'eau et devient cassant en contractant un goût poussiéreux et désagréable.

Le rendement des farines en pain varie suivant la quantité d'eau ajoutée et la température de cuisson ; mais on peut compter que dans les boulangeries civiles 100 kg. de farine donnent de 126 à 148 kg. de pain ; et dans les boulangeries militaires, de 169,7 à 195,7 rations de 750 gr., soit 127 à 147 kg.

Les farines renferment de 14 à 19 % d'eau et le pain 36 à 42 % en moyenne, se répartissant ainsi :

Mie......	42 à 43 %
Croûte...	17 à 18 %

Le pain de pure farine de froment est blanc, bien lié, homogène ; mais, quand d'autres céréales lui sont mélangées, les caractères changent.

L'épeautre mélé au blé donne une pâte de belle couleur, extensible et un pain à mie grisâtre, mais peu foncée.

L'orge forme une pâte belle, élastique, sentant bon, et un pain de bel aspect à mie développée. Cette farine est du reste souvent employée dans ce but. Le mélange est panifiable jusqu'à 30 et 40 %.

Le seigle, mélangé au froment jusqu'à 30 %, fournit un pain gris à mie serrée, un peu gluante, à odeur caractéristique quand il est en excès. Le pain d'avoine est légèrement acide, peu levé, gris clair, assez agréable quand la proportion ne dépasse pas

10 %; celui de sarrasin présente à peu près les mêmes caractères, mais sa couleur est plus foncée. Le mélange de blé et de maïs donne un pain sans saveur spéciale, manquant de corps et jaunâtre. Quant à l'addition de légumineuse au froment, elle donne des produits tout à fait inférieurs, surtout si les haricots, fèves ou pois sont déjà vieux et secs.

Le pain est un aliment tellement nécessaire que la falsification ne devrait pas s'y attaquer ; et cependant de trop nombreux exemples sont là pour prouver que certains marchands peu scrupuleux y incorporent, au risque parfois d'empoisonner leurs clients, des substances de toute nature. L'addition d'eau est la plus élémentaire de toutes, et elle a pour résultat de faciliter l'altération du pain, sur lequel ne tardent pas à se développer des moisissures et des champignons sous forme de plaques rouges ou bleuâtres. Mais on y rencontre encore de l'alun, du sulfate de cuivre ou de zinc, du borax, qui permettent l'emploi de farines inférieures, grises ou avariées, facilitent la panification et retiennent un excès d'eau ; du plâtre, de la craie qui augmentent le poids ; et même, ainsi qu'on le reconnut il y a quelques années après un empoisonnement de plusieurs personnes, du blanc de céruse (carbonate de plomb) ! Ces fraudes sur un aliment qui parfois constitue le seul moyen que possède l'homme pauvre de soutenir son existence doivent être poursuivies sans pitié. Elles constituent un véritable attentat à la vie humaine.

PATES ALIMENTAIRES

Les pâtes alimentaires constituent un aliment complet présentant, sous une forme commode à employer, tous les principes nutritifs des farines de blé. Elles sont du reste fabriquées avec des gruaux de blés durs ou demi-durs et renferment en moyenne 76 à 77 % d'amidon et 9 % de gluten.

L'Italie a eu longtemps le monopole de cette fabrication : *Gênes, Naples, Palerme* sont du reste, aujourd'hui encore, renommées pour leurs *vermicelles, macaronis, lassagnes, semoules, nouilles, pâtes à potage*, etc., qu'elles préparent avec les froments durs des Pouilles, de Sardaigne et de Sicile; mais depuis longtemps déjà les pâtes françaises se sont emparées de la plupart des marchés.

Ce fut en 1809 que Philippi fonda à Lyon la première vermicellerie française; aujourd'hui, il en existe douze produisant annuellement plus de 17.000.000 de kg.

Les *pâtes de Lyon* et de *Marseille* arrivent en première ligne, grâce à l'emploi de semoules de blés d'Afrique.

Les *pâtes d'Auvergne* (Limoges et Clermont) viennent ensuite. Elles sont faites avec des blés de pays.

Puis les *pâtes d'Épinal, Meaux, Paris*, de qualités inférieures aux précédentes.

Les pâtes alimentaires doivent être confectionnées avec des semoules de première qualité de blés durs d'Algérie, du Danube, de Sicile, ou des Pouilles. Les farines inférieures ou celles de blés tendres donnent des pâtes peu résistantes, par suite de leur faible teneur en gluten. Les froments sont moulus en mouture haute ou par les cylindres. Par le sassage, on sépare les *semoules de fabrication* qui doivent être en gros grains durs, jaunâtres, des parties plus fines qui seront livrées au commerce sous le nom de *semoules à potage*. Cette opération se fait en jetant le gruau sur une toile tendue animée d'un mouvement vibratoire; les grains sautent continuellement et se classent par grosseur; le son et les soufflures, débris trop fins, sont enlevés par un courant d'air qui passe sur le sas.

La pâte est faite en ajoutant à 36 kg de semoule, 8 à 16 kg d'eau chaude, afin de coaguler rapidement les matières albuminoïdes, et quelquefois du levain (Paris, Naples). La proportion de l'eau et la température agissent pour modifier la pâte. Celle-ci est d'autant plus sèche et plus difficile à digérer que la quantité d'eau employée est plus faible; elle sèche mieux et se conserve plus longtemps avec une eau fort chaude; mais sa coloration tire davantage sur le jaune.

De même l'addition de levain communique à la pâte une saveur spéciale, aigrelette, la rend plus facile à cuire et plus digestible, mais aussi plus promptement altérable. En tous cas, les pâtes au levain peuvent se consommer quatre ou cinq mois après leur fabrication, tandis que les pâtes sans levain exi-

gent un intervalle d'un an pour se faire. Il est vrai
que ces dernières peuvent facilement se garder trois
ou quatre années, bien qu'elles contractent à la longue un petit goût poussiéreux.

Quelle que soit la façon de préparer la pâte, lorsqu'elle est suffisamment pétrie, aux pieds en Italie,
mécaniquement en France, on la place dans des cylindres de bronze, horizontaux pour les pâtes courtes
verticaux pour les longues. Une des extrémités du
cylindre porte une plaque percée de trous, variables
suivant la forme à donner au produit, et l'autre
extrémité reçoit un piston mû par une vis sans fin
ou une presse hydraulique. Une double enveloppe
permet de faire circuler autour du cylindre un courant de vapeur dans les cas où la pression doit se
faire à chaud. Pressée, la pâte passe à travers la
filière, et un coupeur automatique règle la longueur
des brins. Un ventilateur refroidit la matière pour
éviter la prise en masse et la pâte est ensuite
portée au séchoir. Le séchage se fait à air libre
en Italie, dans des étuves, en France. C'est, dans
tous les cas, une opération délicate, d'où dépend
la qualité et la conservation du produit. On peut
estimer en moyenne que 34 kg de semoule et
10 à 12 kg d'eau fournissent 30 kg de vermi-
celle, et que 30 kg de semoule à laquelle on
ajoute 10 kg de gluten et 5 à 6 kg d'eau donnent
30 kg de macaroni. Souvent, surtout dans le Midi,
les pâtes sont colorées en jaune par le safran ou le
curcuma.

Couscous. — Ce produit, base de l'alimentation des
Arabes et de nombreuses tribus africaines, se pré-

pare par un concassage superficiel du blé. Le froment est mouillé légèrement et mis en tas au soleil. Ce traitement a pour but de faciliter la séparation des enveloppes du grain. Quelques heures après, il est broyé par une meule légère. Le grain brut est exposé au soleil afin de sécher, puis enfermé dans des sacs de peau de chèvre ou de mouton.

LES FÉCULENTS

Outre les céréales, un certain nombre de plantes riches en amidon sont utilisées par l'homme soit pour l'alimentation, soit pour l'industrie. Cet amidon est localisé, tantôt dans des graines, tantôt dans les fruits, les tiges ou les racines ; dans ces deux derniers cas, on lui donne plus spécialement le nom de fécule.

Parmi les végétaux dont les graines sont chargées d'amidon, doivent se classer en première ligne toutes les plantes de la famille des légumineuses que l'homme met si largement à contribution pour lui servir d'aliments, soit à l'état frais, soit desséchées. La graine de ces plantes, pourvue d'un tégument résistant, est formée d'un embryon nu, mais dont les deux cotylédons, plats en dessous et convexes en dessus, sont gorgés d'amidon (48 à 60 %) et d'une substance azotée spéciale, la légumine (25 à 30 %). En outre, de l'azote, 5 %, et des matières minérales, surtout des phosphates (3 % environ) en font un aliment complet. Cultivés dès la plus haute antiquité, ces végétaux sont répandus à profusion sur tout le globe et forment la base d'alimentation des classes laborieuses. Ces graines sont communément désignées sous le nom de *légumes secs*, car elles peuvent se conserver, en séchant, pendant un temps très long.

Sans nous appesantir outre mesure sur ces produits, nous allons cependant voir les principaux.

Les HARICOTS (*Phaseolus vulgaris*) sont produits par des plantes herbacées, souvent grimpantes, à fleurs blanches ou violacées donnant des gousses pendantes droites et plates, rétrécies entre les graines. Celles-ci, de dimensions variables suivant les variétés, sont blanches ou bariolées et renferment environ 55 % d'amidon et 25 % de légumine. On les consomme soit en gousses, soit à l'état frais ou sec. Le Soissonnais, la Picardie, la Lorraine, l'Ile-de-France et le bassin de la Loire en récoltent de notables quantités. Parmi les principales variétés se remarquent :

Le *haricot blanc commun*, blanc sale, plat et court (Lorraine) ;

Le *haricot de Soissons*, gros, large, à fin tégument ;

Le *haricot de Liancourt*, gros, mais plus bombé et plus épais d'enveloppe ;

Le *haricot rouge ou de Prague*, rouge violet, farineux, arrondi ;

Les *haricots nains* aux nombreuses espèces, parmi lesquelles le *flageolet* et le *haricot du Soissonnais*.

Les LENTILLES (*Vicia lens ou Ervum lens*) sont renfermées au nombre de deux dans des gousses pendantes. La plante est une herbe de 20 à 40 centimètres, garnie de poils fins et pourvue de fleurs blanchâtres teintées de bleu. Les graines sont jaunes, grises ou rouges, de dimensions très variables, et contiennent 56 % d'amidon et 25 % de légumine. Très employée dans l'alimentation, leur farine sert en outre à composer des poudres nutritives telles que l'Ervalenta et la Revalescière, dont les mérites ont été trop vantés à la quatrième page des journaux pour que nous insistions.

Les principales variétés sont :

La *grosse lentille commune* du Nord et du Centre, jaune pâle, comprimée et très large ;

La *petite lentille rouge* du Midi, bombée ;

Et la *lentille d'Auvergne*, petite, convexe, piquetée de noir.

Les Pois (*Pisum sativum*) sont des graines arrondies, jaunâtres ou blanchâtres, enfermées dans des gousses ovales, parfois presque cylindriques. La plante, de 0 m. 80 à 1 m. 50, est grimpante et porte des fleurs blanches. Les pois renferment 58 % d'amidon et 25 % de légumine. On les mange frais ou secs. Dans ce dernier cas, ils sont généralement cassés, débarrassés de leur enveloppe et constituent un aliment nourrissant, qui, en se délitant, donne des purées épaisses, agréables d'odeur et de saveur.

Les Fèves (*Vicia faba* ou *faba vulgaris*), si répandues autrefois, ont beaucoup perdu d'importance comme aliment. Leur digestion difficile et l'augmentation du bien-être général sont les causes de leur abandon. La tige de 40 à 80 centimètres est anguleuse et porte des fleurs blanches ou roses tachées de noir, la gousse épaisse et longue de 15 centimètres se termine en pointe. Les fèves, oblongues, grosses et déprimées latéralement, s'y trouvent au nombre de 7 à 10. On les distingue en *fèves de marais* grosses, lourdes à digérer, renfermant 56 % d'amidon et 29 % de légumine, et *féverolles* ou *fèves des champs* plus petites, cylindroïdes, plus faciles à digérer, mais servant souvent à l'alimentation du bétail et des chevaux. Ces dernières contiennent 48 % d'amidon et 31 % de légumine.

Le Pois chiche (*Cicer arietinum*), qui a la gloire d'avoir donné son nom au plus grand orateur romain Cicéron (comme les pois et les fèves aux fameuses familles des Pisons et des Fabius), est peu employé dans le nord de la France, mais le Midi, l'Italie, l'Espagne et toutes les peuplades africaines en font une ample consommation. Les gousses renferment deux graines grosses, arrondies, rugueuses, que l'on mange grillées ou bouillies.

Enfin, nous citerons encore la Vesce (*Vicia sativa*), dont la saveur astringente rend la consommation difficile pour l'homme, mais qui sert à la nourriture des pigeons ; la Gesse (*Lathyrus sativus*) ou *pois cornu, lentille d'Espagne*, aux graines blanches, plates, anguleuses, et le Dolic (*Dolic soya*) du Japon à graines brun foncé, peu cultivé en France. Les autres légumineuses ne reçoivent pas d'application directe, au moins comme aliment, sauf l'arachide ou pistache de terre, et encore celle-ci est-elle plus exploitée pour l'huile qu'elle renferme.

Si les graines féculentes que nous venons de passer en revue appartiennent toutes à la même famille botanique, il n'en est pas de même des végétaux qu'il nous reste à voir pour compléter la liste des producteurs de farine et d'amidon. Quelques-uns donnent

des produits, fruits ou tubercules, utilisés en entier ;
d'autres au contraire ont besoin de subir un traitement qui sépare la fécule du ligneux. De ces derniers, nous ne nous occuperons qu'au chapitre suivant.

Parmi les fruits, nous trouvons :

La Chataigne (*Castanea vulgaris*, famille des Amen-
tacées), fruit du châtaignier abondant dans le Midi,
les Cévennes et la Lombardie. Riche en fécule, ce
fruit renferme aussi du sucre et un peu de gluten.
Cuite sous la cendre ou avec du lait, la châtaigne
constitue un aliment délicat, nourrissant, mais peut-
être lourd à digérer. Périgueux, Limoges, Agen,
Aubray donnent les châtaignes les plus estimées.

Une variété de châtaigne, mieux soignée et donnant des produits supérieurs comme qualité, porte le
nom de Marron, le fruit est plus gros, arrondi et plus
agréable au goût. Lyon, le Périgord, Lucques et
Turin sont renommés pour leurs marrons, qui, l'hiver
venu, se débitent en si grand nombre sur la voie publique.

Sous le même nom de marron, on désigne également le fruit du Marronnier d'Inde (*OEsculus hippo-
castanum*, famille des Hippocastanées). Il ne doit pas
être confondu avec la châtaigne, les deux plantes
n'étant pas de même famille. Cependant, comme le
précédent, il renferme une notable quantité de fécule,
17 % environ, son emploi doit se borner aux applica-
tions industrielles, car il possède un principe amer
et toxique, l'*œsculine,* qui en rend l'emploi impossible.
Ce fruit contient également une huile douce saponi-
fiable, la *saponine* (6 à 7 %), dont l'emploi a été recom-

mandé pour solidifier partiellement les pétroles et en rendre le transport plus commode.

Le fruit du JAQUIER ou ARBRE A PAIN (*Artocarpus incisa*), commun dans l'archipel asiatique et en Océanie, est encore un de ces utiles produits popularisés par les romans d'aventures, mais inconnus en Europe. L'arbre a une douzaine de mètres de hauteur et porte des fruits de la grosseur de la tête, pesant 1 à 2 kg. et contenant 17 % de fécule. Coupé par tranches et cuit sous la cendre, il fournit, paraît-il, un aliment savoureux rappelant l'artichaut. Du reste, les tropiques sont riches en plantes à fécule. La *banane*, fruit du bananier, les racines d'*igname*, la *patate*, les racines de *manioc*, la moelle du *sagoutier* sont utilisées pour en extraire la fécule.

Parmi les tiges féculentes, une seule est exploitée en Europe ; c'est la POMME DE TERRE (*Solanum tuberosum*), de la famille des Solanées, cette terrible famille qui, à côté de la pomme de terre et de la tomate, réunit le tabac, la belladone et la jusquiame aux poisons violents.

La pomme de terre, dont l'histoire n'est plus à faire et dont la culture a, depuis un siècle, pris une telle extension qu'elle serait impossible à détruire sous peine d'affamer toute l'Europe, est un tubercule rond ou allongé, jaune ou rougeâtre, renfermant de 17 à 19 % de fécule, mais très peu d'azote : 0,36 seulement.

Outre son emploi comme aliment, elle sert encore en féculerie et en distillerie. Comme toutes les plantes de première nécessité, elle comporte un nombre considérable de variétés qu'ont formées les sols, les modes de culture et les croisements. Mais toutes se ramènent à trois types : les *Patraques* ou rondes, les *Vitelottes* ou cylindriques et les *Oblongues* ou ovoïdes.

Il est assez facile de conserver les pommes de terre, surtout si elles se trouvent dans une caisse percée de trous où l'air puisse circuler librement. Récoltées avant maturité ou exposées à l'humidité, elles sont sujettes à la *gangrène.* Cette maladie est due à un champignon, le *Peronospora infestans*, qui, se rendant dans la masse entière du tubercule, le gâte et en rend la consommation impossible,

FÉCULES ET AMIDONS

Sous les noms de *fécule, amidon, matière amylacée*, on comprend une substance organique renfermée dans les cellules des végétaux et toujours identique à elle-même. Quelle que soit la plante qui l'ait produit, l'amidon a toujours même composition chimique. Seules la forme et la dimension des grains peuvent varier.

L'amidon est une substance ternaire, c'est-à-dire formée de carbone, d'hydrogène et d'oxygène [$C^{12}H^{10}O^{10}$], qui se dépose dans l'intérieur des cellules tantôt en grains isolés, tantôt en agrégats. Il est plus abondant dans les graines (amidon) ou dans les tubercules et les racines (fécule), mais quelquefois, surtout chez les monocotylédonées, on le rencontre aussi dans la tige. Ces amas d'amidon sont destinés à former des réserves nutritives

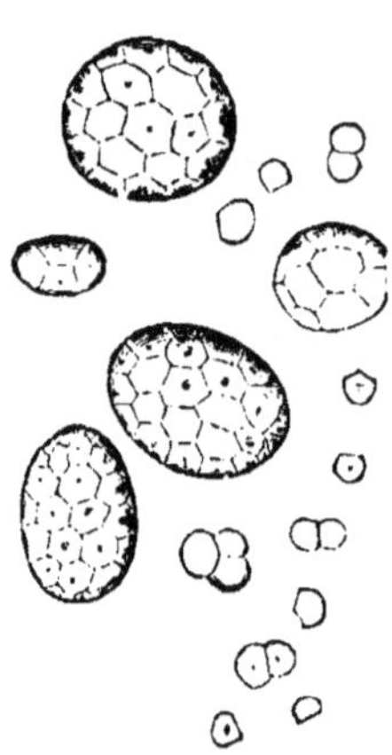

Fig. 2. — Amidon d'avoine. Quelques granules sont isolés (d'après Berg).

qui, pendant la germination ou le développement du végétal, se résorbent peu à peu en se transformant en glucose. Du reste, nombre d'agents produisent cette transformation; la diastase ou ferment digestif végétal, la salive, le suc gastrique, la bile, les acides étendus, lachaleur sèche le font passer, d'abord à l'état de dextrine ($C^{12}H^{10}O^{10}$), puis de glucose ($C^{12}H^{12}O^{12}$).

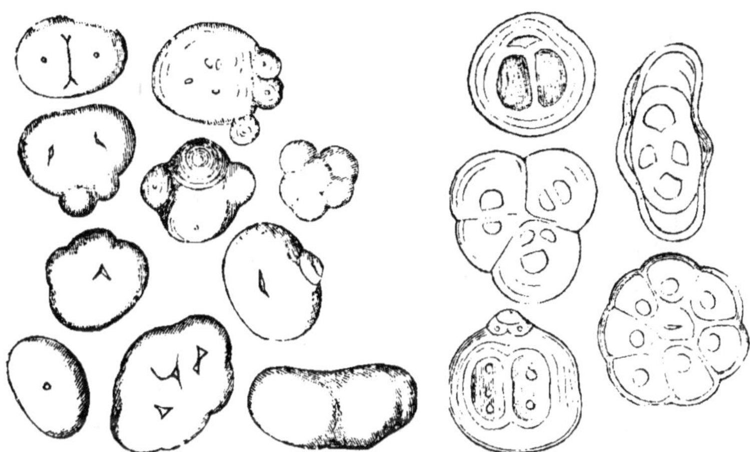

Fig. 3. — État naturel.   Fig. 4. — Après torréfaction.

Amidon de l'Arrow-root du Chili (d'après Berg).

Vu au microscope, l'amidon se présente sous forme des granules arrondis, ovoïdes ou polyédriques, marqués de zones concentriques aboutissant en un même point nommé *hile*. Ces zones correspondent à autant d'enveloppes qui se forment par accroissement successif du grain, et les raies alternativement claires et obscures sont dues à une différence d'hydratation. Si l'on vient à mettre cet amidon dans l'eau

2**-c.

chaude, celle-ci pénètre dans les grains, les gonfle, les distend et les fait éclater; en même temps, la matière amylacée passe à l'état mucilagineux et, par refroidissement, se prend en une masse analogue à une gelée et que l'on nomme *empois*. Les alcalis étendus d'eau produisent le même effet à la température ordinaire.

L'aspect et les dimensions des granules d'amidon permettent de les reconnaitre dans le champ du microscope. Nous renvoyons pour ces caractères aux traités spéciaux (V. Cauvet. *loc. cit.*).

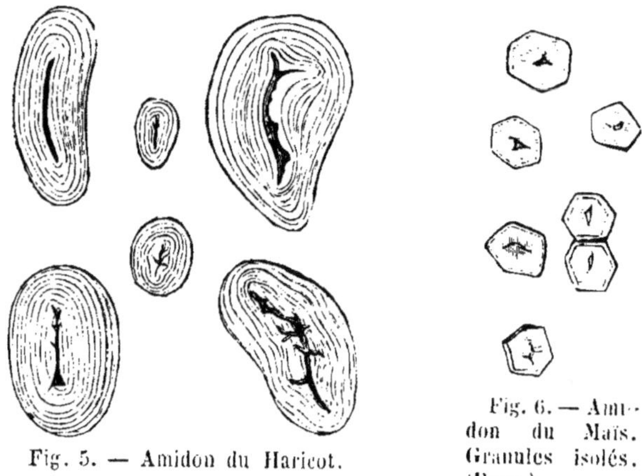

Fig. 5. — Amidon du Haricot.

Fig. 6. — Amidon du Maïs. Granules isolés. (Berg.)

Voici cependant les dimensions des amidons les plus employés en millièmes de millimètres ($\mu = 0^{mm},001$).

Grosses pommes de terre de Rohan....... 185 μ
Pommes de terre diverses (moyennes)..... 140
Rhizomes de Maranta arundinacea (arrow-
root)................................... 140

Fèves...................................... 75 μ
Sagou, d'importation...................... 70
Sagou, moelle fraîche..................... 45
Lentilles................................. 67
Haricots.................................. 63
Pois...................................... 50
Blé blanc................................. 50
Maïs...................................... 30
Sorgho rouge.............................. 30
Millet 10
Panais.................................... 7,5
Betterave................................. 4
Chenopodium quinoa........................ 2

Les proportions sont également très variables suivant les plantes qui le renferment. Le tableau suivant indique la quantité moyenne pour cent contenue dans les plantes à l'état sec.

	Amidon.	
Blé	53 à 63 %	
Seigle.........................	44	48
Avoine.........................	37	40
Orge..........................	38	43
Sarrasin.......................	44	45
Maïs..........................	66	67
Riz...........................	86	87
Fèves.........................		38
Pois..........................		39
Lentilles......................		50
Pommes (tubercules frais.....		21
de terre (— secs.....		84

Extraite des plantes qui la renferment, la matière
amylacée est blanche, rarement jaunâtre, insipide,
inodore, craquant sous le doigt, très hygroscopique.
Tout en attirant l'humidité elle s'oxyde en donnant de
l'acide carbonique, et cette oxydation, très rapide
quand elle est à l'état de division extrême, peut même
produire des explosions spontanées dangereuses.
Le cas s'est présenté plusieurs fois dans des moulins
et des magasins de féculeries.

L'action de l'iode est le caractère dominant de
l'amidon. Elle permet d'en déceler des traces infini-
ment petites. Sous l'influence de quelques millio-
nièmes de ce corps, l'amidon se colore en bleu, tirant
sur le noir si le réactif est trop concentré. Le chloro-
iodure de zinc donne également une coloration violette très sensible et gonfle les grains.

La fécule ordinaire du commerce, dite *Fécule sèche*,
renferme environ 18 % d'eau, mais, abandonnée à
l'air humide, elle peut en absorber jusqu'à 35 % ;
elle ne passe plus au tamis et se pelotonne dans la
main. Enfin, sous le nom de *Fécule verte*, on désigne les fécules et amidons que l'on vient d'extraire et qui ont été simplement égouttés sur des
plaques poreuses ; ils contiennent de 40 à 45 %
d'eau d'hydratation.

Projetés humides sur une plaque chauffée à
140 ou 150°, les granules d'amidon se gonflent et se
soudent en prenant l'aspect de globules translucides.
C'est sur cette propriété que repose la préparation
du tapioca et du sagou.

L'amidon et la fécule ont dans les arts un nombre
considérable d'emplois. Outre leur usage pour fabri-

quer des colles à papier, on les utilise pour l'apprêt
et le repassage du linge; ils servent encore en teinture et en impression sur étoffes, comme épaississants de mordants, pour l'encollage des fils, la fabrication du glucose et des sirops de qualité inférieure,
en brasserie, en pâtisserie, dans la fabrication des
vins de raisins secs ou de sucre, etc.

L'utilisation, sous forme de *dérivés*, est au moins
aussi grande qu'à l'état naturel.

L'Amidon torréfié ou grillé, obtenu par torréfaction à 200°, mais un peu coloré; le Léiocome, plus
clair de teinte et soluble dans l'eau, qui provient du
grillage de la fécule; la Dextrine, jaune très clair,
dite encore Gommeline, quand elle est incolore,
sont des épaississants fréquemment employés. L'a-
cide azotique concentré, en agissant à froid, donne
avec l'amidon, de la Xyloïdine ou Poudre blanche
qui est explosible; et par action à chaud le transforme en Acide oxalique. Enfin, l'action de la diastase
développée dans l'orge germée ou malt, transforme
l'amidon en Glucose dont les emplois sont nombreux. Pour cette dernière préparation, la fécule de
pomme de terre est préférable, tandis que pour les
empois et les colles, les amidons de blé et surtout de
riz donnent de meilleurs résultats.

AMIDON DE BLÉ.

ALLEMAND : *Die Weizenstärke.* ANGLAIS : *The corn starch.*
ESPAGNOL : *El almidón de trigo*

L'amidon de blé est le plus souvent extrait des grains et des farines avariés. Pour le préparer, on a recours à plusieurs procédés.

PROCÉDÉ CHIMIQUE PAR FERMENTATION. — Cette méthode repose sur la décomposition du gluten par fermentation. Le grain est broyé grossièrement et mis à macérer dans l'eau pendant 15 à 30 jours. Pour activer la fermentation, on ajoute au liquide de l'*eau sure* d'une opération précédente.

La formation d'acide acétique, aux dépens d'une partie de l'amidon, et la fermentation putride qui ne tarde pas à se développer, provoquent la décomposition du gluten avec

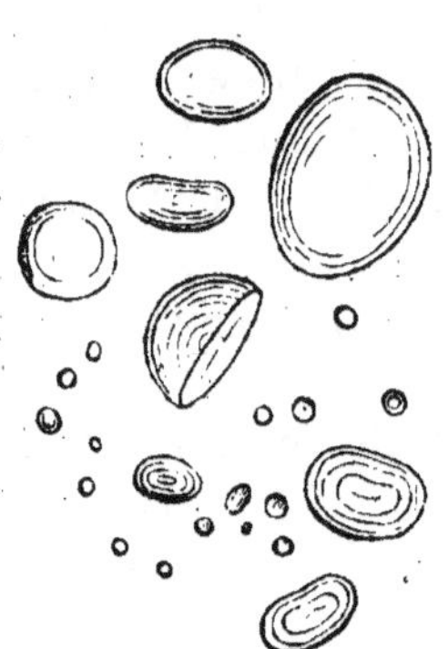

Fig. 7. — Amidon du Blé.

dégagement d'ammoniaque et d'hydrogène sulfuré, aussi cette industrie est-elle insalubre au premier chef. Puis le liquide est étendu d'eau, tamisé pour retenir le son et envoyé dans des bassins où l'amidon se dépose. Les couches inférieures sont les plus blanches et les plus pures. On obtient par ce procédé environ 42 % d'amidon fin et 6 à 8 % d'amidon de 2e et 3e qualité.

PROCÉDÉS MÉCANIQUES. — Ces procédés qui suppriment le fermentation, traitent les grains et les farines par simple trituration dans l'eau. Ils ont l'avantage de donner du gluten blanc ou peu coloré, et pouvant servir, soit à la préparation des pâtes alimentaires et des pains pour diabétiques, soit comme épaississant et fixatif en teinture. En outre, la production en amidon est plus forte : 53 % d'amidon fin, 6 % d'amidon de seconde qualité, et 10 à 12 % de gluten sec.

Quand l'amidon s'obtient par traitement des grains, ceux-ci sont plongés deux ou trois jours dans l'eau, ils s'y ramollissent et se gonflent. On peut alors facilement les réduire en pulpe par simple passage dans des cylindres cannelés. La pulpe est ensuite soumise à l'action d'une meule tournant sur un disque de cuivre percé de petits trous. Un filet d'eau continu arrose la pulpe et entraîne l'amidon. Une série de tamis retiennent le gluten et le son; le liquide laiteux s'écoule dans une auge de 80 à 100 mètres de long, inclinée suivant une pente de 1 millimètre par mètre. Les granules d'amidon s'y déposent par ordre de densité et le classement par qualités se fait de lui-même, l'amidon le plus pur étant le plus rapproché des meules.

Le procédé E. Martin qui traite les farines est analogue au précédent. La farine, réduite en pâte dans un pétrin mécanique, est soumise dans une amidonnière, à l'action d'un cylindre qui triture la pâte sous un filet d'eau, la séparation de l'amidon et du gluten se fait comme ci-dessus.

L'amidon obtenu, l'opération la plus délicate, la dessication, reste à faire. Le dépôt des auges est coupé par pains et exposé à l'air sur des plaques de plâtre qui absorbent une grande partie de l'eau, puis, quand les pains sont assez compacts, ils sont cassés et portés à l'étuve, dont la température doit s'élever très lentement jusqu'à 60°, sans les dépasser, car, à cette température, il se formerait de l'empois. Pendant la dessication, le pain se fendille en donnant des prismes légèrement ondulés et des aiguilles. C'est sous cette forme qu'on le livre au commerce. C'est en effet un signe de pureté, la présence de la fécule de pomme de terre empêchant l'adhérence des grains d'amidon.

AMIDON DE RIZ.

ANGLAIS : *The rice starch.* ALLEMAND : *Die Reisstärke*
ESPAGNOL : *El almidón de arroz.*

(SYNONYME : POUDRE DE RIZ)

L'amidon de riz, plus connu sous le nom de poudre de riz, est d'une blancheur éclatante, doux au toucher et complètement inodore. Aussi est-il employé fréquemment pour les soins de toilette, sous les noms les plus divers et souvent après avoir été parfumé à

l'aide d'essences. En prismes bruts, tels que le donne
la dessication, il est employé pour l'apprêt des tissus
ou l'encollage du papier.

Les amidonneries de riz se sont beaucoup déve-
loppées depuis quelques années, surtout en Angleterre, en Belgique et en France, et les méthodes de
préparation varient suivant les pays.

En Angleterre et en Belgique, le riz non décortiqué est mis à macérer pendant vingt-quatre heures
dans une lessive de soude caustique à 0,30 %, puis
bien lavé à l'eau, écrasé et tamisé sous un courant
d'eau. La soude a dissous le gluten (3 à 4 %) et l'amidon est entraîné par l'eau, recueilli et séché comme
l'amidon de blé. Le gluten est précipité de sa dissolution en neutralisant la liqueur par l'acide sulfurique. Il se présente sous forme de flocons qu'on lave
et qu'on sèche avant de les livrer à l'industrie.

En France, le riz est moulu, puis mélangé à un
grand excès d'eau. Le mélange est introduit dans
des turbines faisant environ 1000 tours à la minute.
Sous l'action de la force centrifuge, l'amidon se rassemble en une couche continue, d'un blanc brillant,
sur les parois de la turbine, et le son et le gluten sont
entraînés par l'eau. Comme ils contiennent encore
un peu d'amidon, on les traite par un acide pour le
transformer en glucose, ou bien on en forme des tourteaux employés à la nourriture des porcs.

Le riz rend environ 70 % d'amidon.

La séparation des qualités et le séchage se font
comme pour l'amidon de blé.

FÉCULE DE POMMES DE TERRE.

ANGLAIS : *Patatoflour, patatoe's lec.* ALLEMAND : *Das Kar-
toffelstärke.* ESPAGNOL : *La Fecula de patata.*

La fécule de pommes de terre se rencontre sous
forme de poudre fine, presque impalpable, et s'emploie comme aliment en potages ou bouillies, ou
comme épaississant en teinture ; quelquefois aussi,
pour sécher les plaies légères et les brûlures.

Afin de lui donner l'aspect des aiguilles des amidons de riz et de blé,
on pétrit la pâte hu-
mide avec de l'empois
et on fait passer par
pression ce mélange
dans des tubes du cali-
bre voulu. Mais ces
aiguilles sont régu-
lières et non ondulées
comme celles des ami-
dons de céréales.

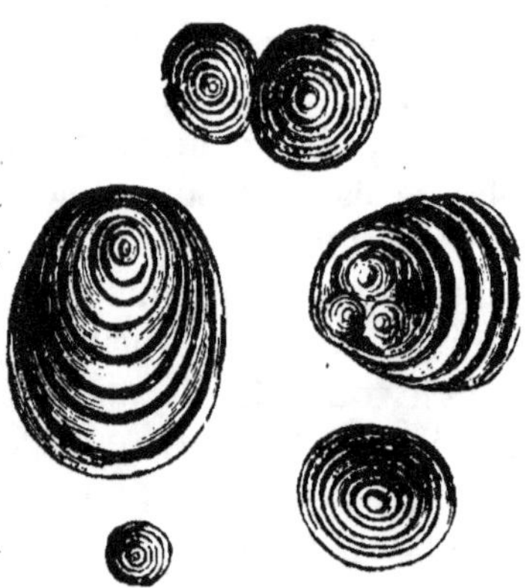

Fig. 8. — Fécule de Pomme de terre.

L'Allemagne (Posen,
Poméranie), l'Alsace,
la Hollande, sont les
pays qui en fabriquent le plus. En France, les principales féculeries sont situées aux environs de Paris,
Compiègne et Épinal. Ces dernières surtout, donnent
des produits fort appréciés.

Pour extraire des pommes de terre la fécule qu'elles renferment, on les fait d'abord tremper dans l'eau pour les débarrasser de la terre ou du sable qui les souillent; puis, après lavage à grande eau, elles sont réduites à l'état de pulpe par une râpe. Cette pulpe, triturée sur une toile métallique, abandonne la fécule, et les débris de cellules restent sur le tamis. L'eau tenant en suspension la matière amylacée se rend dans des cuves où l'amidon se dépose. La couche supérieure grisàtre (gras d'amidon) renferme quelques impuretées, on l'enlève au racloir. La fécule verte est séchée à la turbine, puis à l'étuve, et enfin pulvérisée.

Parfois, pour imiter les autres fécules alimentaires, on la projette sur des plaques chauffées et l'on obtient ainsi des granules ou perles à potages. Mais quelque soin que l'on ait apporté à la fabrication, la fécule de pommes de terre conserve toujours une odeur spéciale peu agréable.

AMIDON DE MANIOC. TAPIOCA.

ANGLAIS : *Manihot. — Tapioca.* ALLEMAND : *der Maniok. — die Tapioka.* ESPAGNOL : *la Mandioca. — la Tapioca.*

Sous les noms de *tapioca* et de *moussache*, on comprend l'amidon extrait des racines d'une plante originaire de l'Amérique du Sud, mais aujourd'hui répandue dans le monde entier, le *manioc*.

On rencontre en Amérique plus de 80 espèces de manioc, mais on emploie surtout le manioc amer. Juca des Péruviens (Manihot utilissima) et le manioc doux (M. aïpi). Les racines remplacent dans toute la zone tropicale le pain et la pomme de terre.

Les racines du manioc doux peuvent être employées telles quelles, cuites à l'eau ou sous la cendre, et donnent une fécule jaunâtre ; mais le manioc amer renferme un peu d'acide cyanhydrique, 0,0275 % environ, qu'il faut éliminer, car c'est un poison violent.

L'extraction de la fécule exige donc plusieurs opérations : le râpage de la racine et l'expression du suc vénéneux.

Les racines lavées sont râpées avec des plaques de bois dur hérissées de clous, ou, dans les grandes usines, par des cylindres armés de pointes.

Puis une forte pression exercée sur la pulpe dans des sacs de fibres de palmiers, fait écouler le jus vénéneux [qui entraine une forte proportion de fécule.

La pulpe est séchée au soleil et pulvérisée, ce qui donne la *farine de manioc*, dont on fait des galettes plates ou *pain de cassave* en la chauffant sur des plaques de fer. Quand la farine subit, à l'état de poudre, un commencement de torréfaction, elle donne le *caouaque* employé pour les potages.

Le jus extrait des pulpes a entraîné beaucoup de fécule. Celle-ci lavée avec soin est séchée au soleil ;

elle constitue la *cipipa* (*amidon de cassave, moussache, arrow-root du Brésil*) et sert à la préparation du tapioca.

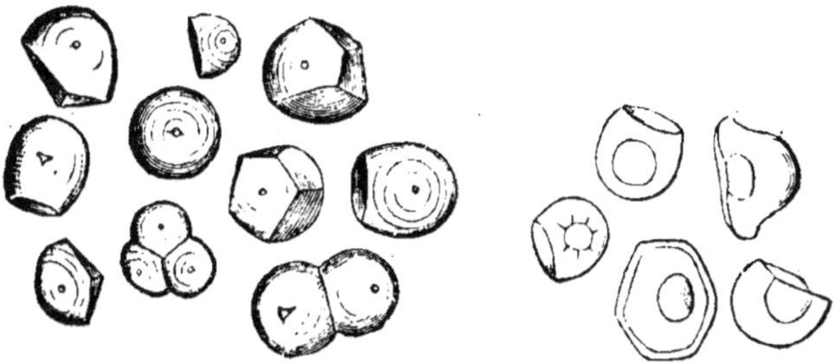

Fig. 9. — État naturel.   Fig. 10. — Après torréfaction.
Amidon du Manioc. (Mansihot utilissima.)

Pour préparer ce produit alimentaire, la fécule humide est chassée à travers les pores d'un crible, et tombe sur une plaque de cuivre chauffée vers 100 ou 120°. Une partie de l'amidon se transforme en empois qui agglutine les grains en grumaux solides, durs, translucides, à cassure brillante. Les tapiocas du Brésil sont renommés à juste titre, surtout ceux de Rio-Janeiro. Ils s'importent principalement par Bordeaux en barils de 80 kg.

On fait également des tapiocas en Europe, avec la fécule de manioc, mais ils sont en grains plus petits et opaques. Enfin on les mêle au sucre, au cacao, au bouillon concentré pour donner au produit obtenu une apparence spéciale. On l'imite, ainsi que nous l'avons dit plus haut, avec la fécule de pommes de terre, mais les grains en sont plus réguliers et plus blancs.

ARROW-ROOT

Anglais : *the arrow-root.* Allemand : *das Arrowroot. — das Amerikanische Salzmehl.* Espagnol : *el arrow-root.*

Ce nom d'arrow-root est le nom générique de fécules extraites de diverses plantes des tropiques, aux Indes, à Ceylan, à la Réunion, dans les Guyanes, aux Bermudes, etc.

C'est une poudre blanche, à saveur agréable, facilement digestible, craquant sous le doigt et qui convient parfaitement aux convalescents et aux enfants. Elle nous arrive par petits tonnelets de bois ou par boites de fer-blanc portant l'indication de la provenance.

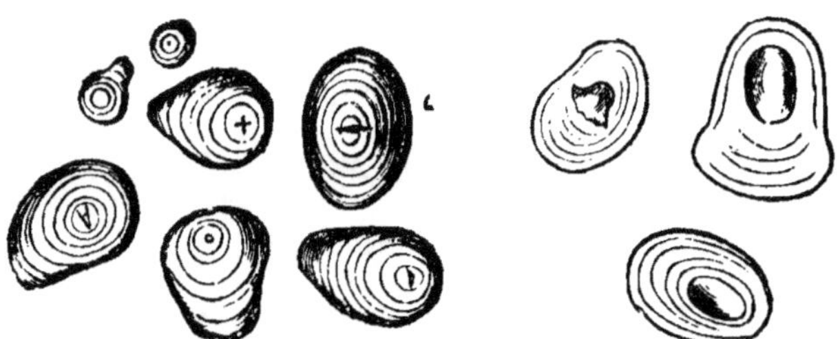

Fig. 11. — État naturel.   Fig. 12. — Après torréfaction.
Amidon du Maranta arundinacea.

Les principales plantes qui le fournissent sont : Maranta arundinacea (Amérique du Sud et Antilles),

Maranta indica et Curcuma angustifolia (Indes,Ceylan)
Canna edulis, C. glauca, C. discolor (Antilles, fécule
de Tolomane), Tacca oceanicea, T. pinnatifida (Taïti,
Océanie).

SALEP

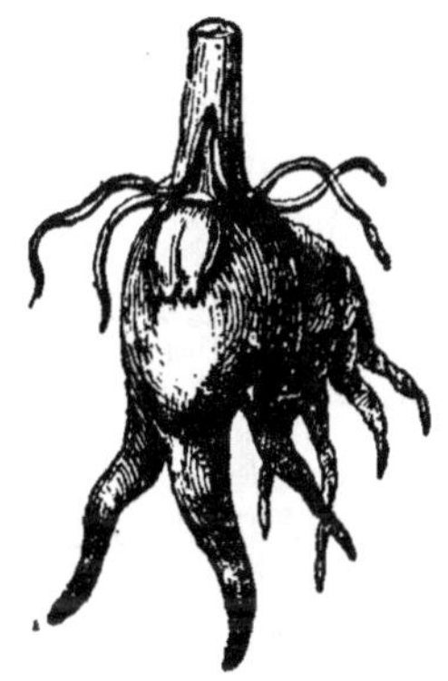

Fig. 13. — Bulbe d'Orchis maculata.

C'est le bulbe séché et mondé de diverses orchidées. Il se prépare en plongeant les bulbes dans l'eau bouillante jusqu'à ramollissement et en faisant ensuite sécher au soleil. Il a la forme de tubercules oblongs brun grisâtre de 1 à 3 cm. enfilés en chapelets. L'amidon étant passé à l'état d'empois donne à cette substance un aspect mucilagineux.

Le Salep est aujourd'hui peu employé en médecine et en alimentation. On le tire surtout de Turquie, mais nos orchis indigènes peuvent également servir à sa préparation.

SAGOU

Anglais : *the Sagou*. Allemand : *der Sago*. Espagnol : *el Sagú*.

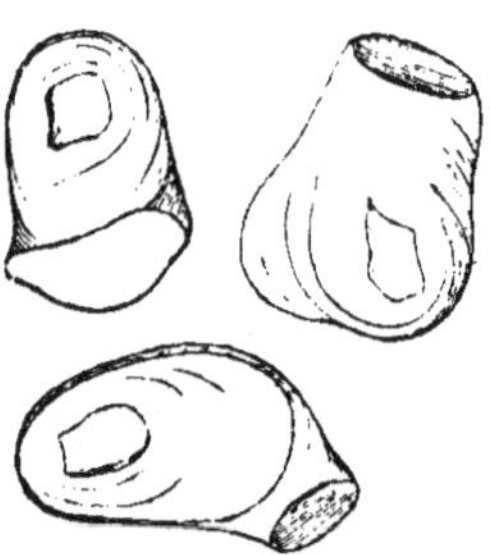

Fig. 14. — Amidon du Sagou commercial.

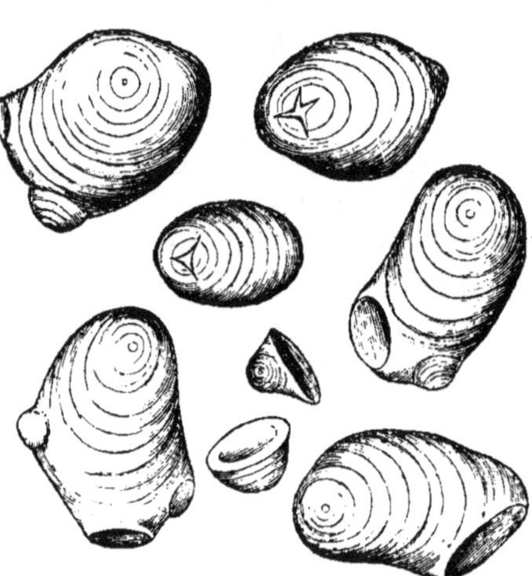

Fig. 15. — Amidon de Sagou à l'état naturel.

Le Sagou est la fécule extraite de la moelle du sagoutier (Metroxylon sagus). C'est un palmier de 10 à 12 m. de haut, à tronc très large. La paroi de la tige est mince mais très dure, et renferme une moelle volumineuse riche en fécule. Au fur et à mesure de la formation du fruit, cette fécule se résorbe et quand la fructification est complète, l'écorce est vide. Ce palmier existe dans toute la Malaisie entre 10° de latitude nord et 10° de latitude sud; mais c'est en particulier la côte nord-ouest de Bornéo, le nord-est de Sumatra et les îles adjacentes qui en fournissent la plus forte partie. Un arbre donne, suivant l'âge, de 130 à 430 kg. de farine de Sagou.

Les habitants des Molluques distinguent six degrés dans la maturité de la moelle. Le premier est marqué par une efflorescence poudreuse sur les branches et le dernier par la fructification ; mais on peut extraire la moelle à un degré quelconque. Pour cela, l'arbre est abattu et le tronc coupé en morceaux de 2 mètres environ, que l'on fend dans le sens de la longueur. La substance médullaire est enlevée et réduite en poudre avec un pilon de bois. Afin de séparer la fécule des fibres ligneuses qui s'y trouvent mélangées, on jette le tout dans l'eau douce et l'on tamise.

La farine se dépose dans le fond du récipient, puis est séchée à l'air. Le *sagou brut* peut se conserver un mois ou deux ; il est expédié à Singapore, où les industriels, chinois pour la plupart, le préparent pour l'exportation sous forme de *farine (flour)* ou de *sagou perlé (pearl sagou)*.

Le sagou brut est lavé sur des plans inclinés d'où il tombe dans des cuves à travers une étoffe fine qui le tamise. On agite pendant une heure et laisse ensuite reposer une demi-journée. Le dépôt donne le produit de consommation. Après lavage à grande eau, ce dépôt est séché au soleil, puis brisé et passé au crible. Il est prêt à être perlé. Il reçoit dans ce but un mouvement de vibration rotatoire et horizontale sur une toile à bords relevés, il est criblé, puis chauffé dans des bassines de fer, en agitant constamment avec des spatules de bois. Lorsqu'il a acquis une certaine consistance on le crible pour la troisième fois. Il se présente sous forme de grains glacés semi-transparents et très durs employés surtout pour les potages. Pour l'exporter, on l'emballe en tonneaux ou en boîtes de fer-blanc. A Singapore, le prix du picul varie de 2,60 dollars à 3,05, les sagous gros grains étant plus estimés que les autres.

En 1882, l'importation en Europe était de 293,760 piculs sur une exportation totale de 340,178 piculs.

LE CACAO

Anglais : *the Cacao nut*. Allemand : *die Cacao, die Cacaobohne*
Espagnol : *el Cacao*.

Le cacao est la graine du fruit du cacaoyer (*Theobroma cacao*), plante de la famille des Malvacées,

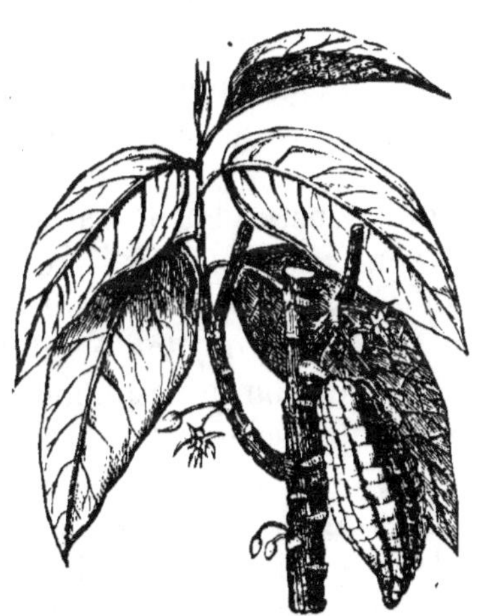

originaire du Mexique,
et dont la culture s'est
répandue dans tout le
Sud Amérique, aux
Antilles, à la Réunion.
Des essais de planta-
tion faits à Java et à
Sumatra y ont donné
de bons résultats et,
d'ici quelques années,
ces cacaos feront très
probablement une sé-
rieuse apparition sur
le marché européen.

Le cacaoyer est un
arbre de 4 à 8 m. de
haut qui affectionne

Fig. 16. — Rameau et fruit du
Cacaoyer.

particulièrement les terres riches, profondes et
humides, mais qui demande, surtout dans son

jeune âge, à être abrité du vent et du soleil.
Aussi les planteurs ont-ils soin de disséminer dans
la plantation des bananiers qui protégeront les jeunes
arbres. A trois ans, le cacaoyer fleurit; à cinq ans,
il commence à rapporter et donne jusqu'à 25 ou 30
ans. Cet arbre porte en toutes saisons fleurs et fruits,
aussi peut-on faire deux récoltes par an, une en juin,
l'autre en décembre. Cette dernière est de beaucoup
la plus abondante.

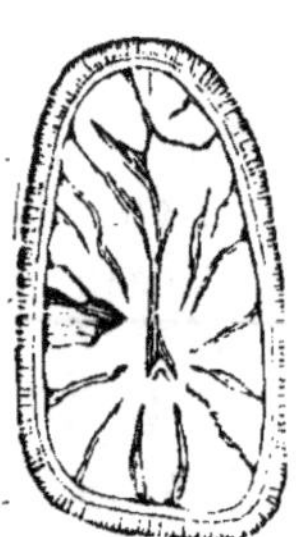

Fig. 17. —
Graine de Cacao.
— Coupe longi-
tudinale.

Le fruit du cacaoyer ou cabosse est
glabre, jaune ou rouge extérieurement,
dur et coriace. Il est oblong, marqué de
dix sillons longitudinaux et présente
des côtes rugueuses. La longueur varie
de 15 à 20 centimètres. Intérieurement
il comprend cinq loges remplies d'une
pulpe molle, rougeâtre, où se trouvent
de 25 à 40 graines.

Ces graines qui constituent le cacao
du commerce sont ovoïdes, très irrégulières, tantôt arrondies à l'extrémité
correspondant à l'embryon, tantôt au
contraire affectant une forme triangulaire nettement
prononcée (caraque) ; elles sont recouvertes d'un
tégument ou épisperme rouge brun plus ou moins
épais suivant les origines, et la masse cotylédonaire
présente une coloration caractéristique blanc-jaunâtre avant maturité, qui, par la fermentation que
subissent les graines dans la préparation, passe au
violet brun.

Ces graines comportent en moyenne 12 % de coque
et 88 % de chair.

Déchet en coques de divers cacaos
D'après M. Girard

Trinidad 9.83
Carupano 14.84
Vénézuéla........................... 12.45
Martinique.......................... 8.97
Guayaquil........................... 10.32
Caraque............................. 15.85
Porto Cabello....................... 13.21
Para 10 39
Haïti............................... 8.93
San-Yago'........................... 14.47
Maragnan............................ 11.27

La chair des cotylédons renferme, outre les matières albuminoïdes et l'amidon, qui se trouvent dans toutes les graines, une substance grasse concrète, le beurre de cacao; un alcaloïde, la Théobromine ($C^7 H^8 Az^4 O^2$) qui donne au cacao ses propriétés nutritives et reconstituantes, et une matière colorante violette, le rouge de cacao.

Voici, d'après Payen, l'analyse des amandes décortiquées :

Beurre............................. 48 à 50
Albumine........................... 21 — 20
Théobromine........................ 4 — 2
Amidon, glucose .... 11 — 10
Cellulose .... 3 — 2
Substances minérales............... 3 — 4
Eau .... 10 — 12

L'amidon du cacao se présente sous forme de petits grains de $\frac{5}{100}$ à $\frac{10}{100}$ de millimètre groupés par 3 ou 4 et ne montrant ni hile, ni cercles concentriques ; il se colore difficilement en bleu par l'iode et cette coloration disparait rapidement. Ces caractères permettent de distinguer l'amidon de cacao de l'amidon de pomme de terre ou de grains que l'on peut y ajouter frauduleusement.

LE BEURRE DE CACAO (Anglais : *Cacao butter oil of Theobroma*. — Allemand : *die Cacaobutter, Cacaotalg*. — Espagnol : *manteca de cacao*) est un corps gras composé surtout de stéarine, de palmitine et d'un acide gras spécial, l'acide théobromique. Jaune brillant, opaque, onctueux au toucher, se brisant par le choc avec une cassure cireuse, sa saveur douce et agréable rappelle celle du chocolat. Sa densité est 0,961 ; son point de fusion $+ 29$ à $+ 31°$. Il est **peu** soluble dans l'alcool. La solution dans l'alcool bouillant donne par refroidissement un mélange d'alcool et de beurre de cacao très divisé qui reste en suspension dans le liquide.

Le beurre de cacao est surtout employé en pharmacie, car il rancit difficilement.

Préparation. — Les amandes de cacao sont torréfiées dans un cylindre de tôle, concassées au pilon de bois, puis réduites en poudre fine dans un mortier chauffé ; on ajoute alors $\frac{1}{10}$ du poids d'eau et on porte au bain-marie. Le beurre se sépare. Une pression énergique dans des sacs de coutil entre des plaques de fer blanc étamées le fait écouler. On le recueille et on le purifie par fusions successives dans l'eau chaude.

La proportion de beurre de cacao renfermée dans les amandes décortiquées est la suivante (Lhôte) :

Cacao caraque....................	51.50 °/o
— Guayaquil	40.10
— Porto Cabello...............	40.36
— Carupano...................	47.70
— Maragnan torréfié	45.80
— Guayra —	49.26
— Martinique —	45.56
— San-Yago —	46.03
— Trinidad —	48.93
— Para —	37.13
— Haïti —	42.96

RÉCOLTE ET PRÉPARATION DU CACAO. — Lorsque les fruits du cacaoyer ont été cueillis, il faut en séparer les graines. Les cabosses sont fendues en deux, la pulpe détachée est mise dans de grandes auges de bois et agitée de temps à autre. Cette pulpe molle et gorgée de sucs se décompose rapidement et les graines se séparent aisément par expression. Suivant les pays, on fait simplement sécher les amandes sur des nattes exposées au soleil (cacaos non terrés) ou bien, on *terre* le cacao. Dans ce cas, les amandes sont introduites dans une grande cuve, pêle-mêle avec du sable et recouvertes d'une forte couche de terre. Elles se sèchent, mais, en même temps, subissent une transformation qui rend la coque moins adhérente et qui enlève à la chair une partie de son goût âcre et amer. La coloration se fonce et l'arome se développe ; aussi les *cacaos terrés* sont-ils préférés aux autres. On trouve souvent après le tégument de ces sortes, un peu de terre ou de sable, preuve du terrage. (¹)

VARIÉTÉS COMMERCIALES

Les variétés de cacao sont très nombreuses vu la zone étendue de culture et les différences considérables que l'état des lieux, le climat et les soins apportent dans les qualités du produit. Mais, on peut les classer comme suit.

CACAOS DU CONTINENT: *Vénézuéla (caraque), Guatemala, Equateur, Brésil, Guyane.*

CACAOS DES ILES : *Cuba, Haïti, Antilles, Martinique, Guadeloupe, Bourbon.*

CACAOS DE VÉNÉZUELA. — Ce sont les meilleurs et les plus estimés de tous, mais d'un prix assez élevé. Ils comprennent :

Cacaos caraque ou caracas. — La Guyara. — Porto Cabello. (T). Ils proviennent de Chuao Choroni, Ocumare, San Felippe; la production en est limitée par la nature du sol; aussi ne peut-il qu'augmenter de valeur. Les amandes sont de la grosseur d'une olive, convexes, à odeur et saveur agréables. La coque est gris rougeâtre, la chair violacée. Ils sont toujours terrés.

Avec l'alcool, ce cacao donne une solution jaunâtre, tandis que les autres sortes, au contraire, forment des solutions d'un violet plus ou moins franc.

---

(1) Nous indiquerons par la lettre T les cacaos terrés et par N. T les non terrés.

Ils s'achètent à la fanega de 110 livres (50 kg 6) et s'expédient par sacs de 50 à 52 kg. En 1886, la fanega valait 24 à 30 piastres (96 à 120 fr. les 50 kg).

Cacaos Maracaïbo. — T. — Fèves longues et épaisses, à épisperme gris brun peu adhérent, l'amande est grasse, violacée. Ils se vendent à la fanega de 96 livres (44 kg. 16).

Cacaos petit caraque. — Rio - Chico, Rio - Caribe, *Carupano, Guïra.* — T. — Amandes régulières moins parfumées que les Porto-Cabello et souvent teintes à sa nuance. Les sacs d'expédition pèsent en moyenne 59 kg.

Ces cacaos qui se vendent de 20 à 22 piastres la fanega de 110 livres (80 à 88 fr. les 50 kg), s'exportent presque tous à la Trinidad et sont ensuite revendus sous ce nom.

CACAOS TRINIDAD. — T. — Fèves petites, aplaties, à coque gris rougeâtre et à chair violet ardoise. Ils s'expédient en sacs de 70 kgs.

CACAOS DE L'ÉQUATEUR. — *Cacao Guayaquil, Cerriba, Balao, Machala.* — *T.* — Fèves grosses et larges, aplaties, très longues, arrondies à l'extrémité, brun rouge extérieurement, d'un brun bien homogène à l'intérieur. Ces cacaos plus amers et à saveur plus forte, mais moins délicate que le caraque, sont particulièrement recherchés dans le midi de l'Europe. Se trouvent en sacs de 72 kg.

On en rapproche quelquefois le *Surinam* (Guyane Hollandaise) à grandes fèves, rouge clair au dehors, rouge brun intérieurement.

CACAOS DU GUATÉMALA. — *C. Soconusco.* T. — Rare

en Europe, poreux, à faces très convexes, avec un corps cotylédonaire brun foncé et une coque jaune peu adhérente ; très délicat comme saveur et comme goût.

Cacaos du Brésil. — Les cacaos du Brésil sont de qualité médiocre, très amers et de saveur faible. On les distingue en :

Maragnan. N. T. — Fèves petites, allongées, aplaties, coque adhérente gris noir, chair ardoisée.

Para. — Fèves convexes, rouge foncé avec taches noirâtres, d'un violet rouge intérieurement. Les meilleures qualités tirent sur le rouge. Balles de 70 à 75 kg. Très commun dans le commerce courant.

Exportation : 1888 : 7.209.460 kg. valant ₰ 3.108.789, $ 747.

Bahia. — Grains gris orangé veiné de rouge, brun foncé intérieurement ; sacs de 59 kgs.

Cacaos de Cayenne. N. T. — *Berbice, Exquibo*. — Fèves petites et aplaties, grises au dehors, brunes au dedans, très amer comme saveur. Sa richesse en beurre et son onctuosité le font mélanger dans la fabrication du chocolat à des sortes plus parfumées, mais plus sèches.

Cacaos des Iles. — Ces cacaos non terrés proviennent des Antilles et de Bourbon. Ils sont âpres et amers, d'où leur moindre valeur ; les fèves sont plus souvent plates, petites, pointues, bleuâtres intérieurement. L'un des plus estimés est le Martinique.

Cacao Martinique. — Fèves plates, concaves, épisperme rouge vif, chair ardoisée, ayant un goût de **verte** spécial.

Cacao Guadeloupe. — Plus arrondi et plus plat que le Martinique.

Cacaos Haïti ou St-Domingue (Cap Haïtien, Jeremie, Gonaïves.) — Fèves petites, à saveur peu agréable, épisperme noirâtre. S'expédient par sacs de 58 kg.

Cacao Cuba. — Cette fève ressemble au Trinidad, mais elle est beaucoup plus amère. Le grain est ovoïde, à coque rouge vif. S'expédie par fûts de 80 kg.

Cacao Bourbon. — De qualité médiocre, semence ronde, petite, à épisperme mince et fendillé, luisant, rouge clair, recouvrant des cotylédons brun violacé. La saveur vineuse en est peu agréable.

Enfin on reçoit encore des cacaos *Jamaïque*, *San Thomé* (sacs de 60 kg.) *Sainte-Lucie* (sacs de 73 kg.) *Sainte-Croix*, etc., qui sont de qualités tout-à-fait inférieures.

Le tableau ci-dessous exprimant les valeurs des principales sortes de cacaos, permet du reste de voir le classement par qualités de ces produits

Valeurs comparatives des cacaos aux 50 kg. (1)

Porto-Cabello	160 à 180 fr.	
Maracaïbo	102 — 130	
Caraque (2e)	105 — 110	

---

(1) Nous devons ces renseignements ainsi que beaucoup d'autres sur cet article à la bonne obligeance de M. Olivier, courtier à Bordeaux. Les prix indiqués sont ceux de septembre 1887.

Trinidad.........................	98 à	102 fr.
Para.............................	102 —	»
Guayaquil Cerriba .*...........	100 —	»
— Balao................	95 —	»
— Machala...............	90 —	»
Antilles-Guadeloupe............	86 —	87
— Martinique..............	84 —	86
— Cayenne...............	85 —	»
Bahia...........................	75 —	85
Haïti...........................	67 —	72

La consommation du cacao tend à augmenter dans de sensibles proportions, aussi ce commerce est-il florissant. La consommation actuelle de l'Europe est de 30 à 35.000.000 kg. En France, on consomme annuellement 0 k. 315 gr. environ par tête d'habitant ; en Espagne, 0 k. 403. Quoique la pharmacie et la confiserie emploient toutes deux ce produit, c'est surtout mélangée au sucre sous forme de chocolat que la plus forte proportion de cacao est débitée.

Le Havre, Bordeaux, Nantes, Londres et Hambourg sont les principaux marchés Européens. Sauf les St-Domingue et les Bahia, Anvers s'approvisionne au Havre ou en Espagne. Ainsi, en 1886, sur les 13.983 balles que recevait Anvers, 5.379 venaient de France.

Dans nos colonies, la culture du cacao tend également à prendre de l'extension, car elle devient plus rémunératrice que celle de la canne à sucre dont le rapport baisse d'année en année.

Voici d'après M. de Lanessan (*Plantes utiles des*

colonies françaises) quel était en 1883, l'état des plantations des cacaoyers.

Martinique. 660 Ha.donn. 588.390 kg.val.br.1.000.000 f.
Guadeloupe. 994　—　189.058　—　176.605
Guyane..... 214　—　17.000　—　18.330
Réunion.... 21　—　2.000　—　1.860
Ste-Marie-de-
Madagascar. 36　—　50　—　125

ALTÉRATIONS ET FALSIFICATIONS

Le cacao est sujet à de nombreuses altérations et falsifications; aussi, comme nous le verrons plus tard également pour le café, l'estimation de la qualité des cacaos exige-t-elle une longue expérience.

Les amandes trop tôt employées ont une saveur âcre désagréable; celles qui ont été cueillies avant maturité parfaite n'ont aucun parfum et présentent une surface ridée. Pendant le transport, ou en magasin, les graines peuvent avoir été piquées par les insectes, mouillées par l'eau de mer, ou avariées par l'humidité; elles présentent alors des taches irrégulières, et acquièrent, par un commencement de fermentation, un goût désagréable. Quelques fois aussi, dans la cale des navires, les balles de cacao peuvent se trouver au contact de substances fortement odorantes, telles que le musc, le cubèbe, les baumes, le poivre, etc.; l'amande en contracte l'odeur qu'il est impossible de faire disparaître.

Souvent, les cacaos inférieurs sont *teints* pour avoir meilleur aspect et mélangés au caraque ou autres qualités de premier choix. Cette fraude se pratique dès les pays d'origine, et se continue en Europe. On se sert principalement dans ce but, d'ocre rouge ou jaune, d'argile, et d'un mélange plus savant d'alumine et de fer, ou d'alumine et d'oxyde de fer porphyrisé.

Mais la fraude se fait encore sur une plus grande échelle, dans la préparation des chocolats de qualités inférieures.

CHOCOLAT.

ANGLAIS : *Chocolate*. ALLEMAND : *Die Chocolade*. ESPAGNOL : *El chocolate*

Le chocolat est un aliment complet formé d'un mélange de cacao et de sucre. Le Codex indique pour la préparation du chocolat, la formule suivante :

Cacao Caraque	3000
» Maragnan	3000
Sucre en poudre	5000
Cannelle	30

Mais la composition du chocolat varie suivant l'usage auquel il est destiné ; il y a des chocolats amers, sucrés, à la vanille, des chocolats médicinaux, ferrugineux, au miel, au houblon, au quinquina, au musc, etc.

Un chocolat d'alimentation courante, doit donner
à l'analyse, en moyenne :

Matière grasse, fondant à 30-33°......   20 %
Cendres .... 2 à 3 %
Fécule............................... 3 à 4 %
Théobromine ....   1 %

Préparation. — Les amandes légèrement torréfiées sont débarrassées de leur coque par passage
dans des cylindres armés de pointes. La torréfaction doit être attentivement surveillée. Si elle est
trop forte, le chocolat devient amer, c'est généralement le cas pour les produits italiens ; si au contraire elle n'est pas complète, le chocolat est gras,
comme en Espagne. Les amandes sont ensuite
broyées au mortier chaud et réduites en pâte. Celle-
ci est portée au mélangeur. C'est un moulin à surface horizontale, sur laquelle se déplacent deux
fortes meules. Le cacao et le sucre sont disposés
sur la plate-forme chauffée à la vapeur. Les roues
écrasent et mélangent les matières que des cou-
teaux rejettent sans cesse sur leur passage. Quand
le mélange est bien opéré, on ajoute, soit la cannelle,
soit la vanille que l'on incorpore à la masse. Le mélange, pâteux et chaud, introduit dans les moules se
prend en masse par refroidissement.

La tablette de chocolat doit être brune, lisse, mon-
trer une cassure nette, unie, jaunâtre. Elle doit
fondre dans la bouche en dégageant un arome franc,
sans arrière-goût et ne pas donner au palais ou à

la langue une sensation de grumeaux résistants. Conservé dans un endroit humide, le chocolat se couvre de moisissures qui forment des plaques blanc-verdâtre, et présente à l'intérieur des points blancs. Ainsi altéré, il doit être rejeté de la consommation.

Comme nous le disions plus haut, les falsifications du chocolat sont nombreuses. On mélange au cacao des fèves avariées, des débris de coques, des cacaos épuisés et dans lesquels on a remplacé le beurre de cacao par des graisses ou des huiles de diverse nature. On y ajoute de la fécule, de la farine de riz légèrement grillée, de la dextrine, des matières aromatiques artificielles. Le sucre en poudre étant lui-même falsifié, on peut encore retrouver dans le chocolat, tous les produits qu'on lui ajoute. Enfin, certains fabricants peu scrupuleux y ont même adjoint de l'argile colorée avec de l'oxyde de fer, de la craie et même pour le rendre plus lourd du *minium* (oxyde de plomb) !

L'importance toujours croissante du cacao et du chocolat, s'explique très bien par les propriétés de ces substances qui présentent à la fois les avantages de l'aliment proprement dit et ceux de l'excitant cérébral.

« Par l'association de l'albumine, de la graisse, du sucre et par la présence des phosphates, le chocolat paraît de prime abord renfermer sous un faible volume, une forte proportion de matières alimentaires. Mais si nous l'envisageons de plus près, nous voyons que le cacao est avant tout, excitant du système nerveux, de la digestion, de la mémoire et de l'imagination » (Dr E. Monin)[1].

C'est au xvie siècle que le chocolat fit son apparition. Depuis, il a toujours été considéré comme un aliment patricien et resta pendant longtemps l'apanage des classes riches. Mais aujourd'hui, sans que sa vogue ait en rien diminué, il est également consommé par toutes les classes de la société et il apporte aux travailleurs et aux enfants, un aliment sain et fortifiant.

USAGES COMMERCIAUX

Loi du 13 juin 1866. *Cacaos en fûts*. — Poids net, avec une tolérance de 2 %, pour poussières.

Cacaos en sacs. — Tare 1 1/2 %.

Coques de cacao. — Poids brut.

Usages particuliers — Le Havre. — Terme de 4 mois. — En fûts, tare nette. — En balles, simple emballage 2 %. — On pèse aux 50 kilogrammes par deux sacs. — Bonification pour la pousse au delà de 2 %.

Ventes publiques. — Marchandise vendue telle quelle, aux 50 kilogrammes en entrepôt, tare 2 %. — Terme 3 mois; payable comptant, sous escompte de 1/2 % par mois — 1 °°/₀₀ comme droit du bureau de bienfaisance.

---

(1) Hygiène de l'estomac, guide pratique de l'alimentation. O. Doin, éditeur, Paris.

BORDEAUX. — Se vendent à 50 kilogrammes à l'entrepôt.

Tare réelle proportionnelle pour les fûts :
Cacaos en sacs de 60 kg.   tare 1 kg.
      »   60 kg. 500 à 75 kg.   » 1 kg. 500
      »   75 kg. 500 et plus   » 2 kg.
Ou tare réelle, au choix de l'acheteur.

Courtage 1/2 %, payable par l'acheteur.

Paiement à 90 jours, escompte 3 %. — Les jours à courir escomptables à 5 % l'an.

Délai de livraison : 10 jours.

Le premier mois courant de magasinage à charge du vendeur. La marchandise est généralement vidée sur toile à l'entrée en entrepôt.

MARSEILLE. Se vendent aux 50 kilogrammes en entrepôt.

Tare 1 %, pour emballage en toile fine ; — 1 1/2 % pour emballage en grosse toile ; — nette pour barriques et quarts.

Bonification pour montre 1/7 %.

Courtage 1/3 % payé par le vendeur, 1/3 par l'acheteur.

Escompte 2 %. Paiement au comptant.

Délai de livraison : 8 jours.

Vente publique. — Sans escompte au comptant, livrable dans les 3 jours. Courtage 1/2 % payé par l'acheteur en sus du prix d'adjudication.

NANTES. — Vente à 4 mois, escomptable 6 % l'an et 15 jours de délai de livraison, non escomptables. Courtage, 1/4 % payé par l'acheteur, 1/4 par le vendeur.

Tare réelle ou au choix de l'acheteur, 2 % en toile et 3 % en gonis. — Trait 1 %.

Frais de livraison, 2 francs par 1000 kilogrammes, payables moitié par chaque partie.

Le pesage se fait aux 250 kilogrammes pour les cacaos en sacs, par colis pour les autres.

ANVERS. — Cacaos en balles :   tare   2 %
            »   surons :   »   10 %
            »   barriques :   »   nette.

Valeur à 30 jours, 2 % d'escompte.

CONDIMENTS ET EXCITANTS

LE CAFÉ

Anglais : *The Coffee*. Allemand : *der Kaffee*. Espagnol : *el Café*.

Le café nous est fourni par le fruit du caféier, plante originaire des plateaux d'Ethiopie. On en rencontre cependant des variétés à l'état sauvage au Gabon et au Brésil.

D'après la tradition, c'est vers 1285 que le caféier fut transporté en Arabie, dans l'Yémen, où il donna naissance au fameux plant de Moka.

L'usage du café se répandit très rapidement en Asie mineure et en Turquie, malgré les édits des sultans. Ce furent les Hollandais qui, les premiers, se livrèrent dans leurs possessions des Indes Orientales à la culture du caféier. En 1690, Van Horn introduisit le caféier à Batavia où il réussit parfaitement. En

1710, le Jardin Botanique d'Amsterdam en reçut quelques pieds. En 1712, le roi Louis XIV recevait en cadeau un plant de caféier qui fut déposé au Jardin du Roi, depuis Jardin des Plantes. Quelques années plus tard, en 1720, un officier de marine, Desclieux, transportait aux Antilles trois pieds de la précieuse

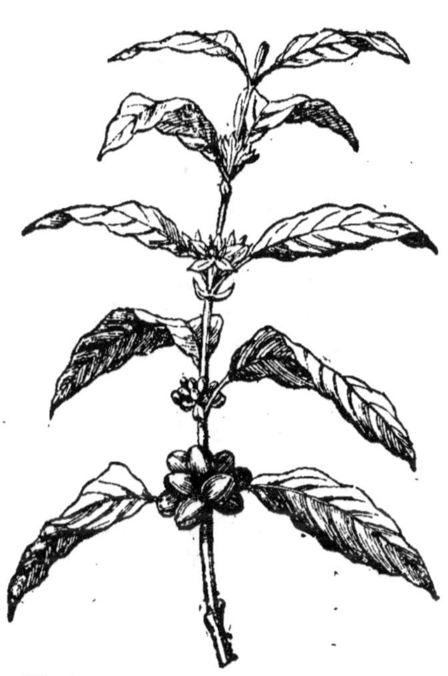

Fig. 18. — Rameau du Caféier d'Arabie.

plante; deux périrent en route et Desclieux, raconte-t-on, ne parvint à conserver le troisième qu'en partageant avec lui sa ration d'eau. C'est de ce plant unique que sont sortis tous les caféiers des Antilles.

De Turquie, l'usage du café se répandit à Venise d'abord vers 1517, puis en Europe vers 1652. En 1672, un Arménien ouvrit à la fameuse foire de Saint-Germain le premier débit public de café.

La nouvelle boisson rencontra à l'origine une vive opposition, bien que les hautes classes de la société se fussent prises pour elle d'un véritable engouement.

3**

« Racine et le café passeront », disait M^mo de Sévi-gné, et, ce jour là, la spirituelle marquise émettait un de ces nombreux jugements que l'histoire ne ratifie pas. Cependant, le café resta longtemps une boisson de luxe. Aujourd'hui, c'est un besoin de la vie.

En 1832 la production totale était de.	95.000.000 kg.			
— 1855	—	—	—	300.000.000
— 1880	—	—	—	600.000.000

De 1855 à 1880, c'est-à-dire en 25 ans, la production générale a augmenté de 50 % et la consommation de 60 %.

Il suffit du reste d'examiner la moyenne de consommation du café en Europe par tête d'habitant pour se rendre un compte exact de son importance commerciale.

C'est ainsi que, en moyenne, chaque individu consomme annuellement :

En Hollande	11 kg.	000	de café	(1888
— Belgique	5	550	—	(1888)
— États-Unis	3	600	—	
— Norvège	3	720	—	
— Suisse	4	100	—	(1888)
— Suède	2	790	—	
— Danemark	2	720	—	
— Allemagne	2	800	—	(1888)
— France	1	730	—	(1888)
— Autriche	1	000	—	
— Grèce	0	600	—	

— Portugal .... 0 kg. 590 de café
— Italie................ 0   490   —
— Angleterre 0   410   —
— Espagne............. 0   190   —
— Roumanie........... 0   190   —
— Russie.............. 0   190   —

COMPOSITION CHIMIQUE ET ACTION DU CAFÉ. — Dans l'état normal, le café présente la composition suivante, variable du reste dans d'assez larges limites.

COMPOSITION	Café vert	Café brûlé
Eau...........................	10.13	1.81
Substances azotées...........	11.84	12.20
Caféine libre.................	0.93	0.97
Matières grasses.............	12.21	12.03
Gommes et matières sucrées..	11.84	1.01
Matières extractives..........	9.54	22.60
Cellulose	38.18	44.57
Matières minérales...........	5.33	4.81

Le principe essentiel du café, qui communique à l'infusion ses propriétés spéciales, est la caféine, substance azotée, renfermant 30 % d'azote environ et que l'on rencontre non seulement dans la graine, mais aussi dans les feuilles. La caféine fut isolée en 1820 par Runge. La proportion en est très variable suivant les sortes et les provenances ainsi que l'indique du reste le tableau ci-dessous :

Proportion de caféine contenue dans quelques cafés.

Cafés amarello du Brésil.......	1.82 %
— Martinique.............	1.79
— d'Alexandrie...........	1.26
— Java...................	1.26
— Moka..................	1.06
— Cayenne...............	1.00
— Saint-Domingue........	0.89

Bien que par sa composition azotée, la caféine soit un véritable aliment, ce n'est cependant pas en ce sens qu'elle agit sur l'organisme. Car, ainsi que le dit Payen (*Précis de chimie industrielle*, tome II), « si l'on tient compte de la faible quantité et de la composition des principes dissous dans les infusions ordinaires, il semble que cette faculté nutritive doive être assez faible, et l'on ne peut comprendre l'influence très remarquable du café sur la nutrition des ouvriers habitués à un travail pénible, à moins d'admettre, avec M. de Gasparin, que le café agit plus particulièrement en s'opposant à la mutation des tissus. Ce serait donc, moins en fournissant

lui-même les substances assimilables, qu'en préve-
nant certaines déperditions, *en empêchant de se
dénourrir*, qu'il exercerait une puissante action
sur le maintien de la force et de la santé des
hommes. »

La caféine n'est pas du reste le seul alcaloïde
naturel dont l'action soit à la fois un stimulant
pour le système nerveux et un conservateur
d'énergie vitale. D'autres alcaloïdes tels que la
théine du thé, la *théobromine* du cacao, la *guaranine*
du guaraná, la *cocaïne* du coca, l'alcaloïde du maté
ont sur l'organisme la même action, à des degrés
divers.

Pour acquérir toutes ses qualités économiques, le
café doit subir une *torréfaction* ménagée qui le
rend plus friable, plus attaquable par l'eau et provoque le développement de certains principes aromatiques.

Sous l'influence de la chaleur, le ligneux se
décompose, la dextrine et la glucose donnent un
corps brun, amer, soluble dans l'eau ; un principe
aromatique, huileux et volatif, la *caféone*, se
produit, et la caféine elle-même se détruit partiellement.

Il ne faut pas cependant que cette torréfaction
soit poussée trop loin. Le centre du grain doit avoir
subi l'action du feu sans que l'extérieur soit carbo-
nisé. La section doit avoir une belle couleur brune
homogène et la fève présenter une teinte brillante,
unie, marron pour les cafés verts, bronze clair pour
les variétés jaunes, et jaune rougeâtre pour le Moka
et le Java. L'habitude apprend rapidement à saisir

le point précis où doit s'arrêter la torréfaction. On perçoit alors une odeur toute spéciale, agréable, et le café répand une légère fumée bleuâtre à peine visible.

Au grillage, le café augmente de 1,50 à 1,75 de son volume, mais il perd de 13 à 19 °/₀ de son poids. Si la perte dépasse 20 °/₀, le café est trop brûlé, et le principe huileux produit en trop grande abondance, communique au grain un goût âcre et empyreumatique; de plus, la fève tache le papier. Les cafés verts perdent environ 19 °/₀, les jaunes de 16 à 18; le Moka et le Java ne doivent pas abandonner, s'ils sont bien secs, plus de 14 à 16 °/₀ de leur poids.

La torréfaction seule permet de juger de la saveur et de la valeur d'un café. Mais il faut qu'il soit employé de suite, ou tout au moins dans les deux jours, et qu'il soit maintenu dans un vase bien fermé, car au contact de l'air, le principe huileux s'altère et donne un goût désagréable. Il faut aussi le réduire en poudre, soit en le pilant, soit en le moulant au moment même de s'en servir, et préparer l'infusion dans un vase de verre ou de porcelaine, avec de l'eau chaude, mais non bouillante, plutôt qu'avec de la vapeur. L'infusion ainsi obtenue est brun noirâtre, agréable à l'odorat et d'une saveur légèrement amère quand elle est prise sans sucre. Elle agit puissamment sur le système nerveux comme stimulant et réconfortant.

La caféine pure est quelquefois employée en médecine, dans le même but, soit en potions, soit en injections sous-cutanées.

CARACTÈRES DES CAFÉS (¹).

Le café est fourni par plusieurs arbres de la même espèce, appartenant à la famille des Rubiacées, dont les principales variétés sont :

1° Le *Coffea arabica*, qui comprend :
Le caféier moka ou franc d'Arabie

Le	»	myrte	de la Réunion
Le	»	aden	d'Arabie
Le	»	bâtard	d'Arabie et de l'Inde

2° *Coffea Mauritiana*, ou café marron de la Réunion.

3° *Coffea Laurina*, ou café Leroy, de la Réunion.

4° *Coffea Monrovia*, du Gabon, où il vit à l'état sauvage.

5° *Coffea Amarello*, découvert vers 1871, dans les forêts de Botucatù, province de Sao-Paulo, au Brésil, où il croît spontanément. Ce café très riche en caféine, et qui se développe rapidement, est remarquable par la grosseur et la couleur de ses fruits qui sont jaunes au lieu d'être rouges comme ceux du *coffea vermehlo* qui est le caféier ordinaire du Brésil.

Le caféier est un arbrisseau de 5 à 8 mètres de hauteur, toujours vert et fleurissant tous les six mois. Aussi trouve-t-on sur le même pied des fleurs, des fruits en voie de développement et d'autres mûrs. La récolte est presque continuelle.

---

(1) Renseignements dus en partie à M. Gamain-Griffon, négociant à Reims.

Le fruit du caféier est une baie présentant l'apparence et la grosseur d'une cerise, d'un rouge noirâtre quand elle est mûre. La chair est dure et peu épaisse. Chaque baie contient deux noyaux renfermés dans une enveloppe parchemineuse nommée *parche* ou *parchemin*, qu'il faut enlever pour donner au café son apparence commerciale. Sous cette coque, se trouve encore un mince tégument qui est l'enveloppe propre de la graine (*épisperme*). La graine ou fève est cornée, dure, difficile à

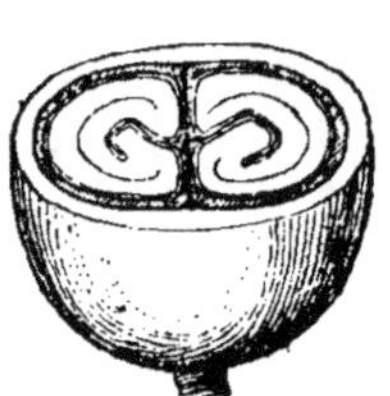

Fig. 19. — Fruit du Caféier. Coupe transversale très grossie.

briser et variant comme couleur, du jaune au vert, parfois même au gris ardoise.

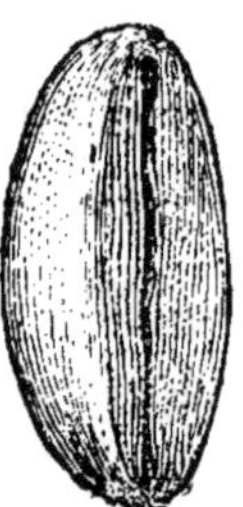

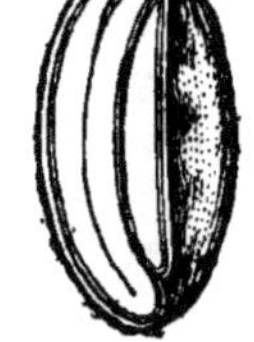

Fig. 20. — Face ventrale. Fig. 21. — Coupe longitudinale.
Grain de Café (très grossi.)

Le grain de café, présente d'un côté une face bombée et de l'autre une surface plane, portant un sillon médian, tantôt droit, tantôt sinueux, qui, souvent, est un bon caractère d'origine.

C'est par cette face plane que les deux noyaux sont accolés. L'un deux peut avorter, et l'autre libre dans son développement, prend une forme arrondie, que l'on remarque souvent chez le moka, mais que l'on trouve aussi dans toutes les autres variétés où ces fèves portent les noms de *café rond, perlé, caracoli*.

La forme du café est très variable. La face plane passe du cercle presque parfait à l'ovale pointu. On peut, en tout cas, rapporter les différentes formes à 4 types :

1° *Forme ronde*, type *Moka*; fève petite et arrondie.
2° » *ovale courte*, type *Brésil (Rio)*; fève de grosseur moyenne.
3° » *ovale allongée*, type *Martinique*; base large et aplatie, fève assez grosse.
4° » *pointue*, type *Bourbon pointu*; grain moyen, effilé aux extrémités.

La forme du grain n'est cependant pas un indice rigoureux de l'origine, car un même pied peut fournir à la fois les différents types, si on ne l'a pas étêté. Ces variations sont dues à la différence de nutrition de la graine. Les plus éloignées du tronc sont rondes tandis que les plus rapprochées sont ovales.

Le caféier se cultive en quinconces sur le penchant des collines un peu ombragées, où les eaux pluviales ne sont pas trop abondantes.

Il exige un climat dont la température se maintienne entre 10° et 30° centigrades et donne un produit de meilleure qualité dans un sol un peu sec que dans un terrain bas et humide. Ce n'est guère

que vers la quatrième année que le caféier entre en
rapport, au Brésil.

A l'âge de 8 ou 9 ans, il est en pleine période de
production. Suivant la province, le temps de rapport
varie de durée. Il est de :

15 à 25 ans dans les provinces de Rio et Espirito
Santo.

20 à 30 »   »   »   Minas Geraës
25 à 40 »   »   »   Sao-Paulo.

Pour faciliter la récolte, on étête le caféier à
2 mètres de hauteur environ, de façon à faire pousser
les branches latérales. La plantation moyenne est au
Brésil de 918 pieds à l'hectare (¹).

Suivant les contrées, la récolte du café se fait de
diverses manières.

En Arabie et aux Antilles, où l'on fait deux et
même trois récoltes par an, on laisse sécher le fruit
sur l'arbre, puis on secoue celui-ci. Les cerises se
détachent, tombent sur des nattes, et l'on sépare la
fève par un battage au fléau, ou par un concassage
rapide, dans un mortier de bois. Le café ainsi obtenu
est d'un jaune franc.

A Java et aux Indes orientales, on étend les fruits
bien mûrs sur le sol, en les remuant fréquemment
pendant trois ou quatre semaines. Un commencement
de fermentation se produit et la fève se sépare par
une légère triturition. Mais, la fermentation putride
qu'amène cette façon d'agir, communique souvent

---

(1). D'après la brochure. *Le Brésil à l'Exposition d'Amsterdam*, 1883. Lisbonne, typographie, Castro Irmao.

au café un goût désagréable. Les grains obtenus sont toujours jaunâtres.

Au Brésil, la cueillette dure d'avril à novembre, les baies détachées à la main, sont passées entre deux cylindres, nommés *grageurs*, qui broient le fruit. On fait macérer quelques heures dans l'eau et, par agitation et trituration, la pulpe se détache. Le grain est séché au soleil. Il est toujours vert. On vanne ensuite, pour séparer les poussières et les impuretés. Cette méthode est la meilleure de toutes et le café ainsi préparé, porte le nom de *café gragé* ou de *café lavé*. C'est le plus estimé. Quelques fois aussi, les cerises sont mises dans l'eau avant de les écraser. On obtient alors des cafés *trempés*, moins délicats.

Dans le commerce courant, le café peut se présenter à trois états :

1º *Café en cerise*, introuvable en France. C'est le fruit sec du caféier.

2º *Café en parche*, ou parchemin, c'est-à-dire recouvert de la membrane. Il est rare, même dans les ports d'arrivée.

3º *Café décortiqué*, le plus répandu qui peut lui-même être *pelliculé* ou *nu*, suivant que l'on a laissé ou non l'épisperme.

L'appréciation commerciale des cafés est variable suivant les pays de consommation, mais elle se base toujours sur les caractères suivants :

Forme, coloration, odeur, saveur, âge, présence ou absence de corps étrangers.

La *provenance* d'un café n'est pas une donnée suffisante, car dans la plupart des cas, elle est fort problématique, surtout pour le négociant de l'intérieur qui ne peut acheter directement au producteur, ni même le plus souvent, à l'importateur.

La *forme*, elle-même, n'est pas un indice absolu, car, certains Brésil, ont la forme et l'aspect des Java. En tous cas, une longue habitude permet seule, de reconnaître à première vue un café de telle ou telle provenance.

La *grosseur*, chez les Java, Martinique et Brésil (Rio), est à peu près régulière ; mais il n'en est pas de même dans les cafés des Antilles, les Haïti, les Mokas et les espèces africaines. On peut cependant remarquer que les meilleures espèces ont une fève de petite dimension.

La *couleur*, toujours claire dans les bonnes sortes, varie cependant suivant la nature du sol, le climat, le degré de sécheresse ou d'humidité de l'année, les conditions de la récolte, le magasinage à bord des navires ou à terre, l'âge, etc. Les cafés d'Afrique et d'Asie sont jaunâtres ; ceux d'Amérique, verdâtres, et passent parfois à la teinte ardoise.

L'*odeur*, la *saveur*, donnent des indications plus certaines. Chaque sorte présentant un « goût de terroir » particulier. Mais ce caractère délicat à déceler, est encore soumis aux fluctuations du goût chez le consommateur, les uns préférant un arome fin et délicat, comme celui des Mokas, Bourbon et Martinique ; les autres une saveur amère comme celle du Sumatra, ou même un goût fortement accentué comme celui de certains Rio ou Santos, qui sembleraient désagréables à d'autres palais. C'est pourquoi le vendeur a toujours soin, dans son café courant, de mélanger les sortes afin de donner au produit qu'il débite plus d'arome et plus de corps.

En tout cas, la saveur ne peut se juger qu'après torréfaction et infusion.

Le café, comme le vin, n'acquiert toutes ses qualités qu'après un certain laps de temps. Un café jeune est beaucoup moins parfumé et moins délicat qu'un autre de plusieurs années. En se desséchant lentement, celui-ci a perdu une grande partie de son eau, et son arome s'est en quelque sorte fondu.

Il faut donc que le café ait atteint un certain degré de *siccité*. Les essais du général Morin (*Annales du Conservatoire des Arts-et-Métiers*), sont formels sur ce point, et la qualité sera encore préférable si le café s'est desséché lentement dans sa coque (en parche). Malheureusement, si l'intérêt du consommateur est d'avoir un café bien sec, vieux au moins de 5 à 6 ans, celui du négociant est d'écouler le café le plus rapidement possible. Par le temps, en effet, la fève perdant son eau, diminue de poids. En moyenne, un café vert de 1 à 2 ans, pèse au litre, sans tassement, 680 grammes, tandis qu'un café bien sec, jaune-pâle, pèse 500 grammes.

Ce poids des cafés présente un grand intérêt commercial, surtout au point de vue de la répression des fraudes, et il est regrettable que les essais ne portent point sur un nombre suffisant de récoltes pour être tout à fait concluants.

Dans sa note sur les diverses variétés de cafés, le général Morin donne quelques chiffres sur la densité gravimétrique, c'est-à-dire le poids des cafés au décimètre cube, sans tassement.

Voici ce tableau :

Densité gravimétrique au décimètre cube.

PROVENANCES	DATE de la RÉCOLTE	TEMPS de dessiccation Années	ÉTAT DES GRAINS	Densité des grains au litre	Nombre de grains au décilitre
Moka (Amiral de Rigny)	1828	47	grains réguliers, fins.	500	510
» d'Aden	1874	1	très mêlés...........	606	551
» Zanzibar.......	1874	1	» »	600	476
Java	—	—	réguliers, gros......	455	338
Réunion...........	1869	6	fins, pointus aux extrémités........	630	488
Brésil Rio.........	1867	8	réguliers, gros......	460	300
» »	1871	4	»	514	292
» »	1872	3	»	586	354
» ¶Espirito Santo.	1875	1	» artif. desséchés..	567	318
Vénézuéla	1865	10	ovoïdes moyens.....	651	400
San Salvador.......	1873	2	» »	662	—
Cochinchine........	très sec	—	petits.............	614	544
Rio Nunez..........	très sec	—	»	580	618
Nossi-Bé	très sec	—	moyens............	581	432
» sauvage....	très sec	—	ovoïdes très petits..	410	752
Gabon.............	très sec	—	gros, irréguliers....	490	336
Nouvelle Calédonie..	très sec	—	moyens............	570	442
Ceylan	moyen sec	—	fins	580	452

La question a été reprise depuis et M. L. Padé exécutait en 1887, au Laboratoire municipal de Paris, une série de recherches sur la densité des cafés types. Nous donnons plus loin à titre de renseignements les résultats de ces travaux, publiés dans le *Bulletin de la Société chimique de Paris* (avril 1887). Malheureusement, cette méthode est trop rigoureuse. Faite au point de vue scientifique, elle n'est appréciable que dans un laboratoire bien outillé, et par des hommes

habitués aux recherches délicates et aux mesures précises. Elles est impraticable dans le commerce courant.
Ces mesures de *densités absolues* se font au moyen du
voluménomètre. Nous renvoyons le lecteur, soit au
mémoire original, soit aux traités de physique pour
l'étude et le développement de cette question qui sort
absolument du cadre que nous nous sommes imposé.

Tableau des densités absolues de quelques cafés types

Densité de l'eau : 1000

PAYS DE PRODUCTION	NOMS COMMERCIAUX	Cafés verts	Cafés grillés
Antilles.............	Gonaïve non trié.........	1316	570
	Gonaïve trié............	1280	551
	Jacmel non trié.........	1229	522
	Jacmel trié.............	1198	537
	Cayes	1229	520
	Cap, vieux.............	1272	509
	Guadeloupe habitant......	1316	598
	» bonifieur.....	1324	609
	Porto-Rico........... ...	1324	593
Vénézuéla	Porto-Cabello, gragé.....	1307	626
Brésil	Santos vert, fin.........	1316	635
	Santos jaune, fin........	1149	512
	Santos jaune, bonne sorte.	1213	572
	Santos triage............	1186	568
Arabie..............	Moka trié..............	1263	602
Indes anglaises........	Wynard nouveau........	1236	504
	Wynard vieux	1156	550
	Mysore jaune vieux......	1091	500
	Quillon.................	1368	532
Indes hollandaises.....	Java, préanger..........	1041	574
	Java jaune, bonne sorte..	1115	523
	Java Demerary, gris......	1316	558
	Java Ménado............	1065	572
Philippines...........	Manille vert............	1263	549

En général, on peut dire qu'un café sain et de bonne qualité doit être sonore, donner, quand on le secoue, un bruit sec de cailloux, et présenter des grains lisses, moyens, difficiles à casser sous la dent. Quand il est spongieux, mou et peu sonore, c'est qu'il est trop jeune et chargé d'eau.

Le dernier caractère, et qui, très souvent, est une cause de réfaction ou d'arbitrage, est la présence de corps étrangers : fèves cassées, débris de coques, poussières, bûchettes de bois provenant des branches du caféier, pierres parfois volumineuses, et souvent de fèves puantes, dont quelques-unes dans une balle suffisent pour rendre le café invendable et lui faire contracter une odeur désagréable et pénétrante.

Les Rio, Santos, Martinique, Bourbon, présentent peu de corps étrangers, sauf des feuilles et des pierres, rouge-brique pour les Santos, blanches et cristallines chez les Rio, grisâtres dans les Martinique, tandis que les Haïti en renferment une grande quantité, d'une couleur gris verdâtre indécise, et souvent friables. Les fèves puantes se trouvent surtout dans les sortes mal soignées au départ, tels que certains Singapore, Célèbes et Haïti.

ESPÈCES COMMERCIALES

Le café se cultivant dans toute la zone tropicale doit évidemment donner un nombre considérable de variétés commerciales. En voici la nomenclature à peu près complète. Mais nous n'étudierons que les sortes principales.

Les cafés peuvent se subdiviser en quatre grandes catégories :

1° Cafés d'Asie.
2° Cafés d'Océanie.
3° Cafés d'Afrique.
4° Cafés d'Amérique.

CAFÉS D'ASIE

Arabie. — *Moka.* (Moka de Moka, Moka d'Aden, Hodeidah, Kusma, Dejebi, auquel on rattache les Moka de Zanzibar et de Berbera qui appartiennent aux cafés d'Afrique.

Inde. — *Bombay* (Moka de Bombay), *Mangalore, Mysore, Malabar, Wynard, Tellitcherry, Nilgherries, Salem ou Tchalem, Quillon, Ceylan* (café natif, café plantations, Colombo, Pointe de Galles).

Inde Transgangétique. — *Cochinchine, Singapore.*

CAFÉS DE L'ARCHIPEL INDIEN
ET D'OCÉANIE.

Java. — *Java Préanger, Demerary, Menado, Tagal, Malang, Solo, Tjilatjap, Samarang, Cheribon, Tenger, Kadœ, Pecalongan, Pasœrœan.*

Palembang.

Padang.

Célèbes. — *Paré-Paré, Bœnge, Macassar.*

Sumatra. — *Penang.*

Luçon. — *Manille, Zamboang.*
Timor.
Tahiti.
Nouvelle-Calédonie.

CAFÉS D'AFRIQUE

Afrique Occidentale. — *Madère, Cap Vert, Séné-
gambie* (Cazengo ou Moka d'Afrique et Rio Nûnes),
Gabon, (Gabon, Benguela, Monrovia), *San Thomé,*
(principe), *Angola* (Encoge, Cazengo).

Afrique Centrale. — *Réunion* (Bourbon pointu,
Bourbon rond, Bourbon variétés, Moka myrte, Leroy,
Saint-Leu, Mauritiana). *Mayotte, Nossi-Bé, Mozambi-
que* (Inhambane), *Madagascar* (Tamatave), *Zanzibar*
(Moka Zanzibar), *Berbera et Moka d'Egypte.*

CAFÉS D'AMÉRIQUE

Brésil. — *Rio de Janeiro* (Rio, Rio lavado, Capitania), *Santos* (Santos, Santos lavado, Santos triage),
Minas Géraës, Bahia (Bahia, Bahia caravellas, Moritobas, Valença, Mangogipe), *Ceara, Andarahy, Per-
nambucco, Amazone.*

Antilles. — *Haïti ou Saint-Domingue,* (Saint-Marc,
Leogane, Môle, Gonaïves, Miragoane, Goâve, Santo
Domingo, Port de Paix, Porto Plata, Cap Haïtien,
Port au Prince, Jacmel, Jeremie, Acquin, Cayes),
Jamaïque (Jamaïque plantations, Jamaïque ordinaire),

Porto-Rico, *Martinique, Guadeloupe* (G. habitant, G. bonifieur), *Cuba* (Santiago de Cuba), *Havane.*

Amérique centrale. — *Guatemala* (G. ordinaire, G. gragé), *Nicaragua, Savanilla. Costa-Rica* (Costa Rica ordinaire, Costa Rica gragé), *Honduras, San-Salvador, Mexique* (Orizaba).

Vénézuéla. — *Porto-Cabello* (gragé), *La Guayra, Maracaïbo, Carupano, Caracas, Valencia.*

Pérou. — *Carabaya, Huanaco.*

Bolivie. — *Yungas.*

Guyane française. — *Cayenne* (Côte de Remire, Montagne d'Argent, Kaw, Oyac).

Voyons maintenant, d'une façon succincte, les caractères des principaux cafés, car un grand nombre de ceux ci-dessus désignés ne viennent pas en Europe ou, du moins, sont vendus sous d'autres noms.

CAFÉS DES COLONIES FRANÇAISES

La culture du café dans les colonies francaises est loin d'être brillante, quoique les sortes produites soient d'excellente qualité. Quelles qu'en soient les causes, [que nous n'avons pas à approfondir ici, il faut constater avec regret que, tandis que partout ailleurs cette culture prospère et s'étend, elle est chez nous en pleine décadence et diminue d'année en année.

Café Bourbon ou de la Réunion. — Le café y fut introduit en 1718 par M. de la Boissière ; les plants étaient de Moka. En 1817, l'exportation était de 3,531,000 kg. et en 1883 de 578,500 kg. L'étendue des plantations à la même époque était de 5,682 hectares.

On y trouve en autres qualités le *Bourbon pointu* et le *Bourbon rond*.

Le *Bourbon rond*, le plus répandu, est ovale, la fève est lisse, verte avec quelques granulations blanches, le sillon est droit, ouvert. Le grain est le plus souvent nu. Très fin et délicat, il est rarement consommé pur.

Le *Bourbon pointu* est ovale, très allongé, roux clair, presque toujours pelliculé, un peu plus amer que le précédent, à odeur de thé.

Le port d'importation principal est Nantes. Les balles, toile ou jonc, sont de 25, 30 et 50 kg.

CAFÉ DE LA GUADELOUPE. — Importé de la Martinique vers 1724. En 1750, l'exportation était de 4,000,000 de kg. et en 1883, la production était de 704,950 kg. récoltés sur 5,251 hectares.

On admet 2 variétés :

1º Le *Café Habitant*, ovale allongé, moyen, à base ondulée, légèrement strié, de coloration vert plombé. La pellicule est grise.

2º Le *Café Bonifieur*, très rare, vert tendre et lustré.

Amer quand il est jeune, le café Guadeloupe doit vieillir et sécher pour acquérir ses qualités propres. L'exposition à l'air lui fait perdre sa coloration caractéristique, aussi est-il emballé dès la récolte dans des barils de bois. Le Guadeloupe Bonifieur est vendu comme Martinique, et les qualités inférieures seules se livrent sous le nom de Guadeloupe.

Il arrive souvent au Havre ou à Bordeaux par sacs de 60 kilog. ou barriques de 90 kilog.

Café de la Martinique. Importé en 1720 par Des clieux. En 1789, la production était de 5.000.000 de kg. et en 1883 de 60.568 kg. fournis par les 260 Ha. de caféiers. Très renommé pour son arome délicat quand il a vieilli pendant 4 ou 5 ans, il est, par suite de sa faible production, presque nul au point de vue commercial. Mais c'est un type et un nom sous lequel se vendent tous les cafés des Antilles de bonne qualité, surtout les Porto-Rico.

D'une coloration verte assez vive quand il est jeune, il passe avec le temps au vert grisâtre. Sa pellicule, gris argenté se détache par la torréfaction. Le sillon est largement ouvert. L'odeur est franche, la saveur délicieuse. On en distingue trois variétés : le *fin vert*, le *gris* et le *gris pelliculé*.

Parmi les plants de la Martinique les plus renommés étaient ceux des Arlets, du Carbet, de Vavelin et de Saint-Esprit.

Café de la Guyane. Nous ne le citons que pour mémoire. On ne le rencontre que dans les plantations du gouvernement (côte Remire, Montagne d'Argent, Oyac, Kaw). En 1867, la récolte était de 86.200 kg. et en 1883 de 20.000 kg. sur 414 hectares. Ce café est, paraît-il, délicat et moins vert que celui de la Guadeloupe et mériterait d'être répandu dans la consommation courante.

Café de Rio Nûnes. Le véritable Rio Nûnes n'existe plus ; mais l'arbre qui le produisait croit spontanément dans le Fouta-Djalon, et dans le pays des Sousous. Il pourrait être de grande ressource pour notre colonie du Sénégal, car il est très fin comme odeur et saveur. La fève est petite, lenticulaire, à base arrondie et varie du brun noir à la couleur isabelle claire.

Sous le nom de Rio Nūnes, on vend fréquemment les cafés des possessions portugaises et de toute la côte occidentale d'Afrique, San Thomé, Loanda, Congo, Koanza.

Le principal marché de ce dernier district est *Cazengo* qui fournit une sorte peu estimée et très irrégulière : le *faux Moka d'Afrique*, expédié en Europe par Lisbonne en balles de toile ou de nattes de 35 à 50 kg. ; il est poussiéreux, mêlé de pierres et difficile à torréfier.

Enfin *Nossi-Bé, Sainte-Marie de Madagascar*, la *Nouvelle-Calédonie, Tahiti*, ont fait des essais de culture qui promettent d'assez bons résultats, mais trop récents encore pour être en plein développement. (1)

CAFÉS D'ASIE

Café Moka. Ce café, le meilleur et le plus estimé, est aussi le plus cher et l'un des plus rares sur les marchés européens. Quoique la fève varie beaucoup d'aspect, elle est généralement arrondie, petite, quel-

(1) La Nouvelle-Calédonie a fait à la fin de 1890 sa première exportation. Nous n'avons malheureusement pas pu en connaître la quotité.

quefois déchirée, jaune clair ou verdâtre, à odeur délicate.

Le *Moka de Moka* est entièrement consommé en Asie et en Turquie. La balle doit peser 274 rottolo; soit 118 kg., la tare est d'environ 7 kg.

Celui d'*Aden* arrive en Angleterre, et en faible quantité à Marseille, en sacs ou fraziles de 65 à 80 kg., (emballage de doubles nattes).

Berbère, sur la côte d'Afrique, en face d'Aden, et l'*Egypte* livrent également des façons Moka peu répandues, mais parfumées, exigeant un à deux ans de repos après la récolte, pour se faire.

Il n'en est pas de même du *Moka Zanzibar*, jaune, très fin, estimé presque à l'égal des Moka d'Arabie, qui s'importe en Europe en proportions relativement grandes.

Les Mokas comprennent 4 variétés : *Moka trié*, la meilleure qualité ; *Moka demi-trié*, mélangé de grains noirs, de débris de coques et de poussières; *Moka de sorte*, très sale et pierreux ; *Moka triage*, résidus de la séparation des variétés précédentes, pierreux et poussiéreux.

CAFÉS DE L'INDE. Fèves petites, parfois arrondies, jaune verdâtre clair devenant gris à l'air. On les classe en fèves grosses, moyennes, petites.

Les *cafés plantations*, c'est-à-dire des cultures européennes sont mieux soignés que les *cafés natifs* récoltés par les indigènes et bénéficient d'une plus-value de 10 à 20%.

Ces cafés de bonne qualité et très parfumés, se grillent difficilement.

Les **Bombay, Mangalore, Wynand, Cochin** sont

jaunes; les *Nilgherries* et *Quilon* pelliculés gris à fève verte; les *Tellitchery* gris verdâtres et les *Mysore* jaunes verdâtres.

Ils s'expédient par caisses de 100 à 150 kg.

Les *Ceylan* sont très estimés, surtout les *plantations* Ils ont une teinte verdâtre un peu accentuée, analogue à celle des Martinique, l'odeur est forte et agréable, la saveur franche. Ils sont presque toujours triés et les résidus vendus sous le nom de *Ceylan triage* renferment souvent des fèves puantes. Avec l'âge et la dessiccation, ils jaunissent et se vendent souvent comme Java.

Les plantations s'expédient par boucauts de 4 à 500 kg. ou tierçons de 2 à 300 kg. et les ordinaires en balles ou futailles de poids variable.

CAFÉS D'OCÉANIE

CAFÉS JAVA. A Java, on distingue les *cafés gouvernenement* et les *cafés particuliers*.

Les premiers sont récoltés sous la surveillance du Gouvernement hollandais sur des terrains concédés, ou par des planteurs subventionnés par la Compagnie néerlandaise des Indes Orientales. Le Gouvernement les achète et les cède à la Compagnie; celle-ci les expédie à Amsterdam et Rotterdam.

Les *Particuliers* proviennent des plantations libres.

Les Java présentent trois variétés :

Java jaune; d'une belle couleur dorée, très nerveux (Préanger, Menado, Batavia, Tjilatjäp).

Java vert ou *bleu*; gris bleuté (Malang, Tagal, Padang). Ces cafés sont nerveux, leur arome est très fort. Ils doublent presque de volume à la torréfaction.

Java blanc ; grisâtre, ridé (Demerary, Chéribon).

Les *Sumatra* à saveur amère ont une couleur verte prononcée due à leur mode de préparation qui se rapproche de celui des Antilles.

Le café des *Célèbes*, se rattache aux Java et il est souvent vendu comme tel. Il est brunâtre (Paré-Paré), jaune (Bœnge) ou blanc (Macassar), souvent plat comme grain, et mélangé de fèves puantes.

Les Java s'expédient par balles de toile de 60 à 65 kg., décortiqués ou non. La presque totalité se vend en Hollande.

Exportation des Indes hollandaises en Hollande (1889).

Java :	Gouvernement...	449.400	balles.
	Particuliers......	293.200	—
Padang :	Gouvernement...	2.829	—
	Particuliers......	100	—
Macassar:	Particuliers.......	61.300	—
Menado :	Gouvernement....	7.300	—

CAFÉS D'AMÉRIQUE

1° CAFÉS DES ANTILLES

Cafés Haïti. — Ces cafés sont, de tous, les plus irréguliers, et les plus mal soignés. Les fèves de toutes

grosseurs passent du jaune au vert grisâtre ; parfois
même, elles sont naturellement noires. On les trouve
presque toujours nues, et mélangées d'une forte proportion de corps étrangers de toute nature. Le minimum des pierres est de 1 kg. ½ à 2 kg. par
sac de 60 kg. Ces défauts n'empêchent cependant
pas la vente des Haïti, ces cafés étant forts et d'une
saveur franche.

RÉPARTITION (1885-1886)

Port au Prince	ŭ	12.500.000
Cap Haïtien		10.200.000
Jacmel		11.200.000
Petit Goaves		7.500.000
Cayes, Jérémie, Saint-Marc, Môle, Gonaïves, Acquin, Port de Paix, Miragoane		20.000.000
		61.400.000

Les *Môle, Gonaïves, Porto Plata, Cap Haïtien* et *Port
au Prince* sont verdâtres et assez propres, les *Jacmel*
et les *Jérémie* sont blanchâtres ou jaune clair ; les
Cayes et les *Acquin* gris ou noirs et très sales. Ces
dernières sortes : *Jacmel, Jérémie*, etc., portent plus
spécialement le nom de *Saint-Domingue*.

Ils arrivent par sacs de 60 à 70 kg. ou par barils de
450 à 600 kg. On les classe généralement en *réguliers,
ordinaires* et *bas ordinaires*.

CAFÉ PORTO RICO. — Café souvent vendu comme
Martinique ; il est vert foncé à gros grains, plus

arrondis et moins pelliculés, et présente à peu près les caractères du Guadeloupe. Mais l'odeur est nulle. Sacs de 62 kg.

Cafés de Cuba. — Grains d'un beau vert, à saveur amère, présentant un « goût de terroir » nettement accentué. Le plus estimé est le *caracolli*, fin vert à pellicule argentée. Ces cafés sont souvent pierreux et poussiéreux. On les classe en 5 qualités.

Supérieure (*superior*), première (*primera*), seconde (*segunda*), troisième (*tercera*) et quatrième ou triage (*triagi.*)

Le Cuba arrive fréquemment en France en sacs de 70 à 80 kg (6 ou 7 arrobes.)

2° CAFÉS DE L'AMÉRIQUE CENTRALE

L'Amérique Centrale, Mexique, Guatemala, Honduras, Costa-Rica, Nicaragua donnent une assez grande quantité de cafés ordinaires, environ 18 % de la production totale, souvent vendus comme Antilles ou Martinique. Les fèves sont assez grosses et arrondies.

Les Guatemala s'expédient par sacs de 50 à 60 kg. et les Mexique par balles de 80 kg.

3° CAFÉS DE L'AMÉRIQUE DU SUD

Venezuela.— Les cafés du Vénézuela (*Porto Cabello, La Guayra, Carracas, Maracaïbo*), d'un vert tendre, sont très estimés et se vendent souvent comme Martinique. On y distingue le *café des Terres froides* aussi estimé que le Ceylan et celui *des Terres chaudes*, inférieur comme qualité, et valant de 4 à 6 fr. de moins par sac de 46 à 57 kg.

Dans chaque type, on trouve les *descerezados*, connus en Europe sous les noms de *cafés gragés* ou *lavés*, et les *trillados* ou *non lavés*. Les premiers valent 1/4 à 1/3 de plus que les seconds.

Les plus beaux s'embarquent à Porto Cabello et à la Guayra, tandis que Maracaïbo fait commerce des qualités inférieures, avec les États-Unis et les Antilles presque exclusivement. Cependant, depuis quelques années cette qualité s'améliore beaucoup et prend le chemin d'Europe.

Les qualités tout à fait basses ne sont pas exportées et se consomment sur place sous le nom de *pasillas*.

Exportation....... 1840 — 11.959.716 kg.
    —   .... 1886 — 39.054.548 kg.

BRÉSIL. — Le Brésil est, des pays producteurs de café, celui qui donne les récoltes les plus abondantes, et qui fournit la plus grande part à la consommation courante de l'Europe. Cette contrée est du reste, admirablement située pour cette conduit culture, qu'un travail continu et intelligemment tend à perfectionner. L'étendue des plantations de café est de 50 à 60.000 kmq dans les provinces de Rio, Minas Geraës, Saõ Paulo, Espirito Santo, Bahia, et Ceara, et le nombre de caféiers est évalué à un milliard donnant une récolte moyenne de 400.000.000 kg. Une faible surface de la région cultivable est seule mise à profit, car de l'Amazone à la province de Saõ Paulo (20° de latitude) et du littoral à l'extrémité de la province de Matto Grosso (25° de longitude), l'aire du caféier comprend 2.000.000 de kmq ! Malheureusement, les cafés Brésiliens ont toujours une saveur particulière, âcre, même désagréable quand le café est trop jeune, que les métissages n'ont pu faire disparaître.

Les deux sortes les plus répandues dans le commerce sont les *Rio* et les *Santos*.

Le *Rio* est moyen, régulier, vert, pelliculé ou nu. La coloration passe parfois au jaune brunâtre. Les meilleures sortes, ou *Rio lavés* sont presque toujours pelliculés et d'un vert bleuâtre.

Le *Capitania* est une variété du Rio, plus gros, mais très irrégulier et tacheté de nuances diverses. Il est souvent pierreux et de mauvais goût.

Le *Santos* est plus arrondi que le Rio, d'un plus bel aspect, et de couleurs très variées. On distingue comme dans les Rios, les Santos lavés, trempés et de triage.

Ces derniers, composés de fèves de rebut, sont souvent noirs ou de nuance foncée. Le Santos est plus fin au goût que le Rio et la saveur âcre est moins caractérisée. Les Santos de belle sorte sont souvent mélangés aux autres provenances d'un prix plus élevé.

Les *Bahia* gagnent beaucoup en importance, ils sont verts, bien soignés ; les plus estimés sont le Moritobas et le Nazareth.

Les cafés du Brésil s'expédient en Europe au
Havre pour la plus forte partie des Santos et
Anvers pour les Rio. Hambourg reçoit plus de
Santos. Bordeaux importe peu de cafés du Brésil,
mais plutôt les Venezuela et les Antilles. Les sacs de
toile sont de 60 kg. A Rio de Janeiro, la cote se fait
aux 10 kg.

Récolte approximative 1887-88

Rio......................	1.850.000 sacs
Santos..................	1.180.000 —
	3.030.000 sacs

La classification commerciale des Brésil a été ra-
menée à plusieurs types ou *Standard*, à peu près
universellement admis, et qui servent de base aux
marchés. Ces types sont le *fine*, — *superior*, — *first
good*, — *first ordinary*, — *first regular*, — *secund ordinary*, — *secund good*.

La base des transactions est un type moyen le
good average, type artificiel formé par un mélange
2/6 superior, 3/6 first good, 1/6 regular.

En outre on admet encore le *first average* (1/3 fine,
1/3 superior, 1/3 good) et le *fair average* (1/4 superior,
1/4 good, 1/4 régulier, 1/4 ordinary).

ALTÉRATIONS ET FALSIFICATIONS

Les cafés livrés au commerce ont souvent, sous des causes diverses, subi des altérations plus ou moins graves, qui, outre le mauvais goût qu'elles communiquent à l'infusion, peuvent présenter, pour la santé générale, de sérieux dangers.

Parfois, le café provient d'un *plant malade;* ou bien, récolté par des temps humides, abandonné sur le sol, il a subi un commencement de fermentation. Souvent aussi, surtout pour les Haïti, emballé trop jeune et encore frais, il fermente dans les sacs. Ces cafés *fermentés* sont mous, à odeur fade, présentent des fèves blanches, d'autres noires, ou piquées, tachetées de points livides ; parfois même, ils sont couverts de moisissures. A l'arrivée, on les trie à la main ; les grains d'aspect sain sont mis à part et vendus sous le nom de *café bonifié*. Les fèves atteintes sont vigoureusement secouées dans des sacs pour les débarrasser des moisissures, séchées et coloriées, ce sont des *cafés bonifiage*.

L'eau de mer est dangereuse pour le café. La fève gonfle, devient d'un brun noirâtre et s'imprègne de sel. Le sac présente aux points touchés des taches couleur vert de gris. Ces cafés sont lavés et séchés, mais ils retiennent toujours du sel marin. Aussi est-il facile de les reconnaître. Une décoction faite dans l'eau distillée, même à froid, donne, par addition d'azotate d'argent, un abondant précipité blanc, noircissant à la lumière.

Si, dans la cale du navire, le café s'est trouvé dans le voisinage immédiat de laines ou de cuirs, la fermentation de ceux-ci dégage de l'ammoniaque. Ce gaz agissant sur les principes du café le marque de taches bleues caractéristiques, qui peuvent même s'étendre au grain tout entier. Ces cafés sont quelquefois appelés *cafés perroquets*.

Si les altérations ne sont pas rares, les falsifications sont encore plus fréquentes. La grande vente et le prix élevé y invitent et la liste déjà longue des substances additionnées au café s'augmente chaque jour.

Le mélange des sortes est pratiqué sur une si grande échelle que l'on peut considérer le café pur comme un mythe, au moins pour le commerce de seconde main. Mais là ne s'arrête pas la fraude qui porte à la fois sur les cafés en grains et sur les cafés moulus.

Pour vendre plus aisément les cafés légèrement avariés, et surtout pour écouler sous un autre nom des cafés manquant de type, on a recours à la *coloration* et à l'*enrobage*, qui leur donnent plus d'aspect.

En général, le colorant consiste en un mélange en proportions variables d'indigo, de charbon, d'argile, d'outremer et de gomme-gute. En lavant les grains au pinceau dans l'eau distillée on peut enlever la couche colorée et en déceler la composition.

L'*enrobage* s'applique de préférence aux cafés torréfiés. Les grains sont agités avec un peu de mélasse caramélisée ; de sang de bœuf traité par l'acide sulfurique ; ou de plombagine qui leur communiquent un bel aspect brillant.

On a même été jusqu'à fabriquer des grains de café avec des marcs, de l'argile, des farines avariées légèrement torréfiées. La masse moulée était ensuite enduite d'un colorant, souvent d'un vernis à la gomme laque, pour donner au produit l'apparence de café brûlé.

Mais, où l'industrie des fraudeurs s'est donnée pleine carrière, c'est dans la falsification des cafés moulus.

Sans compter les cafés avariés, qui s'écoulent facilement sous cette forme, on ajoute à la poudre normale, des marcs ayant déjà servi, de la chicorée torréfiée (souvent falsifiée elle-même), des débris moulus de vermicelles, des farines de haricots, fèves, glands, blé, avoine, avariées naturellement et torréfiées, de l'ocre, du sable, de la brique pilée, de la terre, de la sciure de bois, surtout d'acajou.

Un moyen empirique assez exact pour reconnaître la pureté du café est le suivant : Dans un verre plein d'eau, on jette une pincée de café moulu, la poudre, plus légère, flotte à la surface tandis que la chicorée et les matières minérales plus denses tombent au fond du verre et communiquent, s'il y a un colorant, une teinte plus ou moins foncée au liquide.

L'analyse d'un café est délicate et exige des dosages nombreux ; cependant, l'incinération peut donner un bon renseignement. La moyenne des cendres d'un café pur varie de 4 à 5 %. S'il y en a davantage, l'addition de matières minérales est probable. On peut encore faire macérer la poudre dans l'eau, les substances inorganiques se déposeront les premières.

Voici du reste un tableau comparatif de la constitution chimique de quelques substances .mélangées au café. (*Rapport du Laboratoire Municipal de Paris*).

COMPOSITION	CAFÉ naturel	CAFÉ brûlé	Principes solubles dans une infusion faite avec 15 gr. de café	Chicorée	Glands torréfiés	Figues torréfiées
Parties solubles dans l'eau.	27.11	27.45	3.82	58.52	»	73.91
Matières azotées......	8.43	12.05	»	6.29	5.45	4.25
Caféine..............	1.18	1.38	0.26	»	»	»
Graisses.............	13.23	15.63	0.78	1.52	3.99	2.83
Sucre	3.25	1.32	»	15.54	»	34.19
Matières non azotées..	31.52	38.41	2.17	55.00	71.18	29.15
Cellulose	27.72	24.27	»	6.11	5.08	7.15
Cendres..............	3.48	3.75	0.61	4.85	2.90	3.44
Eau	11.19	3.19	»	10.69	12.35	18.98

SUCCÉDANÉS DU CAFÉ. — On a parfois préconisé pour remplacer le café, et plus souvent encore, on a vendu comme tel, la poudre torréfiée de diverses substances. C'est ainsi qu'ont été offerts aux amateurs :

Le *café d'amandes*, obtenu en faisant griller, puis en pulvérisant les fruits de *l'amande de terre* ou *gombo* (*Hibiscus esculentus*).

Le *café de glands doux* fait avec les glands torréfiés du chêne d'Espagne (*Quercus ballota*).

Le *café de figues*, poudre plus ou moins pure de figues séchées et grillées.

Le *café d'orge* ou *de malt*, résultant de la torréfaction des grains d'orge, de malt de brasserie et souvent de graines avariées.

Mais les deux substances les plus importantes sont le *café nègre* et la *chicorée*.

Sous le nom de *café nègre*, on désigne la graine d'une casse (*Cassia occidentalis*) qui pousse en abondance sous forme de buissons en Amérique du Nord, aux Antilles, en Cochinchine et sur la côte ouest d'Afrique. Cette semence gris verdâtre, aplatie, cordiforme et de 4 $^{m/m}$ environ de diamètre, est depuis longtemps employée dans la médicamentation locale ou sert à remplacer le café dans les classes pauvres. Son importation en Europe est assez importante.

La *chicorée* bien connue de tous est la poudre que l'on obtient en râpant la racine torréfiée de la chicorée sauvage (*Cichorium intybus*) que l'on cultive à cet effet dans le nord de la France, la Belgique, la Hollande et l'Allemagne.

Cette poudre brun noir, à odeur spéciale, a une saveur amère nettement prononcée et rappelant le caramel.

Suivant la grosseur, elle est classée en *semoule gros grain*, ou tapioca, *semoule demi-grain*, et *poudre*. Chacune de ces divisions, comprend elle-même 4 numéros ou qualités suivant la nature de la racine qui l'a fournie.

La chicorée est elle même falsifiée par de la tourbe, des débris de coques de cacao, du noir animal, de la sciure de bois, de la terre, des débris d'orge germée.

Elle se trouve dans le commerce, en paquets de 1 kg.; 500 gr.; 250 gr.; 125 gr., entourés de papier d'étain et d'une autre feuille portant le nom du fabricant.

La France en produit annuellement 20,000,000 kg. et la Belgique de 7 à 8,000,000.

USAGES COMMERCIAUX.

Loi du 13 juin 1866. — La vérification du poids net se fait par épreuve et proportionnellement.

1° En fûts ou caisses	Poids net
2° En sacs de toile.................	Tare 1 1/2 °/₀
3° En balles de la Réunion, ou de Moka	Poids net

Usages particuliers. Le Havre. — Terme 3 mois. Délai de livraison, 15 jours. Souvent aussi au comptant, ou à 30 jours avec 2 °/₀ d'escompte. La pesée se fait par 2 sacs ou 2 balles, sauf pour le Moka, qui se pèse balle à balle. Les fûts se pèsent un à un.

Bourbon. — Tare, 1 kilogramme par balle, simple emballage en nattes.

2   »   par balle, emballage double natte.

1 kg. 1/2 par 1/2 balle, emballage double natte.

0 kg. 3/4 par 1/2 balle, emballage simple natte.

Moka. Tare nette. — Don 1 kg. par balle ; 1/2 kg. par 1/2 balle • et pour les ballotins 1 kg. par 100 kg.

Pour les autres cafés 2 % en sacs. Tare nette en fûts.

BORDEAUX. — *Marchés de gré à gré.* Courtage 1/2 % payable par l'acheteur. Dans les marchés à la commission, le courtage est de 2 %. Escompte 3 %. Payable 90 jours, de l'achat pour les cafés disponibles, et de la livraison pour ceux à livrer. Les jours à courir sont escomptés à 5 % l'an.

Tares : Moka, réelle et proportionnelle.

Autres cafés : en fûts, tare nette.

En sacs : 1 kg. pour sacs de 60 kg. et au-dessus.

» 1 kg. 500 pour sacs de 60 kg., 5 à 75 kg.

» 2 kg. pour sacs de 75 kg., 5 et au-dessus.

Le double emballage, quand il y en a, est bonifié à l'acheteur.

Vente publique. — Courtage 1/2 % pour la marchandise saine, 1 % pour marchandise avariée, payable par l'acheteur.

Paiement au comptant, sous déduction de 3 1/2 % à l'état avarié. A l'état sain, on donne généralement 90 jours de terme et 3 %.

Les avaries se règlent à tant de kilogrammes par sac, suivant le degré de dépréciation de la marchandise.

Frais en entrepôt. — Magasinage (assurance comprise) 0 fr. 20 par 100 kg. et par mois. Réception, encarrassage, livraison 0 fr. 35 par 100 kg.

Dans les ventes du café Moka, l'usage est de n'admettre aucune réfaction ou réduction de prix, si

4**

la marchandise est avariée. La vente doit alors être résolue.

MARSEILLE. — Se vendent aux 50 kg. à l'entrepôt.

Tares : 1 % emballages en toile fine.

     1 1/2 %   »   grosse toile.

Net pour les cafés en balles, couffes, barriques, quarts.

Bonification 1/7 % pour montre.

Courtage 1/3 % payé par le vendeur, 1/3 par l'acheteur.

Escompte 2 %. Paiement comptant.

Délai de livraison : 8 jours.

Vente publique. — Livraison : 3 jours. Paiement comptant sans escompte. Courtage 1/2 % payé par l'acheteur en sus du prix d'adjudication.

Frais. — Magasinage aux Docks : 1 franc par mois par 100 kg. Livraison : 0 fr. 20 par 100 kg.

NANTES : Ventes à 4 mois, escomptables à 6 % l'an, les 15 jours de livraison non escomptables.

Courtage 1/2 % dont 1/4 payable par l'acheteur et 1/4 par le vendeur.

Cafés Guadeloupe, en fûts, tare réelle, avec 1 % de trait.

Autres cafés : en sacs de toile, tare et trait, 2 1/2 %.

     »   sacs de gonis   »   3 %.

L'acheteur a toujours la faculté de demander la tare réelle avec 1 % de trait.

Cafés Réunion, en balles et ballotins de vacoua en simple, double ou triple emballage. La tare varie suivant l'emballage.

Le pesage a lieu par 250 kg. pour les sacs, et par colis pour les fûts.

Magasinage et entrepôt : 1 fr. 25 les 1000 kg. par mois. Frais de livraison : 2 francs les 1000 kg. payables moitié par chaque partie.

Anvers. — Pris en entrepôt, payable à 20 jours, 2 % d'escompte; cependant, le comptant 30 jours, est le plus usité.

En futailles............................ tare nette.
En balles de toile simple, gonis de l'Inde, tare   2 %

>   de jonc de Cuba, tare 2 % et 1/2 kg. de sur-tare.
>   en nattes de Bourbon, 47-53 kg., tare 3 1/2 kg. par natte.
»   en nattes de Bourbon, 23-28 kg., tare 2 kg. par natte.
»   en goujes de Java, 130-150 kg. tare 4 kg. 1/2 par gouje.
»   en goujes de Java, 50-70 kg., tare 1 kg. 1/2 par gouje.
»   en goujes de Moka, 150 kg., tare 10 kg. par gouje.

PRODUCTION ET CONSOMMATION DU CAFÉ

PRODUCTION

Brésil..	490.000	tonnes
Amérique (Vénézuéla, Colombie....) du Sud (Pérou, Bolivie, Guyane)	50.000	»
Amérique Centrale, Mexique........	80.000	»
Haïti, Saint-Domingue.............	43.000	»
Cuba, Porto-Rico..................	35.000	»
Jamaïque..........................	7.500	»
Inde..............................	21.000	»
Ceylan	9.400	»
Arabie, Abyssinie, Madagascar...... Côte Orientale d'Afrique............	35.000	»
Liberia et Côte Occidentale d'Afrique	19.500	»
Natal.............................	100	»
Java, Sumatra.....................	60.000	»
Philippines et Célèbes	11.000	»
Havaï et îles du Pacifique	1.200	»
Total.....	862.700	»

CONSOMMATION

Europe Continentale	430.000	tonnes
Etats-Unis, Canada................	265.000	»
Brésil, Amérique du Sud...........	41.500	»
Asie, y compris Java..............	40.000	»
Mexique, Amérique Centrale, Antilles	35.500	»
Afrique...........................	25.000	»
Royaume-Uni de Grande Bretagne.	14.000	»
Australie et îles du Pacifique.......	5.000	»
Total.....	856.000	»

THÉ

A͟llemand: *der Thee.* A͟nglais: *the tea.* E͟spagnol: *el té.*

Le thé est la feuille roulée et torréfiée du *Thea chinensis,* arbre originaire de Chine et du Japon et

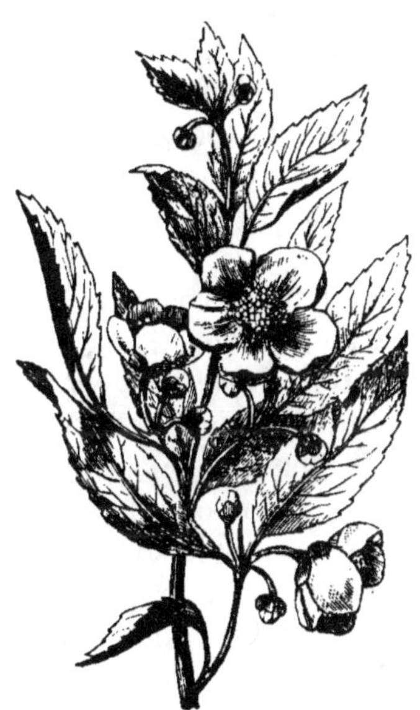

Fig. 22. — Rameau du Thea Chinensis.

proche voisin des Camélias. L'arbre à thé est haut de 1 à 2 mètres et présente suivant les contrées où il se cultive, diverses variétés. Sa culture exige peu de soins et réussit bien dans les terrains marneux, humides et exposés au sud. Il entre en rapport dans sa troisième année et donne trois récoltes par an.

La première, en février, comporte de jeunes pousses encore couvertes de leur duvet. Son produit, fin et délicat, ne prend jamais le chemin d'Europe; il est réservé aux classes riches de l'Empire. Au mois d'avril, les feuilles ont pris leur complet développement, on fait la seconde récolte, la plus abondante, et enfin, au mois de juillet, une dernière cueillette donne des feuilles dures et de qualité inférieure.

La feuille du thé est oblongue, déprimée à la base, régulièrement dentelée sur les bords. Sa couleur est verte, sa consistance un peu coriace. Longue de 3 à 8 cent. et large de 2 environ, elle présente un système de nervures fortement accentué ; de la nervure médiane partent, en formant un angle de 45°, les nervures secondaires qui se recourbent à l'extrémité et s'anastomosent, c'est-à-dire se soudent entre elles. Ces caractères de la feuille du thé sont très importants à connaître car ce produit est souvent mélangé d'autres feuilles, dans un but de falsification, ou pour lui donner plus de parfum. Les thés ainsi parfumés s'appellent *scented* et l'opération porte le nom de *scenting*.

Les thés du commerce comprennent deux variétés : les *thés noirs* et les *thés verts*. Le même arbre fournit les deux sortes : le mode de préparation seul diffère.

Thé vert. — A la récolte, les feuilles sont séchées à l'ombre, puis projetées et agitées pendant quelques minutes sur des plaques chaudes de fer ou de cuivre. Roulées ensuite entre les mains, soit dans le sens de la longueur, soit dans celui de la largeur, elles prennent cet aspect recroquevillé que nous leur connaissons. Comme la torréfaction développe l'arome et la finesse du thé, cette opération est répétée un nombre variable de fois, suivant la qualité que l'on cherche à produire. Les feuilles mises en sacs sont dirigées par jonques sur les ports d'exportation où elles sont colorées et emballées pour l'exportation.

Thé noir. — Les feuilles sont séchées au soleil, mises en tas de façon à subir un commencement de fermentation, puis torréfiées un peu plus fort que pour les thés verts. Sous cette double influence, il se produit dans la composition immédiate du thé des modifications qui rendent les qualités noires moins excitantes que les vertes.

Le thé est en effet un excitant à l'action puissante. En infusion légère, c'est une boisson agréable, parfumée, délicate, tonique, facilitant la digestion et l'élimination, et qui, par sa richesse en matières azotées et son alcaloïde, la *théine*, analogue à la caféine, joue le rôle d'aliment d'épargne.

Son action sur le système nerveux facilite le travail intellectuel. Aussi, les habitants du Céleste Empire, les Anglais, les Russes, les Hollandais ont-ils célébré sur tous les tons les mérites de cette « merveilleuse et divine liqueur. » Mais par contre, sur certains tempéraments, le thé agit avec violence, détermine un état de nervosisme général parfois très pénible, des baillements insurmontables, des palpitations de cœur, un sentiment d'angoisse très vif et douloureux et une irritation qui se traduit le plus souvent par l'insomnie. Son abus entraîne des maladies nerveuses et des troubles digestifs que l'on peut surtout, paraît-il, remarquer en Angleterre et aux États-Unis chez les dégustateurs de thé.

La Chine et le Japon sont les terres classiques du thé, mais la culture s'en est répandue de tous côtés : à Java, aux Indes, à Ceylan, au Brésil, aux États-Unis même.

En 1887, le gouvernement russe a fait introduire la

culture du thé dans les provinces du Caucase. Dans nos colonies, divers essais ont été tentés avec succès, principalement à la Réunion où il fut importé en 1842 par M. Diord, et en Algérie (M. Liautaud). Les thés de Cochinchine mal préparés et sans grande valeur commerciale se consomment sur place.

VARIÉTÉS COMMERCIALES

THÉS DE CHINE

Le thé se cultive en Chine dans toute la partie méridionale de l'empire, mais ne s'exporte que par Canton, Macao, Shang-haï et Hong-Kong. Le commerce chinois compte environ 150 variétés de thé, mais les premières sortes se consomment sur place et l'exportation ne traite que des produits secondaires.

Canton exporte les thés noirs ou verts, mais, avant d'arriver à ce port, le thé doit acquitter sur son parcours un nombre considérable de taxes locales (li-kin) qui varient de 0,95 à 1,10 taël par picul (1), sans préjudice des droits de sortie qui sont de 2 taëls 50 par picul (20 fr. 42 par 60 kg.) Aussi beaucoup de thés descendent à Macao qui, étant port franc, ne fait pas acquitter la douane. Ces taxes chinoises élèvent

---

(1) Le Taël varie suivant les pays; ainsi: le taël de Canton vaut 8 fr. 17 et celui de Shang-haï 8,08. Le picul = 100 catties = 60 kg 479.

le prix à un tel point qu'à Londres les frais des thés de Chine sont de 30 % plus élevés que ceux de l'Inde. Il en résulte depuis quelques années une diminution sensible dans la vente.

En 1865, l'Angleterre consommait 97 % de thés chinois et 3 % d'indiens, actuellement, elle consomme 46 % de chinois et 54 % d'indiens. Ainsi, pour Canton, par exemple, les exportations ont été ces dernières années :

	Thés noirs	Thés verts
1885...	130.571 piculs	545 piculs.
1886...	102.210	696
1887...	119.160	235
1888...	94.409	42

A Canton, les thés sont cotés comme suit :

Congo.........	12 à 30 taëls le picul, soit	161 f. 75 à 404 f. 40 les 100 kg.
Scented capers.	11 28 —	148 , 20 377 , 45 —
Scented orange pekoë.......	10 30 —	134 , 80 404 , 40 —

Shang-haï et Hong-Kong se livrent également au commerce du thé. A Shang-haï le thé est chargé directement à Han-Keou, annexe de ce port, qui se trouve un peu plus haut sur le Yang-Tsé. Le thé de Han-Keou est noir. On exporte également par Shang-haï les thés verts de Formose et de Fou-Tchéou. Les maisons russes et anglaises établies à demeure à Han-Keou y fabriquent les briques de thé (Brick-tea, thé de la Caravane) pour l'exportation.

Thé en brique. — Les feuilles sont fortement comprimées à la presse hydraulique, dans une atmosphère saturée de vapeur d'eau, et ensuite entourées d'un revêtement de poussières agglomérées. Ces poussières dont le prix courant est de 2 taëls (25 francs environ les 100 kilogs) passent d'abord dans une machine à vanner, qui les classe en trois grosseurs, la plus fine formant le revêtement extérieur. Cette poussière est exposée pendant trois minutes à l'action de la vapeur d'eau qui l'agglomère. Les briques et la poussière introduites dans un moule de bois, sont pressées à 7 atmosphères par un marteau à vapeur. Les briques sont séchées à l'étuve, enveloppées de papier de plomb, de papier ordinaire et mises en paniers ou caisses de 64 briques. Chaque brique pèse 1 cattie, soit 600 gr. (¹).

Les briques de thé ne se fabriquent pas exclusivement à Han-Keou ; on en fait dans tout l'empire. Ainsi, le thé de Ya-Tcheou est comprimé pour le transport en briques larges, recouvertes de paille, pesant 18 catties (de 10 à 11 kg.) celui du Yunnam en pains ronds de 3 catties 1/2. Il faut environ 30 pains ou tchou par picul (tiao) etc.

D'après les lignes qu'ils suivent pour venir en Europe, les thés se classent en *thés chinois* et *thés russes* ou *thés de la caravane.* Les premiers arrivent par mer et s'exportent, comme nous l'avons vu, par Canton, Macao, Shang-haï, Hong-Kong ; les seconds sont transportés à dos de chameau ou en traîneau de Baikhoff, Kiakhta ou Maïmatchin sur la frontière

---

(1) Bull. consul. français.

sibérienne, par Orembourg et Nijni-Novgorod jusqu'en Europe. Ils sont en caisses de bois ou *tsibiki*, recouvertes d'un clayonnage de bambou et de peaux de bœuf. En 1890, on a mis en vente à Nijni-Novgorod pour 58,908,000 fr. de thés chinois.

Les thés chinois s'emballent en caisses, de formes différentes suivant la qualité, vernissées au dehors et doublées en dedans de lames d'étain, de papier de plomb ou de papier ordinaire.

Voici les poids de ces caisses pour les principales sortes :

		catties					
Thé Bohé.	Caisse entière	138	catties, soit	82 kg.	800		
—	1/2 caisse	81	—	50	400		
—	1/1 —	48	—	28	800		
— Congo	Caisse entière	63 à 64	—	37	800 à	38 kg.	100
— Souchong	—	60 62	—	36	000	37	200
— Pekoé.	—	49 50	—	29	400	30	000
— Hyson.	—	48 50	—	28	800	30	000
— Tonkay.	—	62 65	—	37	200	33	000
— Young Hyson.	—	72 73	—	43	200	43	800
— Impérial.	—	70 74	—	42	000	44	400
— Poudre à canon.	—	80 82	—	48	000	49	200

PRINCIPALES SORTES COMMERCIALES. — Le commerce européen ne reçoit guère qu'une douzaine de sortes, et encore, les qualités supérieures sont-elles rares ou de prix élevé. Nous remarquerons :

THÉS NOIRS. — *Pekoé ou Pak-ho.* — Le plus estimé de tous. Feuilles de première ou seconde récolte allongées, brun noir, couvertes d'un léger duvet ; il dégage une odeur délicate de rose, due à la présence de feuilles et de pétales de rosiers et d'olivier de Chine (olea fragans). L'infusion est limpide et dorée.

On distingue : le Pekoé à pointes blanches, couvert d'un épais duvet ; le Pekoé flowery, à duvet moins abondant ; le Pekoé orange, parfumé aux feuilles d'oranger et le Pekoé noir (black leaf). Ce dernier étant le plus souvent du thé d'Assam à infusion verdâtre.

Souchong. — Brun noir, feuilles roulées en long, sans duvet. Infusion claire dorée avec un léger reflet verdâtre. C'est le plus fort des thés noirs, il est souvent vendu comme thé vert.

Pouchong ou Padrea, brun verdâtre, feuilles larges bien roulées, infusion parfumée, verte, à reflet ambré.

Ana-ki ou Ning-Young. Souchong commun de la province de Fo-Kien.

Congo ou Coungou ou Camphou. Le plus répandu en Europe quoiqu'il soit de qualité inférieure. Il est noir gris, ou noir rougeâtre, à feuilles minces, courtes, mais parfumées. On le fabrique avec les plus jeunes feuilles de la troisième récolte. Le meilleur est le *Moning congo.*

Caper the (thé capré), formé par de jeunes feuilles de la dernière récolte, roulées en perle, mais fort parfumées ; infusion verdâtre.

Bohé ou Bohéa, formé des dernières feuilles récoltées, roulées ou brisées, mêlées de poussières et de fragments de pétioles. Son infusion est rouge et donne souvent un dépôt noirâtre.

Thés verts. — *Hyson ou Hayswen.* Feuilles étroites longues, vert bleuté, roulées en long, infusion jaune citron. Il est très rare et très recherché. Sa préparation est faite avec un soin méticuleux, mais son prix est des plus élevés.

Impérial ou Grande perle, brun, affectant la forme de grains allongés, car la feuille est roulée dans les deux sens. Infusion suave et jaune brillant.

Poudre à canon ou thé perlé (Gunpowder). Les feuilles sont coupées transversalement et roulées. Il forme de petits grains compacts, vert noir, lisses et brillants. Infusion limpide et ambrée.

Schoulang ou Hyson Chulan. Thé Hyson désassorti ou brisé, aromatisé avec les feuilles d'olivier et des fleurs de diverses natures. Quoiqu'on vende beaucoup de thé sous ce nom, le véritable Schoulang est très rare.

Young Hyson ou Hyson Junior. Feuilles petites, minces, vert jaunâtre, à odeur de violette. Souvent brisé et presque toujours falsifié.

Hyson Skin ou Hayswen Skin. Feuilles de rebut de l'Hyson, petites, à peines roulées, souvent mélangées de graines de thé. Infusion foncée, rougeâtre et trouble.

Tonkay ou Slongo. Qualité très inférieure, préparée avec les dernières feuilles et mal soignée. Ces trois dernières qualités s'envoient surtout en Amérique.

Brick-tea, thé en briques. Nous avons vu sa préparation.

THÉS DU JAPON

Le mode de préparation et la classification des sortes est à peu près la même au Japon qu'en Chine. Ils ont une forte odeur herbacée, leur couleur est vert foncé et ils tiennent le milieu entre les thés noirs et verts de Chine. Les qualités à destination d'Amérique sont souvent teintes au bleu de Prusse. Les principaux marchés sont Yokohama, Kobé et Nagasaki.

En 1887, les exportations ont été :

Etats-Unis	27.313.050 catties valant	6.772.608 Yens (1).
Canada et Colonies anglaises	2.311.107 —	— 519.719 —
Chine	241.204 —	— 29.240 —
Grande-Bretagne	58.231 —	— 13.601 —
Allemagne	35.258 —	— 8.291 —
Australie	14.278 —	— 2.831 —
France	684 —	— 107 —
Divers	16.902 —	— 3.556 —
Total	30.020.714 —	— 7.349.959 —

THÉS DE JAVA

Les thés de Java sont très estimés et très fins, quoiqu'un peu âcres ; ils se consomment surtout en Hollande et en Angleterre. Mais l'impôt de sortie qui les frappe, bien qu'il ne soit plus actuellement que de 1 florin (2 fr. 10) par 100 kg., a beaucoup nui aux transactions.

La province de Préanger est celle qui en fournit le plus et Rotterdam est le port d'arrivée.

Les principales qualités, qui répondent à celles de Chine sont: le *Broken tea, Congo, Souchon, Broken Pecco, Souchon pecco, Pecco.*

---

(1) Le yen vaut 5 fr. 39.

En 1888, les prix ont varié entre 26 et 40 cents (¹) la demi-livre pour les Broken tea et 40 à 125 c. pour les Pecco.

THÉS DE L'INDE

Les Indes anglaises et l'île de Ceylan livrent à la consommation des quantités de thés toujours croissantes, ayant sur les thés chinois les avantages d'être d'un prix plus abordable, mieux soignés, doués d'un parfum et d'un arome spécial très délicat et surtout de n'être que très rarement falsifiés.

En 1838, l'importation des thés indiens en Angleterre était de 488 ℔ valant 9272 sh. en 1887, elle est montée à 82,000,000 ℔ valant 78,000,000 £.

Thés des Indes. Les plantations furent commencées en 1835 dans l'Assam, puis s'étendirent aux autres provinces. Actuellement, les thés se divisent en deux grandes catégories, les *North Western India* et les *Pendjab*. Ils sont d'un bel aspect, noirs, bien préparés et d'une saveur agréable.

Thé de Ceylan. La culture du thé n'existe à Ceylan que depuis quelques années. Les plantations de café ayant été presque détruites par le « Fungus pest », maladie due à un insecte, l'Hemileia vastatrix qui s'attaque aux feuilles du caféier, les planteurs remplacèrent le café par le thé. Le Fungus pest s'était

---

(¹) Le florin des Pays-Bas vaut 2 fr. 10 et le cent 0 fr. 21.

déclaré en 1869, les premières plantations eurent lieu en 1872.

En 1876 la récolte était de	282 ℔
1880 — —	103.624
1883 — —	1.522.882
1886 — —	3.796.684
1889 — —	34.000.000
1890 (approximatif)	47.000.000

Le thé est noir, de bonne qualité, régulièrement roulé, car cette opération se fait mécaniquement, et les feuilles sont classées par grosseur à l'aide de tamis.

Pris à la propriété le thé vaut environ 1 sh. la ℔ (2 fr. 72 le kg.)

FALSIFICATIONS

Le thé est falsifié dès les lieux d'origine, car les Chinois sont depuis longtemps passés maîtres dans l'art de tromper sur la nature et la qualité des marchandises vendues. Mais, d'autre part, il faut reconnaître que le thé coloré et falsifié ayant plus bel aspect trouve plus facilement acheteur ; il n'est donc pas étonnant que le marchand chinois se livre avec ardeur à une opération tout à fait dans ses goûts et qui lui rapporte double bénéfice.

Pour relever l'odeur du thé, et en augmenter la quantité, il mélange aux feuilles du Thea Chinensis, des feuilles de camélia, de frêne, d'olivier de Chine, d'orme de Chine. Pour rehausser la couleur, les feuilles sont teintes avec de l'indigo et de la gomme-gutte, ou du bleu de Prusse et roulées dans du plâtre, du talc, de l'argile, qui en augmentent le poids et lui donnent à première vue un aspect efflorescent assez semblable à la pubescence des feuilles jeunes. Au thé *poudre à canon,* on ajoute du sable, de l'ocre et même, parait-il..... des excréments de vers à soie (?)

Enfin, la moindre des choses est de revendre le thé ayant déjà servi et épuisé par l'eau. Les feuilles séchées, après avoir été enduites de gomme, sont teintes avec de l'indigo, du bleu de Prusse, du curcuma, du bois de campêche, de la plombagine et mêlées au thé du commerce.

Les Chinois mettent même en vente du *lie thea* ou thé menteur, poussières de thé ou d'autre nature, agglomérées par de la gomme.

Cette marchandise déjà falsifiée est encore soumise à de nouvelles fraudes à son arrivée en Europe, surtout en Angleterre et en Russie.

En Russie, la falsification la plus fréquente est l'addition de feuilles d'Epilobium angustifolium ou laurier de St-Antoine. Cette plante, du reste, est vendue seule ou additionnée de quelques feuilles de thé dans la classe pauvre sous le nom de *thé de Kopovie.*

Dans les autres pays d'Europe, on ajoute au thé toutes les feuilles d'arbres, mais surtout le prunellier, le rosier, le fraisier, le saule, le sureau, le laurier, l'épilobe, le frêne, l'orme et l'aubépine. Les caractères botaniques seuls permettent de reconnaitre ces diverses feuilles.

L'analyse des thés, comme du reste celle de toutes les matières organiques, est très délicate par suite même de la complexité des substances qu'elle contient. Elle repose sur le dosage de la théine qui varie de 0.7 à 2.8 %; de l'extrait aqueux de thé qui varie entre 31.3 % (Pekoë) et 48,5 % (Poudre à canon); et des cendres qui donnent une moyenne constante de 5 à 6 %; au-dessus de ce nombre, on peut considérer le thé comme falsifié. En outre, l'examen microscopique s'impose pour reconnaître la nature des feuilles et l'existence de matières étrangères.

USAGES COMMERCIAUX

Le Havre. — Terme : 4 mois. Tare nette, sans don, pour toutes sortes.

Bordeaux. — Tare réelle et proportionnelle.

Marseille. — Se vend au kg. à l'entrepôt, tare nette, sans usages bien établis.

LE MATÉ

Synonymes : *Yerba maté.* — *Thé du Paraguay.* — *Thé des Missions.*

Le *Yerba-maté* ou plus simplement *maté*, peu connu en Europe, mais très répandu dans l'Amérique du Sud où il forme la boisson ordinaire de la population, est la feuille pulvérisée d'un arbre originaire du Paraguay, l'*Ilex paraguayensis* ou *houx du Para-guay.*

Cet arbre, haut de 3 à 6 m., croît spontanément sur les plateaux qui ne dépassent pas 4 à 600 m. d'altitude. Commun dans tout le centre de l'Amérique du Sud, il n'est exploité que dans la région de Rio de la Plata, en Uruguay, Paraguay et au Brésil dans les provinces de Rio Grande, Parana et Sta Catherina.

Ce houx est bien fourni de feuilles un peu coriaces, épaisses, longues de 12 à 15 cm., larges de 7 cm., d'un vert pâle, plus luisant sur les bords. Elles sont vivaces et on ne les cueille que la 3e ou 4e année. La récolte se fait vers le mois de novembre.

« Armés d'un long couteau, des ouvriers détachent les branches que d'autres divisent en rameaux plus petits. Ces rameaux, passés dans un feu clair et légèrement grillés, sont placés sur une cage faite en bambous et ayant 4 à 5 m. de hauteur. Au centre de la cage, ou allume un feu peu ardent que l'on entretient pendant 24 heures. Les feuilles n'exhalant plus d'humidité sont alors descendues et étalées sur des cuirs ; on les détache des rameaux en les frappant avec un sabre de bois : puis on les pile dans des auges et la poudre est enfin enfermée dans des sacs assez semblables à de gros oreillers, taillés dans des peaux de bœuf ramollies et dont le poids varie de 60 à 120 kg. (¹).

Le maté du commerce se présente sous forme d'une poudre grossière, d'un vert clair, ayant une odeur herbacée désagréable lorsqu'elle est faîchement récoltée et légèrement aromatique après plusieurs mois de préparation.

Le bas prix du maté (5 à 10 fr. les 100 kg.) sur place le rend précieux pour les classes populaires d'autant plus qu'il possède des propriétés spéciales qui le rendent plus utile encore que le thé ou le café. C'est un véritable aliment d'épargne, qui empêche la désassimilation des tissus et qui, au point de vue physiologique, agit sur le système du grand sympathique au lieu d'agir comme le thé et le café sur le système cérébro-spinal. Dans les jours de grandes fatigues ou dans de longues courses, les péons américains n'absorbent pour toute nourriture qu'une quantité considérable d'infusion de maté et peuvent résister à la fatigue, au sommeil et à la faim. Aussi serait-ce une précieuse substance

---

(¹) Dr A. Demersay. — Voyage au Paraguay.

à introduire dans l'ordinaire des armées en campagne.

Le maté contient un alcaloïde encore peu connu, qui, cependant doit être distinct de la caféine; des huiles essentielles et des gommes-résines. La forte proportion de celles-ci communique au maté une propriété qui est d'un grand avantage. Ces gommes-résines, insolubles ou peu solubles dans l'eau, sont localisées sur la feuille dans des glandes très nombreuses visibles à la loupe. Lorsqu'on soumet le maté à l'action de l'eau, le liquide ne prend qu'une faible quantité de ces substances, d'où il résulte que l'épuisement de la matière ne peut s'obtenir que par des infusions répétées. Au Brésil, le même maté sert plusieurs fois.

On fait bouillir le maté avec l'eau deux minutes environ et on répète l'opération 6 ou 8 fois ; on peut même aller jusqu'à dix décoctions. La 4e infusion est la plus amère et la plus savoureuse. Il faut seulement avoir soin de ne pas laisser refroidir complètement le maté si on veut en faire plusieurs infusions. Un kg. de maté peut donner environ 40 litres de boisson. Celle-ci est trouble, foncée, amère. douée d'un arome spécial. Passée au tamis comme cela a lieu pour le thé ou le café, elle est limpide. jaune ambré, et verdit rapidement à l'air jusqu'au point de devenir presque noire.

Ce furent les jésuites des Missions du Paraguay qui, les premiers, exploitèrent cette plante ; et actuellement encore, la qualité supérieure porte le nom de « Missionneira ».

La production du maté augmente sans cesse et l'on

peut estimer à 80.000.000 kg. la consommation annuelle dans l'Amérique du Sud. Le Brésil en exporte
annuellement à destination de tous les pays du Sud
30.000.000 kg. dont 15.000.000 viennent du Parana.
On évalue la production du Paraguay au 1/6 de
celle du Brésil.

En 1885, le Paraguay exportait 6.500.000 kg. de
maté, valant 1 $ 15 l'arrobe de 25 livres (5 fr. 36 les
12 kg. 433).

Ce qui augmente beaucoup la valeur du maté,
quoiqu'en le laissant encore à un prix très bas, ce
sont les difficultés de transport. Ainsi, à Antonine,
port principal d'expédition du Parana, le maté qui
vaut à l'intérieur de 5 à 10 fr. les 100 kg. est coté de
7 à 10 fr. les 15 kg, emballage en cuir perdu. Il a en
outre au Brésil à payer un droit de sortie de $\frac{1}{10}$ du
prix de vente. ([1])

En tout cas, il serait à désirer que cette matière,
utile et peu coûteuse, se répandit en Europe où elle
serait un précieux appoint pour les classes ouvrières.

([1]) D'après le travail du D^r Le Courty dans la brochure :
Le Brésil à l'Exposition d'Amsterdam.

ÉPICES ET AROMATES

Sous le nom général d'*épices*, se vendent divers produits à saveur âcre et brûlante, souvent aromatique, employés parfois en médecine, mais plus communément en alimentation. Ils relèvent la saveur faible ou fade de certains mets, parfument les combinaisons culinaires, excitent l'appétit paresseux, facilitent les digestions pénibles. Leur emploi est général, surtout dans les pays chauds où le besoin des excitants se fait impérieusement sentir.

Les *clous de girofle*, le *poivre*, les *piments*, la *muscade*, la *cannelle*, la *vanille* sont les condiments aromatiques les plus employés et les plus importants à connaître.

CLOUS DE GIROFLE

Anglais : *Clove*. Allemand : *die Gewürznelke*. Espagnol :
el Clavo de especia.

Le clou de girofle provient de la fleur du giroflier
(*Caryophyllus aromaticus*, ou *Eugenia caryophyllata*)
originaire des îles Molluques. Il ne fut connu en
Europe que vers le iv⁰ siècle.

Exploité d'abord au xvi⁰ siècle par les Portugais,
le commerce des clous de girofle passa bientôt
dans les mains des Hollandais qui, pour s'en assurer
le monopole exclusif, transplantèrent le giroflier
à Amboine et détruisirent tous les pieds des Molluques. La culture en appartenait au gouvernement. Malgré la surveillance des agents hollandais,
le gouverneur général de nos possessions de Maurice
et de Bourbon, Poivre, parvint à se procurer quelques
plants qu'il introduisit à Bourbon en 1770, en même
temps que la muscade et le poivre qui, du reste, lui
doit son nom. En 1772, on les transportait à Cayenne
et de là aux Antilles. Aujourd'hui, le giroflier se
cultive partout dans la zone torride, mais surtout
dans l'archipel des Indes Orientales, à Zanzibar et
dans les Antilles.

Le giroflier est un arbre toujours vert, de 10 m.
environ de hauteur et dont les fleurs ressemblent
beaucoup à celles du myrte. La fleur est cueillie
avant son entier développement quand les quatre

sépales du calice recouvrent encore comme d'une griffe les pétales repliées de la corolle. On fait deux récoltes par an : l'une en juin, l'autre en décembre. Le bourgeon, blanc tout d'abord, passe au rouge ; à ce moment, il est cueilli à la main et séché au soleil sur des nattes. Le calice, très allongé, donne au produit la forme grossière d'un petit clou à tête ronde, et prend, en séchant, une teinte gris jaunâtre. Chaque arbre produit environ 2 kg. de clous.

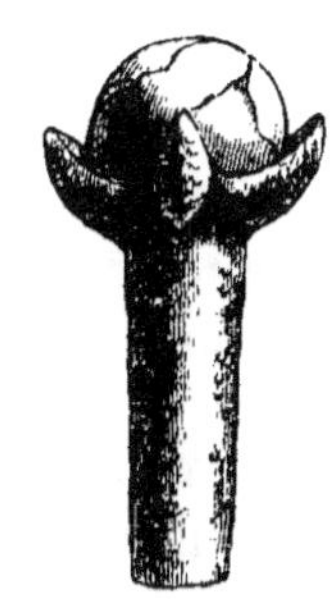

Fig. 23.

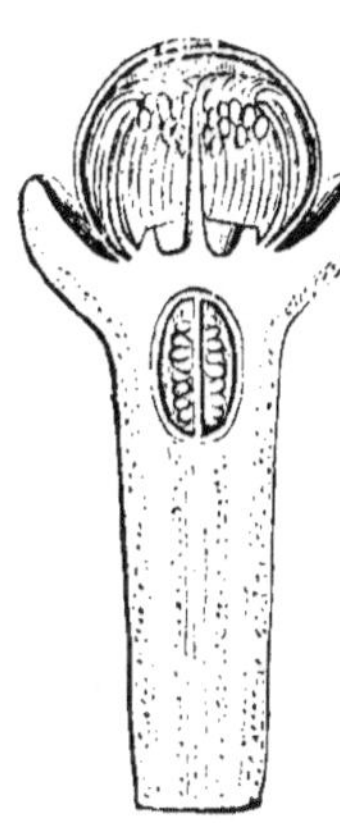

Fig. 24.

Clou de Girofle
(très grossi.)

Fig. 23. — Entier.
Fig. 24. — Coupe longitudinale.

Pour être de bonne qualité, les clous de girofle doivent être tendres, assez gros, d'une couleur plutôt claire que foncée, et laisser perler sous la pression de l'ongle, des gouttes d'huile de girofle ; enfin leur odeur doit être franche, très aromatique et leur saveur brûlante.

Distillés avec de l'eau salée, les clous de girofle donnent une huile essentielle : l'*huile de girofle*, formée d'un hydrocarbure, l'*essence de girofle*, et d'un principe acide, l'*eugenol* ou *acide eugénique*. L'huile de girofle est plus lourde que l'eau, à saveur caustique, et se colore à la lumière ; elle rougit par l'addition d'acide azotique et peut former avec les alcalis des composés salins cristallisables. On la fabrique surtout en Hollande, où, du reste, elle est souvent falsifiée.

VARIÉTÉS COMMERCIALES

Les clous de girofle se classent suivant leur provenance, les plus estimés venant des possessions hollandaises.

Girofle des Molluques ou Girofle Anglais, ainsi appelé parce qu'il est surtout importé par voie anglaise (Bombay). Il est brun clair cendré, gros, lourd, très âcre, nettement quadrangulaire et ne contient jamais de griffes ni de pédoncules. Les principales qualités sont les *Amboine, Penang, Bencoulen*, qui viennent par caisses de 70 à 80 kg. C'est une belle marchandise, mais d'un prix malheureusement très élevé (9 fr. le kg. environ).

Girofle de Zanzibar. Zanzibar et l'ile de Pemba qui en dépend sont deux forts producteurs de clous de girofles. Cependant, un ouragan qui, en 1872, détruisit les plantations, a beaucoup fait baisser leur importance. Cette qualité, d'un bel aspect et riche en huile, s'exporte par Bombay en Europe, ou, directement, de Zanzibar à Hambourg (341.400 kg. en 1883) et à New-York. Les clous de girofle sont emballés par couffes ou sacs de nattes de feuilles de palmier de 60 kg. Leur prix de revient en France est de 5 fr. 50 le kg.

Girofle de Bourbon. Petit et souvent mélangé de pédoncules ou griffes détachés. L'ile Bourbon a donné jusque 800.000 kg. de clous de girofle. En 1887, elle en a fourni 7,855 kg. valant brut 13.706 fr.

En 1883, cette île produisait encore 28.000 kg. sur ses 246 Ha. tombés aujourd'hui à moins de 60 Ha.

Sainte-Marie de Madagascar, qui exporte ses produits par voie de la Réunion, en produit environ 50.000 kg. par an. Mis en culture régulière, cette île pourrait produire de 2 à 300.000 kg.; mais l'indolence des habitants leur fait perdre la moitié de la récolte.

GIROFLE DE CAYENNE. Aigu, grêle, très sec. Cette qualité n'existe plus que de nom. En 1887, la récolte a été de 85 kg.

Sous cette désignation on vend les girofles des *Antilles* et de *Sainte-Lucie*, très allongés, jaunes, blancs ou rougeâtres et mélangés de griffes dans une forte proportion.

FALSIFICATIONS

Les clous de girofle sont très souvent mélangés avec des pédoncules ou queues de la fleur qui portent le terme générique de *griffes* (anglais : *cloves stalks ;* allemand, *Nelkenstiele*) ou avec des fruits du giroflier appelés encore *anthofle, anthophylle, mère girofle*, qui ont une forme cylindroïde terminée par 4 pointes ; leur longueur est de 2 à 2 $^{cm}\frac{1}{2}$ sur 0,5 de largeur.

Souvent aussi, les clous sont épuisés pour en extraire l'huile de girofle, puis, aromatisés avec un peu d'essence et remis en vente.

Enfin, la poudre de clous de girofle est falsifiée de toute façon.

USAGES COMMERCIAUX

Tonneau d'affrètement. Clous de girofle, en balles, 500 kg. ; en fûts, 400. Griffes, en balles, 400 ; en fûts, 380.

Le Havre. Terme : 3 mois et 15 jours de livraison. *G. de Cayenne :* Tare nette.

G. Bourbon : Tare nette en fûts ou en double emballage, ou 2 kg. ½ au choix de l'acheteur.

Bordeaux : Tare réelle et proportionnelle.

Marseille aux 100 kg. en entrepôt, tare nette, pas d'escompte d'usage, paiement au comptant ou à terme. Courtage 1/2 °/₀ par chaque partie pour les affaires au-dessous de 1,200 fr. ; et 1/3 au-dessus.

Délai de livraison : 3 jours.

Nantes : Vente à 4 mois, escomptables 6 °/₀ l'an, et 15 jours de livraison. Courtage 1/4 °/₀ par chaque partie. — Tare réelle, trait 1 °/₀. Le pesage se fait par 250 kg. pour les girofles en sacs et par colis pour ceux en futailles.

Frais de livraison 2 fr. par 1,000 kg. payables moitié par chaque partie. Magasinage en entrepôt 2 fr. par 1,000 kg. et par mois.

POIVRE

Anglais : *Pepper.* Allemand : *der Pfeffer.* Espagnol :
el pimiento.

Le poivre est le fruit du *Piper nigrum*, arbuste
sarmenteux de la famille des *Piperacées*, qui, comme
la vigne, s'attache après les arbres voisins et peut
s'élever en grimpant jusqu'à une hauteur de 8 à
11 mètres.

La disposition des fleurs et des fruits offre également beaucoup d'analogie avec la grappe du groseil-
lier et de la vigne, d'où le nom de *vigne à poivre* sous
lequel on le désigne parfois dans l'Inde. Ce végétal
est originaire du Malabar ; mais il a été introduit
successivement dans toutes les colonies européennes
et s'est répandu dans le monde entier. Ce fut Poivre,
gouverneur général des possessions françaises de
Maurice et de la Réunion, qui l'introduisit dans nos
colonies en 1770, et lui donna son nom.

Le fruit est un chaton de 20 à 30 grains, qui, en
mûrissant, deviennent verts, rouges, puis jaunes ;
mais la récolte se fait avant maturité complète.

Le poivrier est planté dans des terrains riches et
humides, à l'abri d'arbres élevés qui le protègent des

rayons ardents du soleil et lui donnent un point
d'appui pour s'élever librement (manguiers, are-
quiers, etc.).

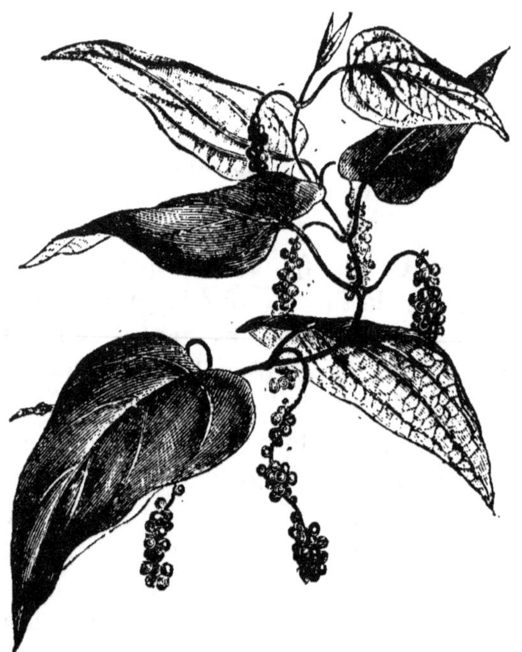

Fig. 25. — Rameau du Poivrier (Piper nigrum.)

L'arbuste entre en rapport dès sa troisième année
et donne des fruits pendant 20 ans à peu près, à
raison de 3 à 4 kg. par pied, d'après Flückiger.
Cependant nos statistiques coloniales ne signalent
qu'un rapport moyen de 1 kg. par pied.

On fait deux récoltes par an. Les fleurs de septembre donnent leurs fruits en janvier, c'est la meilleure qualité. La seconde récolte (fleurs de mars-avril), se cueille en juillet-août. Les fruits, recueillis à la main, sont séchés sur des nattes, et suivant la préparation donnent du poivre noir ou du poivre blanc.

Le *poivre noir* (*piper nigrum, blaco peper, Schwarzer Pfeffer, Pimiento negro*) s'obtient en cueillant les grains encore verts. Ils sont séchés au soleil et exposés ensuite à la chaleur d'un feu couvert. L'écorce se ride et le grain prend une belle couleur noire.

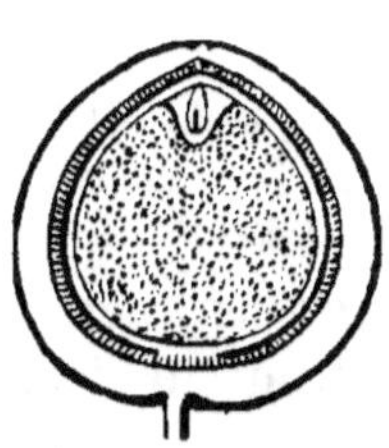

Fig. 26. — Poivre noir, coupe longitudinale.

Pour avoir du *poivre blanc* (*white pepper, der weisse Pfeffer, Pimiento blanco*), on laisse mûrir les fruits jusqu'à ce qu'ils aient pris la coloration rouge. L'écorce est alors plus tendre. Les grains secs sont mis en sac et plongés pendant un ou deux jours dans l'eau de mer ou dans de l'eau légèrement chargée de chaux, séchés, puis frottés entre les mains. Le tégument se détache et le grain présente une coloration blanc grisâtre.

Leur constitution chimique, assez complexe, présente, outre la cellulose et l'amidon, communs à tous les produits végétaux, une résine qui leur communique la saveur brûlante ; une huile essentielle fort odorante (1,50 à 2,25 °/₀) et une matière cristalline, la *pipérine* (2 à 3 °/₀) à forte odeur de poivre. Ces diverses substances sont solubles dans l'alcool et donnent une liqueur verte à saveur brûlante. Evaporée, cette solution alcoolique laisse de 7 à 13 °/₀ d'extrait sec. En outre, le poivre renferme de 4 à 5°/₀ de matières minérales qui en forment les cendres. Ces dernières sont surtout contenues dans la pellicule d'enveloppe, aussi le poivre blanc, privé de ce tégument, ne laisse à la calcination que 1 % environ de cendres.

Commercialement, le poivre se subdivise d'une façon générale en :

Poivre lourd ou *dur* à grains ronds, pleins, durs, brun-noir, tombant au fond de l'eau. C'est le plus estimé (*Malabar, Alepy, Tellitchery*).

Poivre demi-lourd ou *demi-dur* à grains petits, faciles à écraser, ridés et grisâtres, nageant sur l'eau (*Saïgon, Singapore*).

Poivre léger ou *tendre*, cassant, friable, rempli au centre d'une poussière farineuse, parfois même complètement vide et d'un noir gris. (*Penang, Java, Sumatra*).

Outre cette classification générale, les poivres se cotent suivant leurs provenances, dont nous venons de voir les principales.

Depuis quelques années, la consommation du poivre a beaucoup augmenté et la production a diminué ; aussi s'est-il produit sur cet article une hausse de prix assez importante. A Singapore, le grand marché de poivre de l'Extrême-Orient, on cotait le picul.

	1881	1886
Poivre noir	11 dollars	23 $.
— blanc	17 —	43 $.

Cette hausse s'explique facilement par le fait que Atchem ne donne plus de poivre ; que Malacca qui a

livré jusqu'à 1.900.000 kg. ne vend que des quantités insignifiantes ; que Sumatra a perdu beaucoup
de son importance, — en 20 ans sa production est
tombée de 18,000,000 kg. à 8,000,000. — Les îles
Lampong (côte de Sumatra) envoient à Batavia
1,450,000 kg. de poivre. Pour nos possessions ;
Mahé de 116,000 kg. en 1883 est tombé à 64,100
en 1887 ; Cayenne de 525 à 180. En Cochinchine le
rapport s'est maintenu, et donne, en chiffres ronds,
263,000 kg.

Seul, l'empire de Siam développe sa production et
les poivres qui, il y a 15 ans, prenaient tous le chemin de la Chine, arrivent maintenant sur le marché
européen. Ses deux principales sortes sont le *Chan-
taboum* et le *Bangkok*. En 1885, ils étaient cotés
19 piastres le picul pour les poivres noirs et 22 $ pour
les blancs. L'exportation était de 16,386 piculs. Les
grains sont beaux, mais les sacs contiennent beaucoup de poussières qui en déprécient la valeur.

Malgré cette concurrence, les établissements des
Détroits sont encore les plus importants marchés de
poivre. Voici du reste les exportations de Singapore
et de Penang pour 1886.

	SINGAPORE		PENANG	
	Piculs	Dollars	Piculs	Dollars
Poivre noir..	156.506	2.963.981	139.108	2.596.068
— blanc.	29.111	875.250	15.108	409.878
— long..	5.807	101.570	55	825
TOTAL......	191.424	3.940.801	154.271	3.006.771

La répartition des envois des possessions hollandaises peut se faire comme suit :

Expéditions en Hollande......... 30.5 %
—   à Singapore......... 18.5 %
—   en Italie 25
—   à Trieste 14
—   en France.....·..... 12

FALSIFICATIONS

Le poivre est peut-être la denrée la plus falsifiée qu'il soit au monde, surtout le poivre moulu, et cela se conçoit, étant donné son haut prix et les droits de douane qui le chargent.

De même que l'on fabrique de faux grains de café, on met en vente des grains de poivre artificiels. Cette fraude, signalée à diverses reprises, a encore dernièrement été rencontrée à Vienne par le Docteur Hanansek. On imite les grains de poivre en moulant un mélange de farine de millet avec des débris de poivre ou de piment, quelquefois aussi, on ajoute de la farine de moutarde avariée.

Le poivre moulu, qui est débité plus couramment que le poivre en grain est le grand exutoire des débris encombrants. Outre le sable, la terre, l'ocre, l'argile, la poudre de *maniguette*, de *piment*, de *pyrèthre*, les tourteaux de colza, de lin, les farines de moutarde, de maïs, de poires (Dr Hanansek), de curcuma, on y ajoute encore de vieux vermicelles moulus, des débris pulvérisés de feuilles de laurier ayant servi aux emballages, et, le comble du sans gêne..... des balayures de magasins. On a peine à croire ce dernier fait et cependant, de nombreux exemples en pourraient être cités.

Une falsification très répandue depuis quelques années consiste à mélanger au produit des *grabeaux* de poivre qui sont des pédoncules de fruits et des débris de feuilles de poivrier pulvérisées, et des *grignons* d'olives ou de dattes, c'est-à-dire des noyaux de ces fruits moulus. Cette poudre qui se vend couramment est portée sur les prix-courants sous le nom de *poivrette.* Enfin, les semences de *maniguette* (*malaguette, cardamone, grains de paradis*) sont récoltées dans le but d'être mélangées au poivre.

La MANIGUETTE ([1]) est la graine d'une cardamone (*Amomum granum paradisi,* famille des Amomacées). Ce fruit entier est très rare ; c'est une capsule ovoïde, lisse, écarlate, qui varie de la grosseur d'une noisette à celle d'une petite poire. Il renferme une pulpe acide contenant un grand nombre de graines. La plante, herbacée, haute de 90 cm. à 1 m. 50 est très commune sur les côtes d'Afrique de Sierra Leone au Congo.

Les graines sont rondes, ovales, quelquefois anguleuses et pyramidales, luisantes, d'un rouge brun, de 2 ^{m}/$_{m}$ de diamètre environ, leur odeur est faiblement aromatique, mais leur saveur âcre et brûlante rappelle celle du poivre.

([1]) Grains of Paradise, guinea grains, meleguetta pepper, allemand : paradieskörner.

Dans le commerce, on distingue :

La *maniguette de Sierra Leone* à graines petites, très répandue sur le marché européen (*Cape coast cast*) et la *maniguette d'Accra* à graines plus grosses, verruqueuses, plus aromatiques et qui se vendent beaucoup plus cher.

La *maniguette de Demerary* ou *grande maniguette*, est très rare.

L'Europe en consomme annuellement 100.000 kg.

POIVRES DIVERS ET PIMENTS

Outre le poivre commun, la famille des Pipéracées fournit encore divers produits employés surtout en médecine et que nous nous contenterons de voir rapidement.

Le *Poivre long* (Piper longum ou officinarum) est en chatons longs et secs assez semblables à ceux du bouleau, gris foncé, durs, à saveur âcre et brûlante. On le recueille avant maturité complète et on le fait sécher au soleil. Quelquefois employé comme épice, il est plus souvent utilisé en médecine. Il nous arrive de l'Inde, des Iles de la Sonde et des Philippines.

Le *Poivre bétel* (Piper betel) originaire de la Malaisie et des Philippines. La feuille enveloppe le mélange de noix d'arec et de chaux, que mâchent tous les habitants de la Malaisie. L'usage de ce masticatoire, noircit les dents et colore la salive en rouge.

mais permet, par son action sur les voies digestives, de résister à l'action débilitante du climat.

Le *Poivre cubèbe* ou *poivre à queue* (Piper cubeba, Cubeba officinalis) indigène de l'Archipel Indien, cultivé à Java et à Sumatra. Il est formé de grains plus gros que ceux du poivre ordinaire, sphériques et supportés par des pédicelles légèrement renflés. Il renferme une substance huileuse à saveur forte, camphrée, à odeur spéciale, l'*huile volatile de Cubèbe*, et une matière résineuse, âcre, à laquelle il doit toutes ses propriétés.

Mis dans du papier, le cubèbe le tache rapidement. Il est principalement employé dans le traitement de l'inflammation des muqueuses et des voies urinaires sous forme d'extrait ou de poudre.

PIMENTS

Indépendamment des poivres, d'autres fruits à saveur âcre et piquante sont employés comme excitants. Leur usage est fréquent dans les pays chauds où l'estomac paresseux a besoin d'une vive excitation. Parmi les piments les plus répandus, nous remarquerons :

Le *Piment annuel* (piment doux, poivron, piment des jardins, — Pod pepper. Guina pepper, — Capsicum annuum, C. indicum), cultivé dans toutes les régions chaudes. C'est une plante herbacée de la famille des Solanées haute de 30 à 35 cm. et portant des fruits cylindriques ou coniques longs de cinq à huit cm.

recourbés à l'extrémité, verts puis rouges. Dans le midi de la France et en Espagne, on le mange en salade ; dans le Nord, il s'emploie surtout confit dans du vinaigre.

Le *Piment de Cayenne* ou *piment enragé* (poivre d'Inde. — Cayenne pepper, Chillies pepper, Bird pepper — el pimental. — Capsicum fastigiatum) appartenant à la même famille que le précédent. Mais, suivant les pays producteurs, il doit être fourni par diverses variétés de Capsicum. La longueur de ce fruit peut atteindre 10 cm.; il est conique, très allongé et en pointe au sommet; la teinte est rouge plus ou moins vif. L'âcreté est extrême; on peut même employer ce piment comme rubéfiant en place d'un sinapisme. Le principe actif n'a pas encore été isolé. L'emploi de ce condiment est assez restreint en Europe, sauf pour la préparation des *pickles* ou sauces de haut goût chères aux palais anglo-saxons.

Le *Piment ou poivre de la Jamaïque*. (Toute épice, poivre girofle, myrte piment, piment des Anglais. — Myrtus pimenta ou Eugenia pimenta), appartient à la famille des Myrtacées.

L'arbre qui le porte forme à la Jamaïque, d'agréables allées de jardin par la beauté de son feuillage vert qui dure toute l'année. Toutes les parties du végétal sont aromatiques, mais nous n'employons que le fruit. C'est une baie à deux loges de la grosseur d'un pois, ronde, gris rougeâtre, rugueuse, et portant un bourrelet blanchâtre formé par le calice. Son odeur forte et agréable rappelle à la fois celle de la cannelle et du girofle. On utilise quelquefois en cuisine son eau distillée.

Enfin, le *Piment couronné* ou *Poivre de Thevet* (bagberry) et le *Piment du Mexique* ou *Piment de Tabasco,* également fournis par des Myrtacées, se rencontrent rarement dans le commerce français. Ce sont de petites baies sèches à 2 ou 3 loges, ovoïdes, rouge jaunâtre ou grises fortement aromatiques. Ces stimulants sont surtout employés aux Etats-Unis et aux Antilles.

USAGES COMMERCIAUX

```
Tonneau d'affrètement : poivre en grenier...   800 kg.
                   —      balles ou sacs   700
                   —      fûts .........   600
               piment,   balles   ou
                         caisses ...   500
                   —      en fûts...   400
```

Loi du 13 juin 1866. — *Poivres.* — Simple emballage de toile : tare 2 %.

En robins et fûts, tare nette.

Réfaction pour la pousse quand elle excède 2 %.

Piments. — En sac, simple emballage, sans lien ni surcharge ; tare, 2 %. — En fûts, poids net. — Tolérance pour la pousse, 1 %.

Le Havre. — *Poivres.* — Se vendent aux 50 kg. terme 3 mois et 15 jours de livraison. Simple emballage de toile, tare 2 % ; 1 kg. par balle pour double emballage. En fûts, tare nette. Bonification pour la pousse au delà de 2 %.

Piments. — Terme 3 mois.

Jamaïque en barrique, tare nette ; 2 % en simple emballage.

Tabago, double emballage avec liens de cuir entre les deux, 8 % ; sans liens avec simple emballage, 4 % ; en fûts, tare nette.

Bonification pour pousse au delà de 2 %.

Bordeaux. — *Poivres.* — Mêmes conditions que pour les cafés. Bonification pour la pousse au delà de 2 %. Se vendent aux 50 kg.

Piment. — En grosses balles, tare 3 kg. 500 ; en couffes, tare réelle.

Marseille. — Se vendent aux 50 kg. à l'entrepôt. Tares : emballage en toile fine, 1 % ; en grosse toile, $1\frac{1}{2}$ %. Bonification pour grabeaux et poussières, $1\frac{1}{2}$ % dans les ventes au détail ; 2 % dans les ventes par chargement.

Courtage $\frac{1}{3}$ % par chaque partie.

Escompte 2 %. Délais de livraison, 8 jours. Paiement comptant.

En vente publique : courtage $\frac{1}{2}$ % par l'acheteur en sus du prix d'adjudication. Payables sans escompte au comptant, livrables en 3 jours.

Magasinage aux docks, 1 fr. par mois et par 100 kg. ; à la livraison, 0 fr. 20 des 100 kg.

Piments aux 100 kg., tare nette sans usage fixe, comme les girofles.

Nantes. — Tares : toile simple, 3 % ; en joncs simples, 4 % ; doubles, 5 % ; en bombes avec corde, 3 kg. ; sans cordes, 2 kg. 500 ; en futaille, tare réelle ; 1 % de trait, 4 °%/oo d'angle.

Tolérance pour poussière et grabeaux, poivres légers, 3 %, poivres demi-lourds, $1\frac{1}{2}$ %.

Magasinage : 1 fr. 25 par 1000 kg. et par mois ; livraison, 2 fr. par 1000 kg. payables moitié par chaque partie.

Paiements à 4 mois escomptables à 6 % l'an et 15 jours de livraison non escomptables. Courtage, 1/4 par chaque partie.

ANVERS. — *Poivres*. Balle simple, tare 2 % ; balle double, tare 4 %.

Escompte 2 %, valeur à 30 jours.

MUSCADE

ANGLAIS : *Nutmeg.* ALLEMAND ; *Die Muskatnuss. Muskate.*
ESPAGNOL : *La Nuez moscada, la nuez de especia*

La muscade ou noix de muscade est la graine du *muscadier (Myristica fragans ou moschata)* de la famille des Myristicées.

Le muscadier, originaire de l'Archipel Indien, répandu aujourd'hui aux Molluques, à la Réunion, à Madagascar, dans les Guyanes et les Antilles est un arbre de 8 à 10 mètres de haut entrant en rapport vers sa neuvième année et produisant sans interruption jusqu'à 70 ou 80 ans. Il porte chaque année un grand nombre de fruits de la grosseur d'une pêche, qui s'ouvrent à maturité pour laisser échapper la graine unique qu'ils renferment. Celle-ci a le volume d'une petite noix, elle est un peu allongée, quelquefois cependant presque arrondie. L'amande qui for-

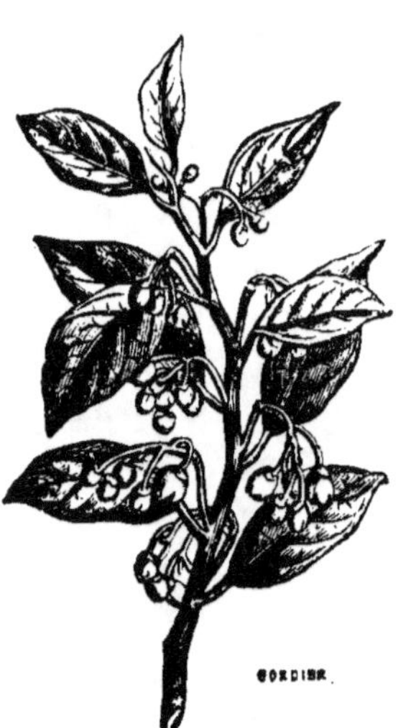

Fig. 27. — Rameau fleuri de muscadier.

mera la noix de muscade du commerce est enveloppée, d'abord d'un tégument assez épais, brun foncé, mais fragile, à odeur aromatique ; puis, extérieurement, d'une membrane charnue, jaune orangé, découpée en minces lanières, et appelée *macis*.

La noix entourée du macis ne vient qu'exceptionnellement en Europe.

Au moment de la récolte, le macis est détaché à la main et les muscades sont desséchées par l'action d'un feu doux et très lent. Cette opération, délicate à conduire, demande deux mois environ. Quand les graines sont bien sèches et sonnent dans leur coque, on brise celle-ci avec un maillet de bois et les amandes sont roulées dans la chaux. Ce chaulage est presque universellement pratiqué. La muscade qui était d'un brun gris prend une couleur blanche que conservent longtemps les sillons qui la marquent.

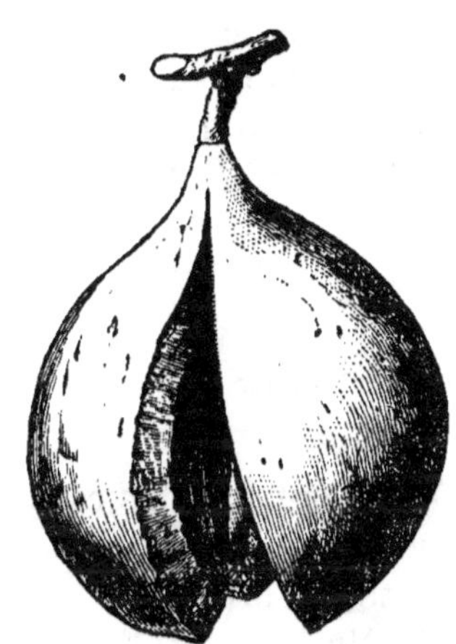

Fig. 28. — Fruit entrouvert du Muscadier.

Puis le triage répartit les noix en trois catégories suivant la grosseur, les plus grandes étant les plus estimées. Les plus petites composant la 3e catégorie ne sont jamais exportées et servent à fabriquer le beurre de muscade.

La noix de muscade est dure à couper, souvent cassante, grise intérieurement avec des veines rouges. Sa saveur est âcre, huileuse et chaude, son odeur forte, aromatique, agréable. Elle renferme une forte proportion d'oléine, une huile volatile et un principe particulier la *myristicine*. Exprimée à chaud, elle laisse sortir ces substances dont le mélange forme un corps solide jaune pâle, marbré de rouge, ayant à peu près la consistance du saindoux et doué d'une odeur aromatique. C'est le *beurre de muscade* (¹) employé en médecine comme excitant. Il est fusible à + 31° et soluble à chaud dans l'alcool. Il est importé de Singapore en pains rectangulaires de 25 cm. sur 6 enveloppés de nattes de feuilles de palmier.

VARIÉTÉS COMMERCIALES

MUSCADES DES MOLLUQUES. — Ce sont les plus estimées. La majeure partie provient des Iles Banda quelquefois désignées sous le nom significatif de Parc aux Muscades. En 1885 elles ont produit 105.869 kg de muscade et 10.264 de macis. Autrefois, les muscades s'expédiaient en Europe par **Java**, maintenant, elles tendent à arriver directement en Hollande *viâ* Singapore ou Macassar.

(¹) *Anglais :* **Nutmeg butter, expressed oil of Nutmegs, oil of mace.** — *Allemand :* **Muskatbutter, Muskatnussol.** — *Espagnol :* **Manteca moscada.**

La récolte se fait en fin d'année, mais est suivie d'une seconde moins importante d'avril à juin,

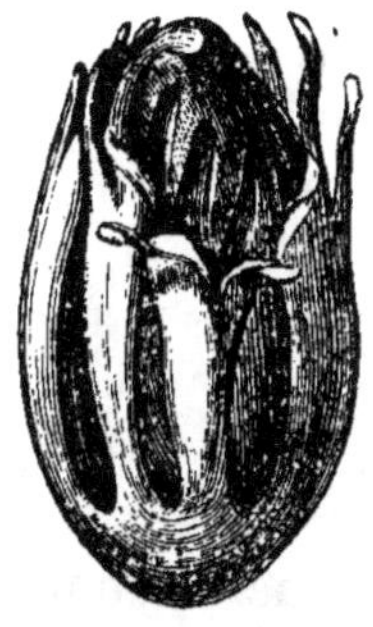

Fig. 29. — Noix de muscade entourée du macis.

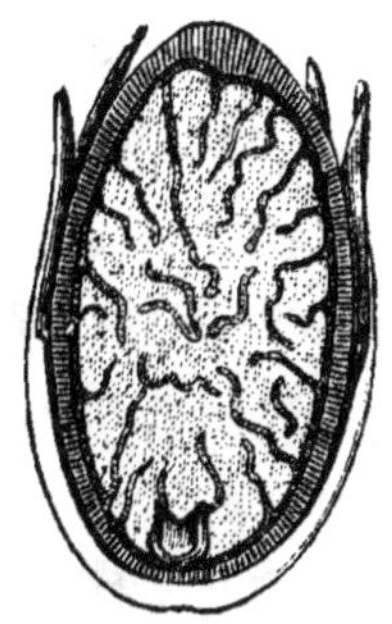

Fig. 30. — Noix de muscade, coupe longitudinale.

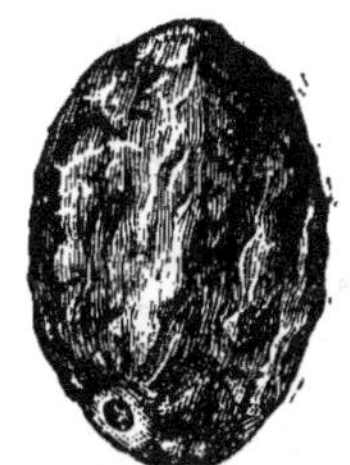

Fig. 31. — Noix de muscade dépouillée du macis.

Les muscades des Molluques se subdivisent en *Muscades femelles* ou *cultivées* fournies par le *Myristica fragans*, rondes, lourdes, à cassure rouge, très aromatiques, ayant 2 cm. à 2 cm. 1/2, et *muscades mâles* ou *sauvages* données par une variété, le *Myristica tomentosa*, moins estimées et moins aromatiques, mais plus allongées, plus légères, à cassure claire et dont le macis affecte la forme de plaques larges.

Ces muscades sont très sujettes à se piquer aux insectes. Les vendeurs bouchent les trous en roulant les noix dans un mélange de poudre de muscade et d'huile. Parfois aussi, on les épuise à l'alcool avant de les mettre en vente.

MUSCADES DE L'ILE DE FRANCE. — Originaire de

Maurice ou de la Réunion. Elle est ronde, de moyenne grosseur, aromatique, mais très légère.

Muscades de Cayenne et des Antilles. — Ces variétés sont petites, de la grosseur d'une noisette aveline, rondes, peu odorantes, rouge brun, souvent non chaulées, il n'est même pas très rare de les rencontrer en coque brun foncé. Le macis est large proportionnellement à la grosseur des noix. En outre elles sont très légères.

Macis. — (*Anglais :* mace. — *Allemand :* Macis, Muskatblüthe).

Le macis ou *fleur de muscade* est jaune orangé, souple, d'aspect corné, à odeur aromatique nettement prononcée et renferme comme la muscade une forte portion d'huile essentielle. On l'emploie également comme condiment en cuisine, mais très peu en médecine.

USAGES COMMERCIAUX

Tonneau d'affrètement. — Muscade, 500 kg. — Macis, 400 kg.

Le Havre. — Muscades : terme 4 mois, tare nette.!

Bordeaux. — Tare nette.

Marseille. — Se vend au kg., tare nette comme les girofles.

Nantes. — Tare réelle, frais 1 %. Se vend à 4 mois, escomptables 6 % l'an. Courtage, 1/4 % par chaque partie.

CANNELLE

Anglais : *Cinnamon*. Allemand : *der Zimmt, Ceylon Zimmt, Kaneel*. Espagnol : *La Canela*

La cannelle très estimée comme condiment par suite de son odeur agréable et de sa saveur douce, chaude et aromatique, est fournie par l'écorce de diverses plantes de la famille des Lauracées. Les sortes les plus fines proviennent du cannellier de Ceylan, *Cinnamomum zeylanicum*, les autres désignées par certains auteurs, sous le nom de cassia, sont données par le cannellier de Chine, *Cassia lignea*.

Les propriétés cordiales et stimulantes de la cannelle sont dues à une huile essentielle riche en aldéhyde cinnamique que cette écorce renferme dans la proportion de 1/2 à 1 %.

L'essence de cannelle est préparée sur les lieux mêmes de production par distillation dans l'eau salée, comme l'essence de girofle. Elle est d'un jaune doré, à saveur douce, aromatique, à odeur de cannelle prononcée. Sa densité est de 1.035. Elle se trouble par le froid en déposant une substance analogue au camphre (Flückiger).

M. Chamberland a en outre reconnu tout récemment qu'elle était douée d'un pouvoir antiseptique remarquable, et la recommande contre la fièvre typhoïde, sous forme de pulvérisations dans l'air.

VARIÉTÉS COMMERCIALES

CANNELLE DE CEYLAN. — La plus estimée et la plus chère. Elle est fournie par le cannellier, petit

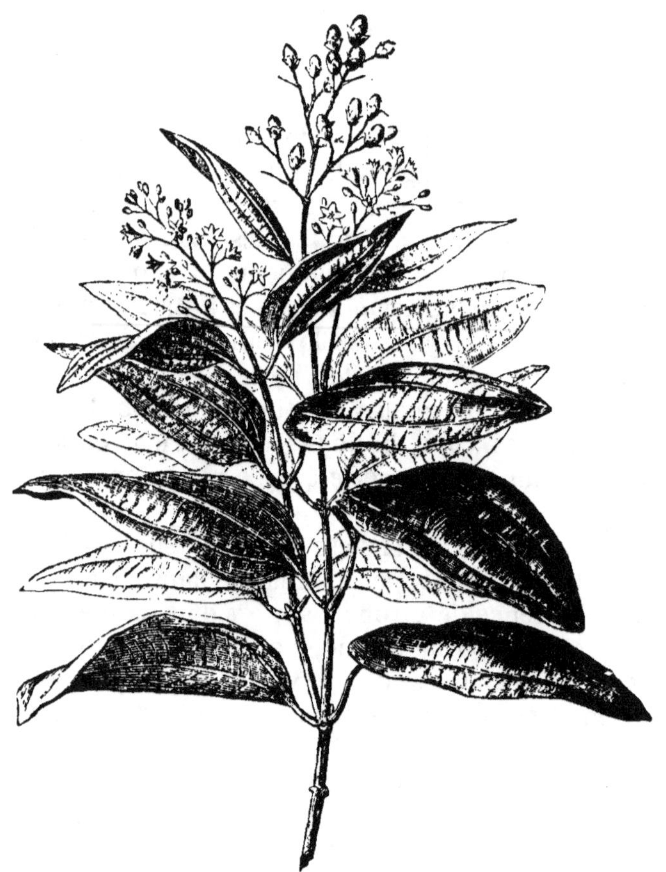

Fig. 32. — Rameau de Cannellier de Ceylan.

arbre vert, de taille et d'aspect variables et croissant jusqu'à une grande altitude. La zone moyenne de culture est 150ᵐ. Les meilleures écorces sont recueillies dans les environs de Colombo et de Matura. L'arbre est taillé en tétard, c'est-à-dire comme nos saules, et les branches en sont coupées vers la 2e année, aux périodes de sève, mai et novembre. Cette dernière récolte est moins abondante. Le rameau est d'abord gratté légèrement pour enlever l'épiderme et la couche subéreuse. Ces râclures très aromatiques, sont quelquefois mises en vente (*cinnamon chips*). L'écorce est ensuite coupée à 30 cm. de longueur, puis fendue longitudinalement. Les

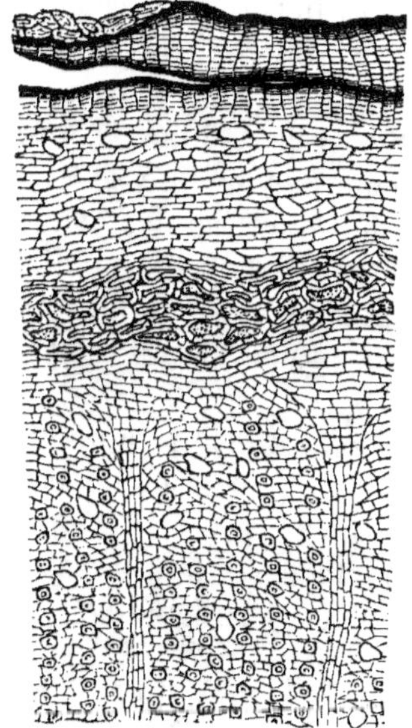

Fig. 33. — Écorce de Cannelle de Ceylan. Coupe transversale.

tubes obtenus sont emboîtés les uns dans les autres de façon à former une baguette de 1 ᵐ. à 1 ᵐ. 20 et de la grosseur du petit doigt. Après dessiccation à l'ombre, ces tubes sont réunis en faisceaux de 30 ℔ environ, puis en ballots de 30 à 40 kg. Quelquefois aussi l'emballage a lieu en caisses de même poids.

Les tubes de cannelle de Ceylan sont blonds, réguliers, cylindriques, très cassants, à odeur suave nettement prononcée, à saveur chaude et sucrée. La décoction dans l'eau ne bleuit pas par l'iode.

Sous le nom de CANNELLE MATE (*cinnamon bark*) on livre au commerce des écorces épaisses quelquefois de 6 à 8 $^{m}/_{m}$ provenant de vieilles souches ou de rameaux déjà âgés. Cette variété peu aromatique se présente sous forme de morceaux assez larges, plats ou légèrement recourbés en gouttière, à face interne luisante.

CANNELLE DE L'INDE. — CANNELLE DE MALABAR, DE MADRAS, DE TELLITCHERY. — Les tubes sont plus gros, plus courts et moins parfumés que ceux de Ceylan. Ils pénètrent les uns dans les autres comme les tubes d'une lunette. La structure en est plus grossière et plus fibreuse. C'est du reste la cannelle la moins estimée de toutes.

CANNELLE DE CAYENNE. Souvent vendue comme Ceylan, dont elle se rapproche par la finesse et le parfum ; mais elle est irrégulièrement roulée. On en distingue deux qualités : la *blonde*, d'un jaune blanchâtre, en cylindres de la grosseur du doigt, très fine, et la *rouge*, plus fibreuse, plus irrégulière et encore plus mal roulée. Les bottes de 30 à 35 cm. de longueur sont emballées en toile ou même les tubes sont expédiés tels quels en caisses de poids variable.

CANNELLE DU BRÉSIL. — Surface rugueuse, saveur faible et savonneuse, mal roulée. Provenance : Rio de Janeiro.

CANNELLE DE CHINE. — Avec la cannelle de Chine nous entrons dans la catégorie des écorces fournies par les variétés du *Cassia lignea*. Elles sont plus épaisses, plus foncées, moins parfumées que celles du *Cinnamomum zeylanicum*, présentent souvent une saveur mucilagineuse et laissant un arrière goût désagréable, analogue à l'odeur de la punaise. Cependant les qualités supérieures de Chine sont estimées presque à l'égal des Ceylan. On rencontre cette cannelle en Cochinchine, aux Philippines, à Java, à Sumatra, où l'on a également acclimaté le cannellier de Ceylan.

La cannelle de Chine proprement dite, se présente sous forme de tubes simples assez épais, à couleur rouge-jaune, peu réguliers, longs de 30 cm. et réunis en nombre variable suivant leur grosseur par paquets de 1 ℔ environ entourés de nattes de jonc. Souvent, ils conservent des traces d'épiderme. Leur cassure est courte et non esquilleuse comme celle de la cannelle de Ceylan. La décoction aqueuse bleuit par l'iode, par suite de la présence d'une certaine quantité d'amidon. Cette écorce appelée sur les lieux de production Kouei p'i (peau ou écorce de

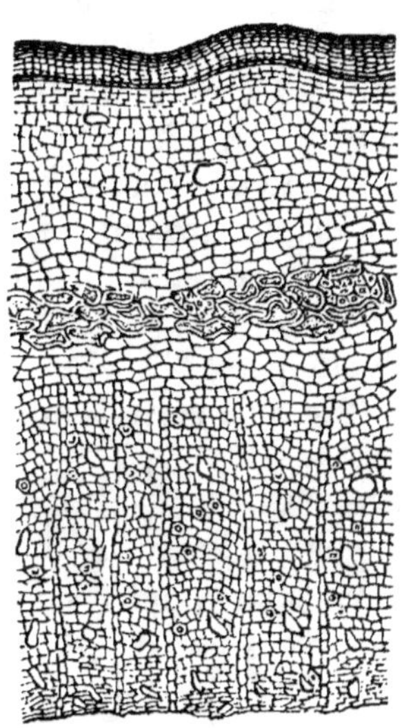
Fig. 31. — Écorce de cannelle de Chine. Coupe transversale.

Kouei) croît surtout dans la province du Kouang-Tsung, district de Lo-Ting et dans le Kouang-Si, district de Young-Chieun et de Tai-Vou, au sud du

Si-Kiang. L'exportation presque en entier aux mains des maisons allemandes se fait surtout par Canton et Pakhoï à destination de Londres et Hambourg. Cependant Loung-Tchéou (Kouang-Si), étant aujourd'hui ouverte au commerce franco-annamite, on pourrait assez facilement détourner les expéditions de cannelle par la voie Loung-Tchéou, Lang-Son, Haïphong (Tonkin), d'autant plus qu'on éviterait ainsi des droits de liking exorbitants. Aux lieux de production la cannelle vaut 3 $ le picul et 6 $ à Canton. Depuis quelques années, ce commerce a beaucoup diminué d'importance. En 1879, l'exportation était de 99,500 piculs ; elle tombait à 38,000 l'année suivante, se relevait en 1883 jusqu'à 68,000 piculs et depuis, a toujours été en décroissant ; en 1887, elle était de 10,260 piculs, en 1888, de 4158 piculs. Cette même année, la valeur en était baissée de 50 %. Par contre l'exportation des *débris de cannelle* (broken-cassia) s'est développée. Elle était en 1887 de 38,439 piculs, mais en 1888 elle est retombée à 8.268 piculs.

CANNELLE DES INDES HOLLANDAISES. — Les Possessions Hollandaises donnent chaque année une certaine quantité de cannelle intermédiaire entre celles de Chine et de Ceylan, mais la production en est très irrégulière, ainsi :

Production de Florès et Timor en 1883 — 81,000 kg.
1884 —   4,995   »
1885 — 41,513   »

Les JAVA sont en tubes simples, cylindriques, très

réguliers, bien soignés, rouge-jaunâtre; à odeur agréable, mais à saveur mucilagineuse.

La cannelle de Sumatra, est plus foncée en couleur.

Enfin les Padang qui n'arrivent en Europe que depuis une quinzaine d'années, sont en tubes irréguliers, mal roulés, foncés en couleur, faibles d'odeur et de saveur. Il est probable que ces écorces proviennent de plusieurs variétés de Cinnamomum et de Cassia. Les bottes sont réunies en ballots de 25 à 30 kg entourés de nattes de jonc.

FALSIFICATIONS

Elles ne consistent guère qu'en mélange de sortes et encore le plus souvent à l'état de poudre ou de débris.

USAGES COMMERCIAUX

Tonneau d'affrètement. — En caisses 600 kg, en fûts 500 kg.

Loi du 13 Juin 1866. — De Chine, en caisses, poids net; de Ceylan, balles ou sacs, emballage simple, 4 %, double 5 %.

Le Havre. — Terme 4 mois. Cannelle de Chine en caisses, tare nette, en paquets tare de douane. Cannelle de Ceylan en sacs de gonis double, 6 kg, simple 3 kg. 1/2. Délai de livraison, 15 jours.

Bordeaux. — Pas d'usages spéciaux.

Marseille. — Se vend au kilogramme. Voir clous de girofle.

Anvers. — Cannelle de Ceylan en fardelles ou paquets, tare 5 kg ; en surons de cuir, 7 kg. Escompte 2 %. Valeur à 30 jours.

Cannelle de Chine, en caisses, tare réelle ; emballage de joncs, tare 10 %.

Java en fardelles, tare réelle.

Cassia en bottes, 5 kg, sans escompte.

VANILLE

Anglais : *Vanilla*. Allemand : *die Vanille*. Espagnol : *La Vainilla (de vaina gousse)*

La vanille est produite par diverses plantes de la famille des Orchidées, originaires du Mexique. Les tiges de vanille s'attachent après les troncs des arbres et peuvent ainsi s'élever jusqu'à une grande

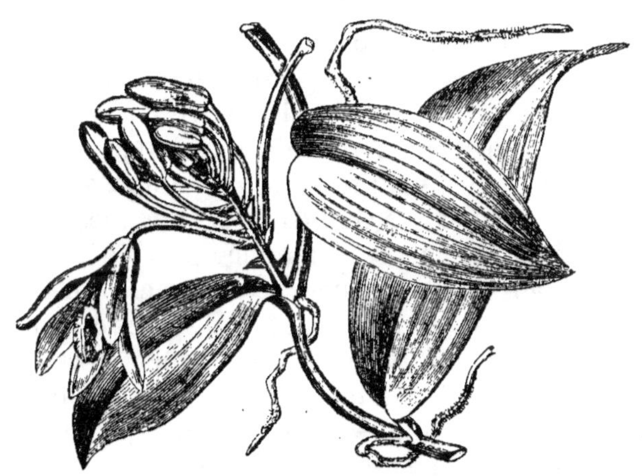

Fig. 35. — Rameau de Vanille.

hauteur. Souvent ces plantes sont cultivées dans les plantations de caféiers. Le fruit est une gousse de la grosseur du doigt, triangulaire, s'ouvrant dans le sens de la longueur, par deux valves inégales. On le recueille avant maturité complète et on le fait sécher avec soin. Cette opération délicate et complexe diffère quelque peu suivant les lieux de production. En tout cas, avant exportation, il faut faire *suer* la vanille, c'est-à-dire provoquer l'écoulement d'un liquide huileux et visqueux dans lequel sont plongées les graines. Au Mexique, on passe les gousses au four; à la Réunion, on les plonge dans l'eau à 90°, puis on expose à diverses reprises au soleil, en les exprimant avec les doigts ; quelquefois même, on les entoure d'un léger fil pour empêcher l'ouverture des valves. La liqueur s'écoule et, après séchage, la vanille est disposée par bottes, variables suivant les origines, et le plus souvent enveloppées de feuilles d'étain. Dans cette opération le volume de la gousse s'est réduit des 3/4. Le produit offre l'aspect d'une baguette à peu près cylindrique, longue de 15 à 20 cm. (certaines vanilles de la Réunion atteignent même 26 cm), et large dans les bonnes espèces de 1 cm. La surface est sillonnée de légères stries dans le sens de la longueur et présente un aspect luisant. Elle est parfois semée d'aiguilles cristallines blanches de *Vanilline* qui font donner à ces qualités le nom de *Vanille givrée*. L'extrémité qui portait le pédoncule est légèrement recourbée en et possède une pointe. La gousse est douce, onctueuse au toucher, odeur pénétrante, suave et persistante.

Ce parfum, cause de l'emploi de la vanille, est dû à la vanilline en dissolution dans le liquide qui baigne les graines, et pouvant, lorsqu'elle est abondante, cristalliser à l'intérieur et à l'extérieur du fruit. Cette vanilline possède entre autres propriétés, celle de retarder, sinon d'empêcher la rancidité des matières grasses. D'où son emploi fréquent en pâtisserie.

VARIÉTÉS COMMERCIALES

Quelle qu'en soit l'origine, les vanilles se classent en trois catégories.

1° VANILLE LEC OU LEG. — La plus estimée. Les gousses sont brun-noir ou rougeâtres, souples, grosses, arrondies à la base et terminées en pointe. Elle est toujours givrée.

2° VANILLE BATARDE OU SIMAROUNA. — Les gousses sont plus petites, moins épaisses et très rarement givrées. Leur teinte est plus claire.

3° VANILLON. —Gousses épaisses, petites, dépassant rarement 15 à 16 centimètres, ramassées sur elles-mêmes, à odeur forte et pénétrante, mais moins suave que celle de la vanille proprement dite. Ce produit est gras au toucher et laisse exhaler, quand on le presse, un liquide épais, visqueux et noirâtre.

Le MEXIQUE a eu longtemps la réputation de fournir les meilleures vanilles, mais l'importance des exportations n'a cependant cessé de décroître et aujourd'hui c'est l'île de la Réunion, qui donne les qualités les plus fines. Au Mexique, la culture se fait principalement dans les états de Vera-Cruz, Oaxaca, Tabasco et Yucatan, les principaux ports d'exportation sont Vera-Cruz et Tampico.

La vanille a été importée à la Réunion par Marchant en 1816, et la même année, un noir, Edmond, trouvait la fécondation artificielle de la plante, qui ne se pratiqua universellement que lorsque Morren l'eût trouvée à nouveau en 1837. Depuis, malgré les ravages des cyclones, la culture en a toujours prospéré. Des plantations ont été tentées avec succès à Madagascar et leurs produits ne laisseront rien à désirer ni comme qualité ni comme quantité. Disons enfin, pour en terminer avec les colonies françaises, que les plantations faites en Cochinchine, à Taïti, dans les Guyanes et à la Guadeloupe ont pleinement réussi.

L'ile Maurice, la voisine de la Réunion, produit aussi beaucoup de vanille qui est presque totalement importée en France, comme du reste les sortes d'autres provenances. Le Havre en est le principal marché.

Sur 18.500 kg, valant 250.939 roupies, que Maurice produisit en 1887, le commerce français en prenait pour sa part 12.496 kg, valant 182.421 roupies.

Enfin, les Iles Seychelles et Java, ont également de vastes plantations de vanille, mais les gousses de ces dernières sont plus petites et plus étroites que celles de la Réunion.

FALSIFICATIONS

Vu son usage répandu et son prix élevé, la vanille est souvent fraudée. On met en vente des gousses épuisées par l'alcool et imprégnées ensuite d'un corps gras, de baume du Pérou, de teinture de tolu, de mélasse, etc. On les aromatise parfois aussi avec de la vanilline artificielle.

Un des meilleurs caractères consiste à vérifier si la courbure du pédoncule est bien nette et entière. Dans les vanilles épuisées, elle devient cassante et manque presque toujours.

Quelquefois, afin de vendre la vanille bâtarde comme vanille lec, on la givre artificiellement en la soumettant à des vapeurs d'acide benzoïque. En examinant à la loupe, les cristaux de vanilline doivent être perpendiculaires à la surface. Ceux d'acide benzoïque lui sont parallèles, car ils sont simplement déposés sur l'enveloppe. En outre, la vanilline rougit sous l'influence d'une goutte d'un mélange d'acide sulfurique et d'acide azotique et bleuit par le perchlorure de fer, enfin, elle fond à 80° et se sublime à 280° tandis que l'acide benzoïque fond à 120° et se sublime à 220°.

En 1874, les recherches de MM. Tiemann et Haarmann montrèrent la possibilité de produire artificiellement la *vanilline* en partant de la coniférine contenue dans la sève de divers conifères. Peu après M. de Laire arrivait au même résultat en prenant comme point de départ l'eugénol contenu dans l'essence de girofle. Depuis, divers autres procédés ont été proposés et la vanilline artificielle se trouve dans le commerce courant. On l'emploie même fréquemment pour aromatiser les pâtisseries et les bonbons, mais elle est loin de donner aux substances avec lesquelles on la mélange, l'arome suave et délicat de la véritable vanille.

USAGES COMMERCIAUX.

Tonneau d'affrètement. — 350 kg.

Le Havre. — Terme 4 mois. Tare nette.

Bordeaux. — Tare nette, se vend au 1/2 kilogramme, acquitté de douane.

Marseille. — Se vend au kilogramme. (Voir clous de girofle.)

Nantes. — A 15 jours, 2 % d'escompte. Courtage 1/4 % par chaque partie. Se vend marchandise nue et agréée, elle est pesée au net et au gramme avec 1 % de trait.

Les boîtes de vanille pèsent de 5 à 10 kilogrammes. Les gousses sont réunies par paquets au nombre de 50 et 55 et la cote est établie sur la longueur de 20 à 22 centimètres. Les vanilles de la Guadeloupe viennent en vrac.

SUCRES

SUCRE

Anglais: (*De canne*): *Stock-sugar* — (*de betterave*): *beet-sugar·*
Allemand : (*De canne*) *der Rohrzucker* — (*de betterave*), *der Runkebrubenzucker*. Espagnol : (*De canne*) *el azúcar de canna,* — (*de betterave*), *el azúcar de betarraga,* — *azúcar cande, candi ó piedra* (*sucre candi*), — *azúcar negra,* (*cassonade*).

GÉNÉRALITÉS

Le sucre est une substance ternaire, c'est-à-dire formée de carbone, d'hydrogène et d'oxygène et répondant à la formule $C^{24} H^{22} O^{22}$, renfermée dans la sève d'un grand nombre de végétaux.

Le sucre normal ou saccharose est cristallisable, non directement fermentescible et ne réduit pas les sels de cuivre. Sa solution dévie vers la droite de 73°, 8 les rayons lumineux. Il est le type d'une nombreuse série de corps analogues, mais qui s'en distinguent cependant par quelques-unes de leurs propriétés chimiques.

La *saccharose ou sucre de canne*, fond vers 160° en donnant un liquide épais qui se prend en masse quand on le coule sur une plaque froide (sucre d'orge); à une température plus élevée, il se décompose partiellement et donne du caramel; enfin il se détruit complètement et laisse en résidu un charbon léger et boursouflé. Il est soluble dans le 1/3 de son poids d'eau froide et en toutes proportions dans l'eau bouillante. L'alcool étendu le dissout faiblement et il est tout à fait insoluble dans l'alcool absolu. La solution de sucre dans l'eau dissout les oxydes métalliques, notamment la chaux, en formant avec eux des sucrates ou saccharates. Un courant d'acide carbonique, précipitant l'oxyde à l'état de carbonate, remet le sucre en liberté. Une dissolution de sucre pur cristallise facilement par évaporation; mais la présence dans cette liqueur de sels, tels que chlorure de potassium ou de sodium, sulfates et azotates de soude ou de potasse, empêche partiellement la cristallisation. On estime en pratique, que une partie de sels retient à l'état liquide cinq parties de sucre.

Sous l'influence des acides et d'une élévation de température, le sucre passe à l'état de glucose ($C^{12} H^{12} O^{12}$), qui n'est pas cristallisable.

Le glucose se présente à l'état solide, sous forme compacte, et sucre 2 fois 1/2 moins que la saccharose. Moins soluble dans l'eau, mais très soluble dans l'alcool, cette substance dévie à droite de 57°. 6, la lumière polarisée. Il fond à 70°. A l'ébullition, en présence des alcalis tels que l'ammoniaque, il réduit les sels de cuivre, d'argent, d'or et de mercure. Il peut fermenter directement sous l'influence de la levure de bière en donnant de l'alcool ($C^4 H^6 O^2$) et de l'acide carbonique (CO^2).

A côté de ces deux variétés principales, se placent encore un certain nombre d'autres matières sucrées, sucre de raisin, levulose, maltose, etc., pour l'étude desquelles nous renvoyons le lecteur aux traités de chimie.

Bien que tous les végétaux renferment du sucre, il n'y a cependant qu'un nombre restreint de plantes qui en fournissent une quantité suffisante pour permettre une exploitation remunératrice. Ce sont : la canne à sucre, la betterave sucrière, l'érable à sucre de l'Amérique du Nord, le sorgho sucré cultivé en Asie et en Afrique et certains palmiers. Nous n'étudierons que les deux plus importantes, la canne à sucre et la betterave.

SUCRE DE CANNE

La canne à sucre, *Saccharum officinarum*, est une graminée de la tribu des Andropogonées. C'est une plante herbacée, à souche vivace, haute de 1 ᵐ 50 à 3 ᵐ ; ayant de 4 à 10 centimètres de diamètre. Le port de la plante rappelle celui de nos roseaux. A l'intérieur se trouve une moelle spongieuse, imbibée d'un liquide sucré. Répandue dans toutes les contrées chaudes, la canne sucrière doit évidemment présenter des variétés nombreuses, sur lesquelles il est inutile d'insister.

Très prospère autrefois, la culture de la canne traverse depuis de longues années déjà une crise redoutable.

Les maladies dues aux insectes destructeurs et les ouragans si fréquents dans les parages tropicaux, se joignent à la concurrence de la betterave pour entraver l'essor des plantations, qui jusqu'au milieu du siècle ont fait la fortune des colonies européennes.

FABRICATION DU SUCRE. — Les cannes à sucre peuvent être récoltées, suivant les pays, à l'âge de 8 à 15 mois. Elles sont coupées au pied en biseau et réduites ensuite en fragments de longueur variable. Ceux-ci sont écrasés dans un broyeur formé de deux cylindres cannelés tournant en sens inverse. Le jus ou *vesou* s'écoule. La canne broyée est ensuite séchée et employée au chauffage sous le nom de *bagasse*.

Le vésou contient environ 20 % de sucre; 100 kg de cannes donnent 60 kg de jus. Celui-ci est additionné d'un peu de chaux éteinte, afin de neutraliser les acides naturels qui transformeraient le sucre en glucose, puis porté à l'ébullition. Les matières albuminoïdes se coagulent et forment une écume que l'on enlève. Après repos, le jus sucré est clarifié par passage sur du noir animal fin et soumis à la *cuite*, c'est-à-dire que par un chauffage prolongé on évapore l'eau jusqu'à consistance de sirop épais. Par refroidissement le sucre cristallise et donne des *sucres bruts* ou *moscouades* plus connus sous le nom de *cassonades*. Il se présente sous forme de petits cristaux grisâtres, irréguliers, durs, parfois un peu gras au toucher.

Souvent, le liquide est versé encore chaud dans des formes de terre coniques, bouchées à la partie inférieure par une cheville. Quand la cristallisation est achevée, le liquide s'écoule et afin d'entraîner les dernières traces de sirop, ces cristaux sont tassés, recouverts d'argile et arrosés d'eau. L'opération est répétée trois ou quatre fois et le pain mis à égoutter pendant une quinzaine de jours. Ce temps passé, le sucre est séché à l'étuve ou à la turbine et pilé. Le produit ainsi obtenu porte le nom de *sucre terré*.

Après la cristallisation, le sirop renferme encore de notables quantités de sucre, aussi, par traitements successifs, on en extrait des *cassonades de deuxième et troisième jet*, plus jaunes que les premières. Le résidu épais et visqueux, noir brun, sucré quoique légèrement amer, et de saveur agréable, constitue la *mélasse*, base de la fabrication du rhum.

Variétés commerciales de sucres bruts. — Le sucre brut de canne est toujours un peu acide ; il contient de 1 à 8 % de glucose et 1 % de sels. Sa saveur est douce ; son odeur faible et agréable est caractéristique. Si, plus prononcée, elle rappelle celle de la figue, c'est que le sucre est déjà avarié, et, contenant plus de glucose, tend à fermenter ; dans ces conditions on perd beaucoup au raffinage. La qualité est d'autant meilleure que le sucre est plus blanc, sec et anguleux.

Nous avons vu déjà que les sucres bruts se divisent en *cassonades* et en *sucres terrés*. Les premières sont des masses friables, brunes ou des cristaux grisâtres. Les sucres terrés sont plus blancs.

Dans le *classement officiel*, les qualités sont déterminées par la nuance et l'aspect. La comparaison a lieu avec des *types* authentiques, qu'il faut fréquemment renouveler pour éviter le changement de nuance, et fixés par le Syndicat des courtiers (1).

---

(1) Loi du 13 juin 1866, sur les Usages Commerciaux.

« Il y a 3 séries de types, savoir :

1º Pour les sucres terrés exotiques la série des types de Hollande.

2º Pour les sucres bruts exotiques, cinq types à régler périodiquement comme il sera dit ci-après, savoir : ordinaire, bon ordinaire, bonne quatrième, belle quatrième, fine quatrième.

3º Pour les sucres de betterave, série complète de types à régler chaque année.

La classification des types des deux dernières séries s'effectue au Ministère de l'Agriculture, du Commerce et des Travaux publics, par les délégués des Chambres de Commerce intéressées, sous la présidence d'un représentant du Ministre.

Les délégués à appeler pour les sucres bruts exotiques, sont ceux des ports de : le Havre, Marseille, Bordeaux et Nantes, avec adjonction d'un délégué de la Chambre de

La classification n'est pas la même en tous pays. Nous donnons ici les deux principales, celles du Havre et d'Anvers.

Types du Havre

Nuances de *premier blanc* ou *première, seconde, belle troisième, bonne troisième, troisième, troisième ordinaire*. Ces qualités ne se trouvent jamais dans le commerce.

Puis viennent la *fine quatrième, belle quatrième, bonne quatrième, bonne quatrième ordinaire, basse quatrième* et les sucres *hors types*.

Commerce de Paris. Ils sont réunis à Paris, en mai et en novembre de chaque année.

Chacun des quatre ports représentés, présente la série de ses types, les types de chaque localité sont mélangés par quantités égales et les moyennes obtenues représentent les étalons acceptés.

Les délégués à appeler pour les sucres de betteraves, sont ceux-ci : Paris, Lille, Arras, Valenciennes, Amiens, Saint-Quentin.

Ils sont réunis à Paris, au mois de novembre de chaque année. Les délégués indiquent autant que possible la correspondance existant entre la série des types qu'ils arrêtent et les numéros de la série des types de Hollande. La Chambre de Commerce de Paris est chargée de faire établir sous son contrôle la confection des boîtes à transmettre aux Chambres de Commerce qui en feront la demande. »

C'est la bonne quatrième qui sert de base aux évaluations du commerce et des douanes.

	Types d'Anvers	Types du Havre
Nos 1. 2. 3.	brun foncé	
4. 5.	brun	
6. 7. 8.	brun clair	
9. 10. 11.	blonds.......	basse quatrième
11.	»	bonne quatrième ordin^e
12. 13.	gris.........	bonne quatrième
		belle quatrième
14. 15.	demi-blancs	
16. 17. 30.	blancs	

Les sucres bruts peuvent se classer approximativement comme suit :

Havane ou Cuba. — Excellente quantité, à gros grains anguleux et particulièrement estimés des raffineurs. On les classe en *fins, moyens* et *ordinaires*. Ils comportent en outre des *blancs* (*floretos* ou *blancos*) souvent consommés tels quels en Espagne, des *jaunes* (*cuebrados*) des *bruns* (*cocuchos*).

Java. — Blanc, jaune ou brun. Le blanc estimé à l'égal du Havane; les jaunes & bruns, moins prisés, mais cependant supérieurs aux autres sortes. Ils arrivent à Rotterdam en canastre de 220 kg.

Surinam et Porto-Rico. — Blond clair ou brun foncé. Barriques de 500 kg. net.

Brésil. — *Bahia, Pernambouc, Rio.* — Farineux et riches en glucose, ils sont souvent difficiles à travailler, surtout le Rio. — Sacs de 70 kg. ou caisses de 900 kg.

Manille. — *Guyanes, Jamaïque, Trinidad, Barbades.* — Gros cristaux réguliers blancs ou bruns.

Indes orientales anglaises. — *Maurice, Bengale.* — Blancs ou bruns, très variables comme qualité ; les blancs valent presque les Havane, les jaunes atteignent à peine les Brésil.

Les sucres des Colonies Françaises sont généralement de bonne qualité surtout ceux de la Réunion. Mais cette industrie tend à péricliter chez nous, faute de soins et d'un outillage suffisant pour lutter avec avantage comme qualité et comme prix de revient contre d'actifs concurrents.

Raffinage. — Les sucres bruts arrivent en Europe fortement tassés dans les sacs, caisses ou barils. Le raffineur doit tout d'abord se rendre compte par analyse de la qualité exacte du sucre et assortir les variétés. Toutefois on ne fait qu'exceptionnellement un mélange de sucres de canne et de betterave (dans le cas de cassonnades par trop acides), car les saveurs des deux sucres se marient mal.

Les tonneaux sont défoncés sur un plancher incliné et les gros grumeaux brisés. Le sirop restant entre les cristaux s'écoule dans un réservoir, où l'on verse également l'eau chaude qui a servi au rinçage des sacs et des tonneaux.

Le sucre brut est traité dans une chaudière chauffée à la vapeur par une petite quantité d'eau : 800 kg. par 500 kg. de sucre. Le liquide louche est additionné de 4 à 5 % de son poids de noir animal fin, énergiquement brassé et chauffé à l'ébullition. Dès que le liquide a bouilli, l'ouvrier verse dans le bassin du sang de bœuf étendu d'eau. L'albumine se coagule, entraîne les impuretés et le noir et forme une écume que l'on sépare après repos par une filtration à travers des toiles. Le sirop ainsi *claircé* est versé sur du noir animal en grains et se décolore complètement. Il passe ensuite dans des chaudières à vide, analogues à celles que nous décrirons plus loin, où il se concentre à la température de 69°; puis dans des réchauffeurs où il est porté à 80°. Quand les cristaux commencent à se former dans le liquide, on le fait écouler dans des formes où il va se cristalliser. Pendant cette cristallisation un homme agite constamment le liquide (*opalage*) afin d'obtenir des grains réguliers.

La masse obtenue retient, interposés, du liquide, des matières colorantes et des sels ; pour les entraîner on verse sur le pain un sirop de sucre concentré qui déplace les substances étrangères sans dissoudre le sucre. Ce *clairçage* est répété à 3 ou 4 reprises.

Les pains claircés sont égouttés, leur base est nettoyée au couteau (*plamotage*) et enfin ils sont sortis de la forme (*lochage*). Comme la tête est souvent colorée on l'enlève et on la renvoie au traitement. Les pains finissent de sécher à l'étuve. Ils doivent présenter une belle couleur blanche et un grain bien homogène, être durs et sonores, fondre difficilement et sans résidu dans l'eau, et posséder une saveur franche et douce. Tout pain manqué retourne au raffinage.

Le rendement des sucres coloniaux au raffinage est le suivant :

Sucres en pains, de	69	à 70	%
Lumps........... —	2	3	
Farines.......... —	5	13	
Mélasses......... ——	18	21	
Pertes........... —	2.5	4	

VARIÉTÉS COMMERCIALES DES SUCRES RAFFINÉS. — Les sucres raffinés peuvent se présenter sous forme *cristalline*, rare sauf le cas du *sucre candi*, ou en *pains*.

De même que les jus de canne donnent plusieurs jets, on tire aussi des sirops de raffinerie plusieurs produits. On obtient jusque cinq jets. Les premiers sucres sont en pains, ceux-ci se classent d'après leur poids, et les plus petits sont les meilleurs. Les pains *sucre premier jet* ou *raffinades* pèsent de 3 à 4 kg.; ceux de *second jet* ou *mélis*, 5 à 6 kg.; puis viennent les *troisième jet*, 8 à 9 kg.; les *quatrième jet*, 12 à 13 kg. Enfin les *lumps* et *bâtardes* en pains tronqués toujours tachés de roux.

Les sirops de résidus laissent encore déposer, à l'état pulvérulent, les *vergeoises* et les *farines*, de couleur rousse. Le dernier résidu constitue des *mélasses* que réclame la distillerie.

SUCRE CANDI. — Le sucre candi est un sucre très pur, en gros cristaux, à angles et à facettes bien nets. Pour le préparer on prend généralement des Havane bonne quatrième et belle quatrième ou des Java supérieurs. En Belgique, les sucres d'Egypte sont particulièrement recherchés pour la fabrication des candis roux.

Les candis de betterave ont toujours une saveur laissant un arrière goût désagréable, aussi sont-ils moins employés. Dans la préparation des vins mousseux notamment il serait impossible, sous peine de nuire à la qualité du vin, d'utiliser le candi de betterave.

Suivant leur couleur on les classe en *blanc, paille, roux*.

Suivant l'aspect en *grands cristaux, petits cristaux, manqué*.

Le raffinage se fait comme précédemment avec cette différence qu'on colle le sirop de fonte au blanc d'œuf au lieu d'employer le sang frais et qu'on évite avec soin la cristallisation confuse. Pour arriver à ce résultat, on verse le sirop marquant 40 à 41º Baumé dans des formes hémisphériques où sont tendus horizontalement des fils de lin; les bassines sont mises à l'étuve marquant 60º C. pendant 72 à 75 heures. La cristallisation se fait autour des fils. Douze jours après elle est achevée, la croûte est percée et le sirop s'écoule. On lave à l'eau tiède et après égouttage on fait sécher à l'étuve. Quand on veut obtenir de grands cristaux on emploie les *mailles factices*, c'est-à-dire que les fils sur lesquels se fera la cristallisation sont déjà pourvus de petits cristaux. On sait en effet que, si dans une solution saturée d'un corps cristallisable, on introduit un cristal déjà formé, celui-ci se nourrit et devient volumineux. Quand pendant l'opération les cristaux se soudent on obtient le *candi manqué* de moindre valeur.

Après dessiccation les chapelets de candi sont emballés en caisses garnies intérieurement de papier épais.

SUCRE DE BETTERAVE (1)

La Betterave sucrière. — La présence du sucre
dans la betterave fut signalée pour la première fois
par le grand agronome français Olivier de Serres ;
en 1747 Margraff, chimiste allemand, publia sur ce
sujet un travail de longue haleine et en 1779 un de ses
élèves Ch. François Achard, prépara pour la première
fois ce sucre d'une manière industrielle. La première
fabrique fonctionna régulièrement en 1796 à Steinau-
sur-Oder. Lors du blocus continental la difficulté de
se procurer du sucre des colonies fit songer en France
à l'emploi de la betterave et Napoléon Ier attribua un
million à l'encouragement de l'industrie naissante.
A cette époque, on comptait en France 32,000 Ha.
cultivés en betteraves sucrières, actuellement cette
culture occupe 180,000 Ha. En 1889-90, l'exploitation
sucrière a employé 6,700,000 tonnes de betteraves,
procurant à la culture un rapport de 200,000,000 de
francs et a importé de Belgique 63,000 tonnes. La
production du sucre a été de 750,000 tonnes en chiffres
ronds ; l'exportation de 267,000 tonnes soit 29 % de la
production. Les expéditions ont lieu à destination de
l'Angleterre pour les sucres bruts, et de l'Angleterre,
Suisse, Turquie, Maroc, Algérie, Amérique du Sud
pour les raffinés. Cette même année, l'importation des
sucres coloniaux était de 108,000 tonnes ; de l'étranger

---

(1) Renseignements dus pour la plupart à M. Mazurier,
directeur de la fabrique de Pouilly-sur-Serre (Aisne), et
à M. Salomon, chimiste à la même maison.

de 50,000 tonnes, soit en tout 908,000 tonnes mises sur le marché français.

La betterave sucrière (*Betta rapa*) est grosse, fusiforme, blanche ou rouge et comporte plusieurs variétés dont les principales sont : la betterave blanche de Silésie à collet rose, gris ou vert, cette dernière étant la plus productive ; la betterave rouge de Castelnaudary, la rouge ronde précoce, la rose ou betterave bassano, la jaune ordinaire et la jaune d'Allemagne.

Les betteraves se sèment en mars et pendant la première année se développent en racines ; le sucre s'amasse dans les tissus et servira pendant la seconde année d'aliment de réserve au moment de la floraison et de la fructification. Au mois d'octobre ou de novembre de la première année, on arrache les racines, on les effeuille et on les met, pour les conserver, en silos, vastes tas recouverts d'une épaisse couche de terre. Au moment de l'arrachage les producteurs procèdent à la *sélection*, c'est-à-dire choisissent les meilleures pour en faire des porte-graines. A cet effet, après effeuillage, les betteraves sont lavées puis plongées dans un bain d'eau salée marquant 5° Baumé. On ne conserve que celles qui vont au fond. Après la campagne, vers février, on procède à l'analyse. Au moyen d'une sonde on prélève un échantillon sur chaque racine et le trou est bouché par une cheville. L'échantillon prélevé est traité de façon à faire connaitre sa teneur en sucre, et les betteraves sont réparties en trois catégories :

1ʳᵉ Catégorie.	—	Betteraves contenant plus de 15 % de sucre		
2ᵉ	—	—	de 13 à 15 %	—
3ᵉ	—	—	moins de 13 %	—

Les premières, seules, sont repiquées et donnent des graines qui, l'année suivante, serviront à ensemencer les champs. On arrive ainsi progressivement à produire des betteraves de plus en plus riches.

Dans la sélection rapide d'automne, on emploie le bain d'eau salée, car l'expérience a montré que les betteraves les plus denses étaient toujours les plus riches. Les analyses suivantes faites en 1884 à la sucrerie de Pouilly-sur-Serre (Aisne) en feront foi du reste.

	MOYENNES sur	SUCRE PUR par hectolitre DE JUS	CENDRES	SELS	Coefficient de pureté (1)	Coefficient salin
Betteraves tombant au fond.	6 betteraves	13ᵏ008	0ᵏ900	2ᵏ052	0,81	14,453
	8 —	10,870	1,008	2,642	0,74	10,783
Betteraves flottant.	9 —	10,870	1,080	2,530	0,76	10,064
	6 —	9,711	1,125	3,424	0,68	8,632
Betteraves surnageant.	8 —	10,424	1,440	2,536	0,72	7,238
	6 —	7,805	1,215	3.130	0,64	6,423

(1) On appelle en analyse *Coefficient de pureté*, le rapport qui existe entre le sucre en poids et la totalité des substances dissoutes. Si, par exemple, un jus sucré renferme sur 100 grammes, 11 gr., 10 de sucre et 85 gr., 31 d'eau ; son coefficient de pureté sera $\frac{11,10}{100-85,31} = 0.748$. — Le *coefficient salin* est le rapport du poids du sucre à celui des cendres. Le *coefficient organique*, le rapport du sucre aux matières organiques. La *valeur proportionnelle*, le produit du degré de pureté par la richesse saccharine.

D'autre part la répartition du sucre n'est pas la même dans toute la racine. Voici une autre analyse faite à la même époque et portant sur 30 betteraves.

	Collet	Partie verte	Racine
Titrage polarimétrique....	55° 0	58° 30	60° 72
Densité du jus...............	4. 75	4. 80	4. 40
Sucre pur par Hl. de jus..	8. kg. 910	9 kg. 444	9. kg. 830
Coefficient de pureté......	0. 72	0. 75	0. 77

Le corps de la racine est donc la partie la plus riche, et comme d'autre part le collet renferme beaucoup de sels, gênants pour le travail on étête le plus souvent les betteraves avant traitement.

Aujourd'hui le fabricant achète presque exclusivement ses betteraves à la densité en se basant sur les évaluations suivantes :

Densités des betteraves	Richesse en sucre	
3 à 4 B.	6 à 8 %	Considérées comme nulles pour faire des semenceaux
4 » 5	8 » 10 »	
5 » 6	10 » 12 »	
6 » 7	12 » 14 »	Ce sont aujourd'hui les plus nombreuses
7 » 8	14 » 16 »	
8 » 9	16 » 18 »	

L'estimation est en moyenne de 20 à 22 francs les 1000 kg à 6° de densité ; au-dessus, on paie une majoration de 0,60 à 1 franc, par 1/10 de degré et par 1000 kg.

En moyenne, le rendement en sucre raffiné, est de 9 kg. 62 par 100 kg de betteraves.

Dans la campagne 1888-89, la production française a été de 405.383.745 kg, répartis entre 380 fabriques.

FABRICATION DU SUCRE. — Le mode de fabrication ne diffère de celui de la canne que par des nuances de détail. La *betterave* lavée, étêtée, est réduite en pulpe, soit au moyen de râpes, soit par des coupe-racines qui la détaillent en rondelles ou en fines lanières appelées *cossettes*. Jadis, et quelques maisons se servent encore de ce procédé, le jus sucré, s'extrayait par expression, sous de puissantes presses hydrauliques. Aujourd'hui on emploie surtout la macération dans des diffuseurs. En principe, le fonctionnement de cet appareil est le suivant. Une batterie se compose de sept cylindres diffuseurs, pouvant recevoir chacun 2,500 kg de cossettes. L'eau arrive froide à une extrémité (n° 1) tandis que les cossettes fraîches pénètrent par l'autre extrémité (n° 7) et marchent en sens inverse. La pulpe fraîche va rencontrer en arrivant un jus déjà riche en sucre et à la température de 90 à 95°; elle lui abandonnera une forte partie de son sucre, puis passera successivement dans les autres cylindres où elle trouvera une solution de moins en moins concentrée ; dans chacun d'eux elle laissera une certaine portion de ses principes extractifs, si bien que dans le premier la cossette presque épuisée sera mise en contact avec une eau pure, capable par conséquent de dissoudre la faible quantité de sucre qu'elle possède encore. On peut ainsi, rapidement, à peu de frais, et en opérant sur des quantités considérables (17 à 18,000 kg), obtenir la presque totalité du sucre contenu dans la racine.

Le liquide sorti des diffuseurs renferme le sucre,

les sels et une grande quantité de matières organiques albuminoïdes ou pectiques. Il se rend dans des chaudières où on lui ajoute de la chaux éteinte. Porté à l'ébullition, il se couvre d'écumes dues à la coagulation des matières albuminoïdes. C'est la *défécation*. La masse demi-boueuse est conduite aux filtres-presses, le jus sucré passe au travers des toiles qui les garnissent. Comme on a dû ajouter un grand excès de chaux, ce corps a formé avec le sucre une combinaison soluble le sucrate de chaux qu'il faut détruire. La *carbonatation* y pourvoie. Le liquide sorti des filtres-presses, amené dans des chaudières chauffées par la vapeur à 70°, est traversé par un courant d'acide carbonique qui décompose le sucrate de chaux, met le sucre en liberté et précipite la chaux à l'état de carbonate de chaux insoluble. Suivant le mode de traitement on fait deux ou trois carbonatations. Le jus, décanté après repos, subit une première cuite qui en réduit le volume, passe sur une épaisse couche de noir animal qui le décolore, puis est concentré dans des chaudières à vide appelées *appareils à triple effet*. Si la concentration se faisait à la température ordinaire d'ébullition, le sirop trop fortement chauffé prendrait une coloration brune. Mais on sait que dans le vide l'ébullition peut se produire à une température inférieure à la température normale. Qu'on imagine donc trois chaudières fermées et en relation entre elles. La première A qui reçoit le jus est chauffée à 80° par la vapeur détendue des machines motrices qui s'y condense. Le jus entre en ébullition sous l'influence d'une diminution de pression d'un quart d'atmosphère. La vapeur dégagée

par cette ébullition se rend au moyen d'un serpentin
dans la seconde chaudière B et en porte la température à 60°. Dans celle-ci la pression est encore dimi-
nuée. Un tube spécial y amène le liquide déjà concentré en A. L'ébullition recommence. Les vapeurs
vont échauffer la troisième chaudière C où la concentration s'achève à 50 °. Le sirop marque 25 à 26 °
Baumé. Ce sirop est conduit aux cristallisoirs et par
refroidissement le sucre se dépose.

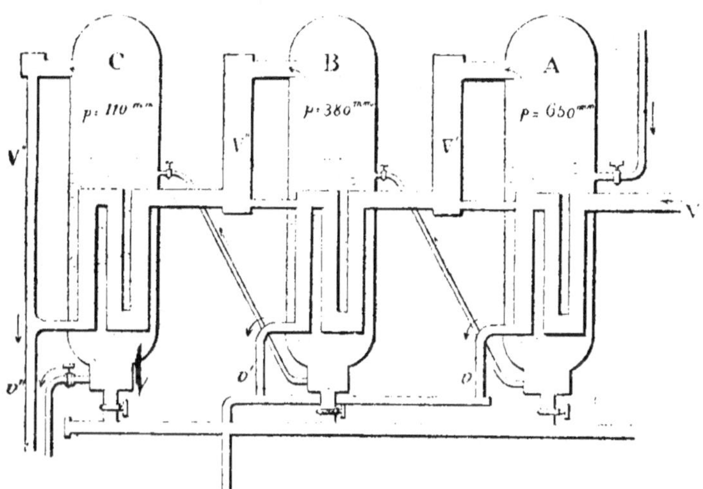

Fig. 36. — Schema de l'appareil à triple effet pour concentrations
des jus dans le vide.

On peut comme dans le traitement de la canne
obtenir plusieurs jets, généralement trois, mais le
dernier est brun. Le résidu forme une *mélasse*. Malheureusement celle-ci, fort saline, est douée d'une saveur
désagréable qui n'en permet l'emploi qu'en distillerie.

Cependant, depuis quelques années on extrait encore le sucre de la mélasse au moyen de l'*osmose*. Les substances capables de cristalliser, mises au contact de l'eau à travers une membrane de papier parchemin, traversent cette membrane, se diffusent comme l'on dit, et vont se dissoudre dans l'eau. Or chaque substance diffuse avec une rapidité plus ou moins grande. Le sucre se diffusant plus vite que les sels pourra donc être séparé de ceux-ci. Et comme nous avons vu que la présence des sels empêchait la cristallisation du sucre, celui-ci purifié pourra donner par évaporation un quatrième jet parfaitement blanc. En conséquence on dispose des cadres à trois compartiments séparés par des feuilles de papier parchemin. Au centre arrive la mélasse et dans les cadres extérieurs un courant d'eau tiède. Le sucre se diffuse puis est concentré comme précédemment. Toutefois il semble que ce procédé n'a pas donné tous les résultats qu'on en attendait, car bon nombre de sucreries qui avaient monté l'osmose ont dû y renoncer.

Le raffinage du sucre de betterave se fait comme celui de canne.

Les sucres de betterave sont alcalins, d'odeur souvent désagréable et contiennent 0,5 % de glucose et 3 % de sels.

La fabrication du sucre de betteraves a pris en Europe une extension considérable et donne chaque année des rendements de plus en plus élevés. C'est ainsi qu'en 1872 le rendement brut n'était que de 5,70 % et qu'il atteint aujourd'hui 9,62. Tous les pays luttent à l'envi et « la question des sucres » est une des plus importantes parmi celles que soulèvent les rapports commerciaux des diverses nations.

Dans la campagne 1887-88 les productions ont été les suivantes :

Allemagne	942.441 tonnes.
Russie	441.342
Autriche	408.616
France	395.000
Belgique	135.000
Hollande	39.280
Divers	50.050
Total	2.411.729

La production vraiment considérable des sucres indigènes a eu pour résultat de faire baisser le prix de cette denrée, autrefois article de luxe, aujourd'hui devenue de consommation courante, ainsi que l'indiquent les prix ci-dessous du sucre raffiné (en douane) :

1826	1.20 le kg.	1875	0.71
1850	0.80	1880	0.71
1860	0.92	1885	0.47
1870	0.82	1888	0.40

C'est en Angleterre que l'on consomme proportionnellement le plus de sucre, 32 kg par tête d'habitant et en Roumanie que l'on en emploie le moins, 1 kg. 5 par habitant. En France la consommation

moyenne est de 10 kg. 5. « L'énorme consommation
anglaise tient à ce fait que dans ce pays, l'impôt sur
le sucre n'existe plus. Aussi les prix sont-ils très
bas. En 1887, le quintal de sucre raffiné valait en
Angleterre 20 fr. environ, c'est-à-dire moins cher que
le pain » (A. de Foville).

ALTÉRATIONS ET FALSIFICATIONS

Les sucres bruts, surtout ceux des colonies, renferment toujours des matières étrangères : eau, mélasse, sels minéraux, débris végétaux s'altérant
pendant le transport, et présentent parfois, avec une
grande quantité de sucre incristallisable, des moisissures et des mites.

Les sucres raffinés sont très rarement falsifiés ;
mais il n'en est pas de même des sucres en poudre
ou des sucres bruts. On y ajoute des fécules, de la
craie pulvérisée, du plâtre, du sable, du sel, des sucres de fécule, de la dextrine. La dissolution dans
l'eau froide permet de reconnaître les premiers,
puisque le sucre doit se dissoudre sans résidu. Le
sucre de fécule ou glucose peut se déceler en faisant
bouillir le sucre dissous dans l'eau, avec quelques
gouttes de potasse caustique. Si le liquide prend une
coloration jaune foncée, le sucre est additionné de
glucose.

La dextrine se voit aisément à la coloration rouge
violacée que prend la solution sous l'action d'une
goutte de teinture d'iode.

COMMERCE DES SUCRES

RENDEMENT AU RAFFINAGE. — Le sucre brut produit dans la fabrique est acheté par le raffineur à la richesse saccharine et contre analyse.

L'analyse commerciale comporte le dosage du sucre cristallisable, du glucose, des cendres et de l'eau. On calcule ensuite les matières indéterminées (inconnu) et l'on établit le rendement. Pour la marche de l'analyse nous renvoyons le lecteur aux traités spéciaux. Mais voici comment s'établit la facture.

Soit par exemple un sucre donnant comme résultats d'analyse :

Sucre cristallisable..........	96.600
Glucose.....................	0.123
Cendres....................	0.774
Eau........................	1.660
Inconnu (par différence)......	0.843
	100.000

On admet que 1 partie de cendres empêche la cristallisation de 4 parties de sucre et que 1 de glucose retient 2 de sucre. On réduira donc du sucre cristallisable 4 fois la valeur des cendres soit $0.774 \times 4 = 3.096$ plus 2 fois la valeur du glucose $0.123 \times 2 = 0.246$. La différence est appelée *rendement industriel* et l'on appelle ce procédé de calcul la *méthode du coefficient quatre et deux*. Mais le raffineur ne compte jamais les fractions de degré; en outre il déduit 1 1/2 % du rendement industriel comme déchet de raffinage; puis retranche encore une réfaction variable suivant les matières organiques portées à l'inconnu. Dans le cas qui nous occupe l'inconnu étant 0,843, le raffineur déduira de ce fait 1º. La facture s'établira donc comme suit :

Sucre cristallisable.........	96.600
A déduire : Cendres 0.774×4=3.096	
Glucose 0.123×2=0.246.	3.342
Rendement industriel......................	93.258
A déduire la fraction......................	0.258
Reste................	93.000
A déduire 1 1/2 % de déchet de raffinage $\frac{93\times1.5}{100}$	1.395
	91.605
Réfaction pour organique et déduction de fraction	1.605
A facturer............	90.000

Cette méthode de calcul est générale.

Cependant pour les sucres de 1er jet, et suivant convention préalable, certains raffineurs achètent encore au *coefficient 5.*

Dans le *rendement au coefficient 5*, on estime que 1 partie de cendres empêche la cristallisation de 5 parties de sucre et que le glucose retient sa proportion de sucre, soit par exemple :

Sucre cristallisable	96.500
Glucose.............................	0.010
Cendres...........................	0.750
Eau.............................	1.860
Inconnu.............................	0.880
	100.000

Le rendement serait :

Sucre cristallisable................... 96.500
A déduire : Cendres 0.750 × 5 = 3.750
          Glucose   0.010   3.760
____
Rendement industriel   92.740

Et le reste du calcul se poursuit comme dans l'exemple précédent.

LÉGISLATION SUCRIÈRE. — Dans tous les pays, sauf l'Angleterre, le commerce des sucres est régi par des lois spéciales et la fabrication en est soumise à des droits fixes.

De ce fait, le Trésor français a perçu, en 1888, sur les 395,945,000 kg. fabriqués, un droit de 105,502,000 fr.

Avec les droits de douane le produit des sucres a été de 157,000,000 fr. Il était :

En 1820 de............ 26,000,000 fr.
En 1830 de............ 24,000.000 fr.
En 1850 de............ 39,000,000 fr.
En 1860 de............ 57,000,000 fr.
En 1870 de............ 103,000,000 fr.
En 1880 de............ 179,000,000 fr.

La loi du 29 juillet 1884 ; 13 juillet 1886 ; 27 mai 1887 ; 4 juillet 1887 ; 24 juillet 1888 ; l'article 3 de la loi de finances du 29 décembre 1888, établissent en France la législation sucrière (1). Les droits sont de

____

(1) Pour de plus amples détails sur la Législation française et étrangère, consulter la « Liste générale des fabriques de sucre » publiée par le *Journal des fabricants de sucre*, 160, boulevard Magenta, Paris.

40 francs par 100 kg. de sucre raffiné, plus une surtaxe temporaire de 50 %, soit 20 francs. (Loi du
24 juillet 1888.) Toutefois les sucres employés au sucrage des vins, cidres et poirés, avant la fermentation, jouissent d'une réduction de droits. (Lois du
29 juillet 1884 ; du 21 mai 1887 ; du 29 décembre 1888.)
Ils sont de 25 fr. par 100 kg.

L'impôt est payé en fabrique d'après le taux de
rendement théorique (9 %) et au poids des betteraves
traitées. Les excédents acquittent seulement le droit
de surtaxe de 20 fr.

Les sucres étrangers acquittent une surtaxe de 7 fr.
Les sucres des colonies françaises bénéficient d'un
déchet de fabrication calculé sur la moyenne des
excédents de rendements de la sucrerie indigène.

USAGES DES PLACES

Loi du 13 juin 1866. — Emballages en fûts.
caisses, etc. : tare 13 %.

Canastres : tare 8 %.

Autres emballages : simples 2 % ; doubles : 4 %.

Sucres indigènes : en sacs : poids net.

Le Havre. — Les sucres en barriques et en caisses
se pèsent au kg.; en autres emballages, au 1/2 kg.

Délai de livraison 15 jours.

Sucres en pains : terme 4 mois, sans don pour papier et ficelle.

Sucres bruts de toute sorte et terrés du Brésil :
terme 4 mois.

Sucres terrés d'autres provenance : terme 3 mois.

Sucres bruts, Haïti, Martinique, Guadeloupe, Jamaïque, Porto-Rico et Cuba : tares en barriques 15 °/₀ ; en tierçons 16 °/₀ ; en quarts 17 °/₀. — Brésil, 17 °/₀ en caisses (moscouades), coins en fer, sans surcharge ; en sacs 3 °/₀. — Bourbon et Maurice, 5 kg. par balle de 75 kg. et au-dessous ; 6 kg. au-dessus.

Sucres terrés : Martinique, Guadeloupe : barriques 13 °/₀ ; tierçons 14 °/₀ ; quarts 15 °/₀. — Havane et Porto-Rico : caisses avec liens en cuir 13 °/₀. — Brésil : caisses avec coins en fer 17 °/₀ ; sacs 3 °/₀. — Vera-Cruz : 6 kg. par balle. — De l'Inde (Cassipore) : 6 kg. par balle de 75 kg. et au-dessus ; 5 kg. au-dessous ; balles en jonc, tare conditionnelle. — Manille : 8 °/₀. — Batavia : balle d'origine 8 °/₀ ; par canastres de 175 kg. et au-dessus : 21 kg. ; au-dessous tare à régler.

Les barriques se livrent sur 16 cercles avec une barre à chaque bout, les tierçons et quarts sur 12 cercles sans barres. Chaque fond de barrique, indépendamment de la barre, ne doit peser que 7 kg. ; le poids excédant est bonifié à l'acheteur.

Pour les barriques qui pèsent de 651 à 750 kg., la bonification du poids de chaque fond est accordé à l'acheteur sur l'excédent de 8 kg. au lieu de 7, et ainsi de suite, à raison de 1 kg. par chaque 100 kg. en plus, de sorte que les fonds des barriques de poids de 750/850 kg. sont de 9 kg. sans réfaction.

Le tierçon est jusque 300 kg. inclusivement.

Le quart, jusque 125 kg.

La tare sur les barriques (de vin) non blanchies, est de 19 °/₀ ; pour les barriques blanchies la tare est comme celle des fûts analogues ; sur les barriques vides (de morue) en bois de sciage, on accorde 10 kg. de surtaxe, sans peser les fonds ; sur les fûts dits muids, 5 kg. de surtaxe.

L'évaluation de la *vidange sur les sucres bruts* s'établit comme suit :

Pour les barriques de 651 kg. et au-dessus, sur ce qui excède 4 pouces (11^{cm}.) au-dessous du jable à raison de 25 kg. par pouce (3^{cm}.) de vidange qui se trouve de plus.

Pour les barriques de 650 kg. et au-dessous sur ce qui excède 4 pouces, à raison de 20 kg. par chaque pouce de vidange en plus.

Pour les tierçons, à raison de 5 kg. par chaque pouce (3^{cm}.) excédant 2 pouces (5^{cm}. 1/2) au-dessous du jable.

Pour les caisses de sucre brut et moscouade du Brésil, à raison de 50 kg. par chaque pouce de vidange au-dessous du couvercle.

Pour les 1/2 caisses de sucre brut du Brésil, à raison de 30 kg. par chaque pouce, et pour les 1/4 de caisses à 20 kg. par pouce dans les mêmes conditions.

L'évaluation de *vidange sur les sucres terrés* s'établit : pour les barriques, à raison de 18 kg.; les tierçons 10 kg. ; — les quarts 5 kg. ; par chaque pouce excédant 1 pouce au-dessous du jable.

Pour les caisses de Brésil blanc : 45 kg.; — 1/2 caisse : 25 kg.; — 1/4 de caisse : 18 kg. — Caisses de Cuba : 12 kg. ; pour chaque pouce excédant 1 pouce au-dessous du couvercle.

La vidange se bonifie dans la proportion de la tare.

Pour les sucres en caisses, il ne sera accordé de réfaction qu'autant qu'elle excédera 3 kg. pour les Brésil et 1 kg. pour les Cuba.

Pour les couches et graisses, il n'y a lieu à réfaction que lorsque le dommage est estimé à 5 fr. par barrique de sucre terré ; 4 fr. par barrique de sucre brut ; 3 fr. par tierçon brut ou terré ; 1 fr. par quart, brut ou terré. (*Almanach du commerce du Havre.*)

Mélasses : terme 4 mois : barriques pleines et sans plâtre, tare 12 °/₀.

MARSEILLE. — 1° *Sucres bruts.* — Se vendent aux 50 kg. payables à 4 mois, à l'entrepôt, sauf les provenances de la Réunion qui se traitent à l'acquitté. Les types sont à régler par les courtiers sur les bases suivantes : Sucres des Antilles françaises : bonne 4ᵉ du Havre ; — de la Réunion : bonne 4ᵉ de Nantes ; — de Maurice et de la Havane, n° 12 de Hollande ; — Manille, Madras et Calcutta, n° 12 de Hollande.

Quand la marchandise dépasse ou n'atteint pas le type qui sert de base à la vente, la différence se règle aux conditions suivantes :

Pour tous sucres qui se règlent aux nᵒˢ 10 et 12 de Hollande : 0 fr. 75 par 50 kg. pour chaque nuance inférieure ou supérieure.

Pour les sucres de la Réunion : 1 fr. pour les premières nuances au-dessus ; 1 fr. pour toutes celles au-dessous; 0 fr. 50 pour les autres.

Pour les sucres bruts des Antilles, le vendeur doit bonifier 2 fr. pour chaque nuance inférieure.

La somme à payer par l'acheteur pour chaque sorte au-dessus de la bonne 4ᵉ est de 1 fr. par 50 kg. de la bonne à la belle 4ᵉ et de celle-ci à la fine 4ᵉ ; et de 0 fr. 50 pour chaque nuance au-dessus de la fine 4ᵉ.

Cependant depuis quelque temps les acheteurs se refusent à payer au-dessus de la fine 4ᵉ.

Les tares sont fixées comme suit :

Caisses de la Havane : 14 % ; — du Brésil : 18 % ; — Barriques : 15 % ; — Tierçons : 16 % ; — Quarts : 17 % ; — Sacs : 3 %. — Couffes : 5 kg. par balle.

Bonification pour montre : 1/7 %.

Courtage : 1/4 % payé par le vendeur, et 1/4 % payé par l'acheteur.

Délai de livraison : la marchandise est reçue sur quai au fur et à mesure du débarquement du navire.

Conditions en ventes publiques : courtage 1/2 % sans escompte, livraison dans les cinq jours.

Frais : magasinage aux docks 0 fr. 80 la tonne ; frais de livraison : 0 fr. 25 les 100 kg.

Depuis 1876 la vente à l'analyse se généralise. Dans ce mode de vente le prix est traité aux 88°. Classement en douane : 10/13. Les écarts de classement sont réglés par la cote officielle de Paris. Dans les analyses les cendres se déduisent 5 fois et le glucose 2 fois. Les degrés au-dessous de 88° sont réglés à 1 fr. 50 l'un, les degrés au-dessus à 1 fr. 50 l'un jusque 92 et 1 fr. 25 au-dessus de 92°. On fait tare nette. Paiement comptant sous escompte de 1/4 %. Ce système s'applique aux sucres de toutes provenances.

2° *Sucres raffinés*. — Les sucres raffinés pour

l'exportation se vendent aux 100 kg., à l'entrepôt;
à prendre en fabrique pour les sucres en pains, ou à
recevoir à la sortie de la prime, à quai ou franco à
bord ; emballage compris dans le prix de vente pour
les sucres pilés.

Pour la consommation on vend aux 100 kg. tare
nette.

Les pains habillés sont vendus brut pour net.

Les délais de livraison sont réglés par convention.

Le mode de paiement à l'entrepôt est au comptant, escompte 2 % ou quelquefois à 90 jours
escompte 1/2 %. A la consommation c'est toujours
comptant sans escompte.

Courtage: 1/2 % par le vendeur et 1/3 % par l'acheteur pour l'entrepôt. A la consommation 1/2 % par
le vendeur seul.

Frais pour raffinés en pains rendus franco à bord :

En barriques de 700-800 kg. : les 100 kg. :	2 fr. 50
—	600	—	2 fr. 75
—	500	—	3 fr. »
—	400	—	3 fr. 50
—	300	—	4 fr. »

Les frais se paient toujours en sus, sans escompte

BORDEAUX. — Indigènes, tare nette.

Étrangers : Emballages en bois durs (futailles), tare
13 %. — Canastres : 8 % ; — autres emballages :
simples 2 % ; doubles 4 %.

Courtage pour les sucres bruts traités à l'acquitté ;
1/4 % payé par le vendeur ; 1/4 par l'acheteur. —

Pour les sucres bruts à l'entrepôt, 1/3 °/₀ payé par l'acheteur ; 1/3 °/₀ par le vendeur.

Les sucres bruts ou d'usine se traitent au comptant, escompte 1/4 °/₀ sur le prix en entrepôt ou à 15 jours sans escompte.

Raffinés : déduction des papiers et ficelles ; — pour la consommation, paiement à 30 jours, sans escompte ; pour l'exportation, paiement à 90 jours escomptables à 6 °/₀ l'an. — Courtage : 1/2 °/₀, payable par l'acheteur.

Candis : Tare nette.

Mélasses : Tare réelle.

NANTES. — 1° *Marchés aux 88° saccharimétriques.* — Le prix s'établit sur la base de 88°, aux 100 kg., acquit désigné. Chaque degré ou fraction de degré au-dessous de 88° ou de 88 à 92° est calculé à raison de 1 fr. 50 le degré ; au-dessus de 92°, chaque degré ou fraction de degré est compté à raison de 1 fr. 25.

Les échantillons sont prélevés par le courtier vendeur et remis à l'analyse à deux chimistes. Si l'écart des analyses n'est pas de plus de 1/2 degré, on prend la moyenne comme base d'évaluation. Si la différence est plus grande on fait faire une troisième analyse de départage, par un chimiste tiré au sort, et l'on prend comme base la moyenne des deux analyses qui se rapprochent le plus.

Le rendement se calcule en déduisant du sucre cristallisable, cinq fois le poids des cendres et deux fois celui du glucose.

Paiement : 13 jours sans escompte, ou au comptant escompte 1/4 °/₀.

2º *Marchés au nº 3.* — Ne s'appliquent qu'aux premiers jets des Antilles françaises, dits sucres d'usine.

Les sucres vendus dans ces conditions sont arbitrables en nuance, sécheresse et qualité, sur le type officiel nº 3 indigène de la Bourse de Paris.

Le classement est fait par le courtier vendeur, et en cas de désaccord par des arbitres.

Chaque nuance est calculée à raison de 1 fr. par 100 kg., chaque demi-nuance à 0 fr. 50. Les nuances au-dessus du nº 3 ne sont pas comptées et profitent à l'acheteur, de même que chaque fraction au-dessous qui n'atteindrait pas un demi numéro.

Paiement aux mêmes conditions.

3º *Marchés aux conditions flottantes anglaises.* — Les affaires se traitent au poids net (d'expédition ou de débarquement, suivant convention); paiement contre remise des documents à l'arrivée du navire, sous escompte de 2 1/2 %, augmenté des intérêts d'un mois à 5 % l'an.

4º *Marchés aux conditions flottantes françaises.* — Affaires traitées au poids net d'expédition ; paiement sans escompte, contre remise des documents à l'arrivée.

5º. *Marchés à la bonne quatrième.* — N'existant plus que pour mémoire. La vente s'établit aux 50 kg. sur le type de la bonne quatrième.

Tares : Les ventes se font aujourd'hui à la tare nette.

Courtage : payable moitié par chaque partie. Le plus souvent il est de 0 fr. 60 par 100 kg.

Frais de livraison : 2 fr. par 1,000 kg. payables moitié par chaque partie.

Magasinage : Sucres des colonies françaises en sacs, 0 fr. 48 les 100 kg. par mois.

Sucres des colonies françaises en futailles, 0 fr. 70.

Sucres indigènes en tout emballage, 0 fr. 75.

Sucres étrangers en tout emballage, 0 fr. 75.

Sucres raffinés. — Se vendent pour la France à 20 jours, pris à l'usine, papier facturé à part. — Pour l'étranger, paiement comptant contre remise du connaissement; le papier et la ficelle sont pesés et facturés comme sucre.

Les ventes sont faites sous la désignation de 1er, 2e et 3e choix. Le 2e choix est la qualité courante.

Courtage : 1/2 %. — Frais de magasinage en entrepôt, 1 fr. des 1,000 kg. par mois. Frais de manutention : à l'entrée, 0 fr. 75 ; à la sortie, 0 fr. 75 des 1,000 kg.

Mélasses. — Se vend en fûts de 100, 200, 300 et 400 kg. au poids net, la tare marquée sur chaque fût.

Paiement à 30 jours, 3 % d'escompte ; ou au comptant, escompte 3 1/2 %.

Anvers. — *Sucres bruts.* — En entrepôt se vendent aux 50 kg. en florins des Pays-Bas. Paiement à 30 jours, escompte 3 %, ou à 90 jours, escompte 1.1/2 %.

Sucres bruts et terrés du Bengale, en sacs ou nattes de 70 à 80 kg., tare 3 %, les doubles emballages sont neutralisés à la pesée.

Sucres bruts et terrés du Brésil; tare 16 %; — de Bourbon, en nattes 3 % ; — de Java, en canastres 9 %, — de Manille, en nattes 3 %; — de

toute autre provenance, en caisses et futailles 14 %;
en sacs 3 %.

Sucres raffinés. — Candis : en caisses, tares écrites,
caisse en plus.

Sucres en pains, indigènes : papier violet et gris,
tare 3 %, papier bleu 2 %, le poids brut est compté
pour poids net sans papier.

Sucres en pains, étrangers : tare nette pour fûts ou
autres emballages avec 5 % de surtaxe pour cordes
et papiers.

Sucres pilés en poudre ; Cassonades. — Tare nette.
Fûts et caisses comptés à part, sauf pour les produits
étrangers.

Mélasses et Sirops. — *De pays :* tare nette, fût compté
à part. — *Étrangers :* fûts compris ; en fûts ordinaires,
tare 10 % ; fonds plâtrés 12 %.

CONDITIONS GÉNÉRALES DES RAFFINEURS AU COM-
MERCE COURANT FRANÇAIS. — *Sucres en pains.* — Les
sucres raffinés sont vendus : à Paris, à 10 jours de
date de facture ; en province, à 20 jours, sans escompte, par traite acceptable, les jours de retard
comptés à 5 % l'an. L'acheteur peut anticiper le
paiement, en un chèque sur Paris, dès la facture
reçue, et bénéficie, dans ce cas, d'un escompte
de 1/4 %. La facture date de la veille de la remise au
voiturier, et porte les frais de timbre pour traite et
de change de place. La marchandise voyage aux
risques et périls de l'acheteur ; il n'est fait aucun
droit aux réclamations à l'arrivée. S'il y a lieu à
contestation, le destinataire n'a recours que contre
le transporteur. Toutes augmentations de droits sont

à la charge de l'acheteur, à partir du jour de la promulgation de loi, même si la marchandise est en cours d'expédition.

Les délais de livraison sont de huit jours *au minimum*.

En cas de contrats pour marchés à livrer, les marchés sont signés du destinataire; le contractant doit prendre livraison par parties égales sur chaque mois et donner ses instructions pour expéditions, au plus tard le 25 dudit mois. Passé ce délai, le marché est annulé ou l'expédition est faite d'office. Tout contrat doit être confirmé par la raffinerie pour être valable. En cas de contestations, l'affaire est appelée devant le Tribunal de commerce du vendeur.

Les sucres sont vendus sur marques et non sur échantillons, pris et reconnus à la raffinerie; ils sont facturés net, l'enveloppe et la ficelle comptés à part.

Sucres cassés. — Les conditions sont les mêmes. Les sucres cassés s'expédient en caisses ou en sacs.

Pour les caisses, le bois est déduit, mais le papier compte comme sucre. Pour les sacs, on vend brut pour net, les sacs de 50 kg. sont facturés à 0 fr. 50 des 100 kg. en plus.

Les sucres cassés se vendent en :

Caisses de 50 kg.

1/2 caisses de 25 kg.

Caissettes de 10 kg.

1/2 caissettes de 5 kg.

Boîtes de carton de 1 à 5 kg. brut pour net.

Les gros déchets, en caisses de 50 kg. ou sacs de 100 kg.

Les brisures et les poudres, en sacs de 100 kg.

Les sucres cassés comportent comme types, 50, 60, 70, 80, 90, 100 morceaux aux 500 gr. Pour les types en dehors, le prix est à débattre.

PRODUITS D'EXTRACTION DES MÉLASSES

RHUMS & TAFIAS

Les mélasses de canne à sucre, soumises à la fermentation alcoolique & à la distillation, donnent des spiritueux connus sous les noms de rhums & de tafias. Celles de betterave livrent des alcools d'industrie que nous décrirons plus loin.

Les mélasses de canne renferment encore 60 à 65 % de sucres divers, pour la plupart incristallisables. Par distillation on en retire de 30 à 35 % d'alcool absolu, suivant les soins apportés à l'opération.

Autrefois les *rhums* se faisaient exclusivement avec le vesou de cannes & non avec la mélasse. Cette dernière ne donnant que des *tafias* beaucoup moins estimés. Les rhums avaient plus de finesse & d'arome, mais étaient d'un prix plus élevé. Toutefois aujourd'hui, en présence de la dépréciation des sucres coloniaux, quelques planteurs reviennent à l'ancienne méthode de préparation, en ajoutant au vésou la pulpe d'ananas ou d'autres fruits sucrés & parfumés.

PRÉPARATION. — La mélasse est additionnée d'eau, de façon à former un moût pesant 7º Baumé, et on ajoute 250 gr. de levure fraîche par 100 kg. de mélasse. La fermentation s'établit & doit être complète en 48 heures. Le moût ne pèse plus que 1° Baumé. On ajoute un peu de chaux pour faciliter le dépôt & neutraliser les produits acides, on laisse reposer 24 heures & l'on distille à deux reprises. Le liquide, complètement incolore, pèse 50 à 54° à l'alcoomètre centésimal. Il n'a pas d'odeur spéciale, sauf dans le cas de distillation directe du vesou.

Pour lui communiquer le goût & l'arome si recherchés, on l'additionne d'une décoction de prunes sèches, clous de girofle, goudron & rognures de cuir, faite dans du vieux tafia, & on colore au caramel.

Les rhums de qualité supérieure ne sont point colorés. On les laisse vieillir dans des fûts, où, dissolvant du tannin, ils prennent à la longue leur belle nuance.

Les Antilles françaises & anglaises sont les principaux centres de production.

USAGES COMMERCIAUX

Le Havre. — Se vendent à 4 mois, à l'hectolitre. Le vendeur & l'acheteur ont le droit d'exiger le dépotage qui se fait à frais communs.

Marseille. — Se vendent à l'ancienne mesure, la velte de 7 litres 60, à tout entrepôt pour les Étrangers, à l'entrepôt d'octroi pour ceux des Colonies françaises. Bonification 1/2 litre par 600 litres. Courtage 1/2 % payé par le vendeur, 1/2 par l'acheteur.

Payable au comptant sans escompte, mais souvent ils se paient par billets à 60 jours avec agio.

Bordeaux. — Se vendent à l'hectolitre avec 3 % d'escompte & 60 jours escomptables à 5 % l'an. Courtage 1/2 % par l'acheteur & 1/2 % par le vendeur.

Nantes. — Vente à 4 mois escomptable à 6 % l'an & 15 jours de livraison non escomptables. Courtage 1/4 % par l'acheteur et 1/4 % par le vendeur. Ils se vendent à l'hectolitre aux 55° avec augmentation ou réduction proportionnelle pour chaque degré en plus ou en moins.

BOISSONS

VINS

Anglais : *The Wine.* Allemand : *Der Wein.* Espagnol :
El Vino.

Le vin est le produit de la fermentation alcoolique
du moût ou jus de raisins frais. C'est une liqueur à
constitution complexe, formée essentiellement d'eau,
d'alcool, de sels divers (principalement de tartrates),
de tannin, d'éthers spéciaux qui lui donnent son bouquet & son arome, & d'une matière colorante l'œnocyanine qui lui communique sa belle couleur de
rubis. Sa complexité même permet de comprendre
les différences énormes que présentent entre eux les
divers crus & que doivent influencer nombre de facteurs tels que les cépages, le sol, le climat, les modes
de culture, la nature des engrais, les méthodes plus ou
moins parfaites de préparation & de conservation.

La vigne (*Vitis vinifera*) « cette vieille mère, la vraie
nourrice du genre humain », qui si libéralement
verse « la septembrale purée », a dû être & a été par
suite de son agréable produit amoureusement soi-

gnée depuis les temps les plus reculés. « Il n'y a de
sérieux ici-bas que la culture de la vigne », écrivait
Voltaire à son ami d'Alembert dans une de ces bou-
tades si fréquentes chez lui. Aussi l'antique souche
a-t-elle donné un nombre considérable de variétés,
plus de 700 pour les vignes de l'Ancien Continent,
200 au moins pour celles du Nouveau Monde. Entrer
dans le détail des cépages, de leurs qualités, de leurs
conditions de culture serait allonger inutilement un
chapitre déjà trop chargé par lui-même. Nous ne
saurions mieux faire que de renvoyer le lecteur à
l'ouvrage si bien fait & si complet de MM. Portes
& Ruyssen : *La Vigne et ses produits* (1), qui joint au
mérite de condenser toutes les recherches antérieures,
celui d'avoir été écrit par des hommes de valeur épris
de leur sujet. Nous nous contenterons de dire que la
vigne réussit plus ou moins facilement selon ses variétés. Les unes très hâtives ne demandent qu'une
faible chaleur, les autres plus lentes exigent au contraire un soleil chaud et une température constante.
Suivant la rapidité de la maturation, on peut classer
les vignes en 6 catégories.

La première demande une chaleur totale de.. 3400°
— seconde   ---   —   —   .. 3564°
— troisième   —   —   —   .. 4133°
— quatrième   —   —   —   .. 4238°
— cinquième   —   —   —   .. 4392°
— sixième   —   —   —   .. 5000°

---

(1) L. PORTES et F. RUYSSEN. — *Traité de la vigne et de
ses produits.* — Doin éditeur, 3 forts volumes, 32 fr.

Cette chaleur calculée en faisant la somme des températures journalières jusqu'à parfaite maturité. La quatrième ne mûrit déjà plus à la latitude de Paris.

La vigne est un arbuste sarmenteux, grimpant, muni de vrilles qui servent à le fixer à ses supports. Les fleurs disposées en grappes sont petites, régulières, hermaphrodites, et perdent leurs pétales au moment de la floraison. Le fruit est une baie charnue à quatre graines, tantôt blanc, ou plutôt à peine teinté en jaune doré, tantôt coloré en rouge noir, par l'œnocyanine renfermée dans les cellules du péricarpe. Ce colorant, soluble dans l'alcool & très peu soluble dans l'eau, ne peut s'échapper que par destruction des cellules qui le contiennent ; il se mêle alors & se dissout dans le liquide alcoolique qui résulte de la fermentation du sucre dont le fruit est gorgé.

Sensible au froid & à l'humidité, la vigne redoute les terres froides, compactes, épaisses, mais se plaît au contraire dans les terrains légers, poreux, argilo-calcaires ou siliceux, disposés en coteaux largement ensoleillés. La couleur du sol n'a pas grande importance, mais les cailloux de silex, les éclats de roches brisées réverbérant la chaleur solaire hâtent la maturité et développent la richesse saccharine du raisin. La présence d'oxyde de fer dans les argiles influe très favorablement sur la vigueur de la plante & la qualité du produit ; ainsi les fameux crus de l'Ermitage, de la Romanée, de Côte-Rôtie, du Médoc, de Sauternes, de la Montagne de Reims sont tous récoltés sur des sols riches en oxyde de fer. D'une façon générale on peut dire qu'une terre sablonneuse donnera un vin fin ; une autre graveleuse et caillouteuse un vin délicat ; il sera fumant & généreux si le sol est semé de débris rocheux ; plat & commun au contraire si le terrain est compact & froid.

Puisqu'une quantité de chaleur déterminée est un des facteurs indispensables de la maturité, il en résulte que le climat, l'altitude, l'exposition agissent de concert pour modifier la qualité du vin. Là où la vigne mûrira bien sous un soleil chaud, le raisin riche en sucre donnera un produit alcoolique & généreux. Dans les régions plus froides le vin pourra être délicat mais toujours faible en alcool, & comme les substances composantes sont toujours les mêmes, quoique variant en quantité, inversement les seconds seront plus acides que les premiers. Voici du reste un intéressant tableau tiré de l'ouvrage déjà cité de Portes & Ruyssen, & donnant par comparaison la richesse *moyenne* en alcool & en acides des vins des principaux pays producteurs. C'est le résultat de plus de 15000 analyses faites en Italie, à la station œnologique de Gattinara.

Pays producteurs	Alcool	Acidité	Température moyenne
Suisse	9.00	5.43	10°
France	10.34	5.85	10°
Allemagne	11.03	6.08	10°
Amérique du Nord	11.12	5.01	10°
Autriche	11.70	6.46	10°
Russie	12.54	5.47	10°
Italie	12.73	6.90	12°

Pays producteurs	Alcool	Acidité	Température moyenne.
—	—		—
Australie	13.46	4.94	»
Grèce	13.83	»	12°
Espagne	14.92	»	14°
Asie Mineure	15.50	»	12°
Afrique	18.87	4.94	16°
Portugal (1)	19.06	»	14°

Sans nous attarder à l'étude des phénomènes chimiques qui se produisent pendant la maturation du fruit, disons seulement que lorsque celle-ci est complète, le grain renferme, dissous dans l'eau, du sucre de canne ou saccharose, du sucre interverti, des acides tartrique, malique, citrique, racémique, des tartrates de chaux & et de potasse, des sels divers de potasse, chaux, magnésie, des matières gommeuses & des substances azotées. A l'état solide on y rencontre : du tannin, des substances albuminoïdes & pectiques, du tartre, des matières cireuses, gommeuses, ligneuses, et des colorants, œnocyanine & œnorubine.

Le degré de maturité absolue est indiqué par l'aspect brunâtre de la grappe, la chute facile des grains, la douceur et la viscosité de leur jus et par la belle couleur noir bleu du raisin noir, ou ambrée & rousse

---

(1) Les vins de Portugal semblent échapper à la loi commune. Cela tient à ce qu'ils sont toujours fortement *vinés*, c'est-à-dire additionnés d'alcool. Leur titre alcoolique moyen paraît être de 12 %. La même observation peut s'appliquer à nombre de vins d'Espagne.

du raisin blanc. L'époque de la vendange est arrivée. La richesse en sucre n'augmentera plus et la grappe laissée sur le cep se desséchera en perdant de l'eau ; les grains ridés se flétriront pour pourrir bientôt.

La vendange est dans tous les pays vignobles une grave opération, car le résultat de toute une année de soins constants en dépend en grande partie. Un temps sec, même un peu froid le matin, est très favorable. Un temps pluvieux donne des raisins humides, froids, difficiles à mettre en fermentation & présentant souvent nombre de grains pourris.

Chaque contrée fait la vendange suivant des habitudes que la pratique a enseignées, puis le raisin déposé avec soin dans des paniers, des hottes ou des tonneaux est porté à la cuve où se fera l'extraction du moût.

La Vinification. — La vinification présente une suite d'opérations qui exigent toutes des soins minutieux : la *fermentation tumultueuse*, le *décuvage*, la *fermentation insensible*, le *pressurage*, le *soutirage*, l'*ouillage*, le *collage*, enfin la *mise en bouteilles* qui termine la série des travaux que demande le vin avant d'être livré au commerce.

Prenons d'abord la préparation du vin rouge, la plus générale.

Les raisins placés dans une cuve, sont légèrement foulés, soit aux pieds, soit mécaniquement. Le jus ou *moût* exprimé tombe à la partie inférieure & les grappes, les peaux, les *rafles* flottant dans le liquide viennent peu à peu se rassembler à la partie supérieure où elles constituent le *chapeau*. Au bout de

quelques heures, la fermentation s'établit, lente d'a-
bord, puis tumultueuse, le vin *bout*, c'est-à-dire
donne avec une vive effervescence, un dégagement
rapide d'acide carbonique.

Lavoisier le premier expliqua d'une façon plausi-
ble la fermentation du vin. Il montra que le sucre se
dédoublait exactement en alcool et acide carbonique.
Depuis on a reconnu qu'il se formait en même temps
un peu de glycérine & d'acide succinique. Ainsi
100 gr. de sucre soumis à la fermentation alcoolique
donnent :

Acide carbonique	46.6
Alcool	48.4
Glycérine	3.2
Acide succinique	0.6
Matières indéterminées	1.2
	100.0

M. Pasteur a démontré dans une longue série de
recherches que la fermentation du moût était due à
un ferment organisé, le *Saccharomyces ellipsoïdes*, dont
l'action vitale produit le dédoublement du sucre en
alcool et que la fermentation s'établissait d'autant
mieux que le ferment était plus pur, suffisamment
abondant & dans de bonnes conditions de température, soit de 15 à 20°. Le froid l'engourdit, diminue
son activité & entrave par conséquent la vinification.
Une proportion de sucre trop grande produit le même
résultat.

La fermentation va donc s'établir, puis se ralentir

au fur & à mesure de la transformation du sucre &
enfin s'arrêter lorsque la proportion en sera devenue
très faible. L'arrêt du dégagement indique le moment du décuvage. Pour plus de sûreté, le vigneron
plonge dans le moût un aréomètre spécial dit *gluco-
mètre* & quand la densité est sensiblement égale à
celle de l'eau, la fermentation tumultueuse est achevée. Au reste l'appareil porte en son milieu, en face
du trait 0, le mot *décuvage*.

La méthode de fermentation que nous venons d'indiquer est la plus ancienne, mais le chapeau qui se
rassemble à la partie supérieure, soustrait le liquide
au contact de l'air, d'où un ralentissement de fermentation ; d'autre part, ce chapeau imprégné du
moût, subit, lui aussi, l'action nuisible d'autres ferments, notamment du ferment acétique, & s'acidifie.
Lors donc que, pour permettre l'accès de l'air, on
coupera & replongera le chapeau dans le moût en
fermentation, on y introduira en même temps des
ferments nuisibles, qui changeront la qualité du vin.
Aussi a-t-on adopté généralement la méthode de fermentation à chapeau submergé, dans laquelle un
faux fond à claire-voie maintient toujours les rafles
dans le liquide. La fermentation est ainsi plus rapide & le vin est mieux dépouillé de ses lies, matières
albuminoïdes & sels, qui sont autant de causes futu-
res d'altérations.

La fermentation est terminée. Le liquide trouble
& encore sucré est décuvé, c'est-à-dire soutiré soit
par robinets, soit par pompes, & mis en tonneaux.
Ceux-ci, incomplètement remplis, ne sont fermés que
par quelques feuilles de vigne ou par une bonde tra-

versée d'un tube. Il subit dans ces tonneaux une seconde fermentation presque insensible, qui achève la transformation du sucre en alcool & qui doit être normalement terminée aux premiers froids.

Mais dans le décuvage, la *première goutte* seule du vin a été recueillie. Les rafles ont retenu 1/5 environ du liquide. Les marcs sont portés au pressoir & exprimés par compression. On obtient, suivant le nombre de pressées, des vins de *première, deuxième, troisième presse*. Les premiers sont, pour les vins ordinaires, mêlés aux vins de décuvage, mais les autres sont toujours vendus à part ; ils sont âpres, riches en tannin, très acides & fortement colorés. Au lieu de les extraire, on préfère souvent aujourd'hui recouvrir les marcs d'eau sucrée & faire ainsi, par une nouvelle fermentation, des *vins de seconde cuvée*, d'une vente plus facile.

Dès la première semaine après la mise en fûts, le vigneron doit donner au vin des soins continus pour arriver à obtenir un produit de bonne qualité ; chaque semaine pendant le premier mois, une fois par mois dans la suite, il doit *ouiller*, c'est-à-dire remplir le *creux* que causent l'évaporation et l'absorption par le bois. L'ouillage se fait en versant avec précaution du vin de même nature mis en réserve dans ce but. On évite ainsi le contact avec l'air & ses ferments sur une trop grande surface, sans cependant empêcher l'action de l'oxygène de se produire au travers des pores du bois.

Cette action de l'oxygène insolubilise le colorant & provoque la formation de substances insolubles dans l'eau ; d'autre part, le développement d'une nouvelle quantité d'alcool active la précipitation des sels, aussi devient-il bientôt nécessaire de *soutirer* le vin, c'est-à-dire d'enlever la partie claire. Cette opération se fait aux premiers froids, en décembre. Elle doit être répétée à diverses reprises pour assurer au vin une limpidité parfaite. Au printemps, l'élévation de la température rend au ferment resté dans le liquide son activité, & et s'il existe encore quelques traces de sucre, une nouvelle fermentation s'établit qui trouble le vin et lui donne un certain *grimpant*. Observé depuis longtemps ce phénomène est mis par le vigneron sur le compte du mouvement de la sève dans la vigne, car, pour lui, il est hors de doute que le vin subit toutes les influences végétatives de la plante qui l'a fourni. Un second soutirage est donc nécessaire en mars, et souvent un troisième en août ou décembre.

Le vin cependant continue toujours à se transformer, ses éléments réagissent sans cesse les uns sur les autres & un dépôt lent se produit sans arrêt.

Pour clarifier complètement les vins, soit avant l'expédition, soit avant la mise en bouteilles, on a recours à deux méthodes : l'une, la *filtration*, peu usitée ; l'autre, le *collage*, beaucoup plus répandue. Le collage a pour but d'entraîner au fond du récipient les matières solides en suspension qui donnent du *louche* au vin. Tantôt c'est par une simple action mécanique que se fait cette précipitation, par exemple, lorsqu'on ajoute du sable fin siliceux, bien lavé, — 1 à 2 kg. par barrique, — ou du kaolin, ou encore du papier gris non collé, délayé dans du vin. Mais le plus souvent, la précipitation se fait à l'aide d'albumine, de sang frais ou desséché, de lait bouillant, d'une solution de gélatine ou de colle de poisson. Toutes ces substances coagulées par l'alcool et le tannin du vin, forment comme un fin réseau qui en descendant au fond du fût entraîne avec lui tous les corps insolubles et donne au liquide le brillant et la limpidité.

Après avoir subi ces diverses opérations & acquis, en cercles, le degré de développement convenable, le vin est mis en bouteilles. Le moment opportun pour ce dernier travail demande une exacte connaissance des propriétés du liquide : mis trop tôt il dépose ; trop tard il s'est dépouillé & peut déjà être passé. Un vin bien fait laissera déposer sur sa bouteille du tartre & du colorant par réaction naturelle ; mais s'il est trop jeune, son dépôt formera un *marc gras* de lie et de substances protéïques fermentescibles qui produiront des maladies si le ferment spécial se trouve dans le flacon. Du reste un vin nouveau a besoin pour acquérir ses qualités, de l'action lente de l'oxygène. Renfermé dans un bouteille cachetée, il se trouve soustrait à cette action bonifiante, & conséquemment reste jeune.

Une question très importante pour le négociant & à laquelle on n'attache souvent pas assez d'attention, est la composition du verre de la bouteille. Si celui-ci est mal fait, trop alcalin par exemple, les acides et les sels du vin décomposeront le verre, d'où une altération & une modification de goût et de saveur. Un moyen de se rendre compte de la valeur des enveloppes, si l'on ne veut pas en faire une analyse, consiste à prélever un certain nombre de bouteilles, & à les emplir d'une solution d'acide tartrique à 15 % ; on chauffe au bain-marie & on laisse ensuite refroidir. Si l'eau se trouble, c'est que l'acide a attaqué le verre et a formé du bitartrate de potasse insoluble, auquel cas le lot est à rejeter. Si au contraire le liquide est clair, limpide, le verre est bien fait et peut être employé sans inconvénients.

La mise en bouteilles se fait généralement pendant les périodes de janvier, mars ou septembre pour les raisons indiquées au soutirage.

Nous venons de voir l'ensemble des opérations que comporte la vinification. Mais les vins blancs, les vins de liqueur, les vins mousseux réclament des soins particuliers que nous allons rapidement passer en revue. Pour les derniers, les détails de préparation seront décrits aux vins de Champagne.

Les VINS BLANCS peuvent être faits soit avec des raisins blancs, soit avec des raisins noirs. Ces derniers sont plus nourris, mais peut-être moins délicats que les vins blancs de blancs. Les grains rouges (*maumurs*) ou pourris sont enlevés avec soin & les grappes déposées dans la cuve, par petites portions, en évitant de les fouler ou de les froisser. Une pression légère fait écouler la première goutte complètement incolore. Mais les vins de presse sont toujours un peu colorés. Dès que le moût s'écoule, il est mis en tonneaux où il fermente hors du contact des rafles qui, même dans le cas de vin de raisins blancs, lui communiqueraient une teinte rougeâtre.

Les VINS DE LIQUEUR sont, comme leur nom l'indique, onctueux, liquoreux, &, quoique riches en alcool, ils renferment encore une notable proportion de sucre.

Leur parfum est toujours prononcé, ce qui en fait plutôt des vins de dessert que de consommation courante. Ils proviennent de raisins récoltés sous une température élevée, à moitié secs, & ayant ainsi perdu beaucoup d'eau. Tantôt on tord les grappes sur le cep ; tantôt on les détache & on les sèche au soleil, jusqu'à ce qu'elles soient réduites à moitié ou aux deux tiers de leur volume, puis elles sont portées au pressoir. Les écumes de fermentation sont séparées au fur et à mesure qu'elles se produisent. On enlève ainsi les ferments, et la transformation incomplète de sucre laisse au vin sa saveur douce et liquoreuse.

Dans les pays plus froids, la maturation est produite artificiellement. Les grappes sont laissées sur les ceps jusqu'aux premières gelées blanches, puis déposées sur des lits de paille, séchées, égrappées, foulées par petites quantités, et mises en tonneaux pour y subir la fermentation. C'est ainsi que se préparent les *vins de paille* du Jura.

Enfin quelquefois on fait bouillir le moût pour évaporer l'eau, mais par cette pratique on obtient plutôt des *vins cuits* que des véritables vins de liqueur.

Il est inutile, croyons-nous, d'insister sur les qualités, mérites & usages du vin. Faire après Horace, Olivier Basselin, Désaugiers, Nadaud et autres chantres de la vigne, un éloge dithyrambique de la « dive bouteille » est peu tentant. Basselin a du reste parfaitement résumé toute les propriétés du vin en disant :

> Se trouvent trois lettres en Vin
> Qui font Vigueur, Joye, Nourriture
> Et dénotent bien sa nature.

c'est bref et complet.

VINS DE FRANCE

Les vignobles français sont si nombreux que nous ne pouvons les voir tous en détail. Nous nous contenterons, après avoir étudié attentivement les trois grands centres, Bordelais, Bourgogne & Champagne, de parcourir rapidement les autres contrées vinicoles. Aussi bien ne donnent-elles que des vins ordinaires, de boisson courante ou de coupage, dont les noms importent peu. Cependant, quand, dans la région, il se rencontrera un cru plus remarquable, nous le citerons au passage.

Très éprouvé par les ravages du phylloxéra qui en quelques années se répandit sur 53 départements, le vignoble tend cependant à se reconstituer, & l'Hérault, autrefois le plus fort producteur du vin, commence à donner des résultats satisfaisants ; 4.418.500 Hl. en 1889. Malheureusement, le mal s'étend toujours, la vallée du Rhône où le fléau parut d'abord est toujours aussi malade, les Charentes sont ruinées, la Bourgogne est atteinte.

La France comptait en vignes :

En 1865 : 2.294.000	Ha. donnant	68.900.000	Hl. de vin (1).
1870 : 2.372.000	—	54.500.000	—
1875 : 2.421.000	—	83.800.000	—
1880 : 2.208.000	—	29.700.000	—
1885 : 1.990.000	—	28.500.000	—
1889 ; 1.836.800	—	24.032.000	—

---

(1) Y compris les vignobles d'Alsace-Lorraine.

VINS DU BORDELAIS

Les vins de Bordeaux présentent entre eux les plus grandes variétés. A côté des crus très fins, moelleux, délicats, onctueux, riches en sève, doués d'un bouquet & d'un arome tout particulier qui donne comme une sensation d'iris et de violette, se trouvent des vins communs & très ordinaires. Mais, par la réputation universelle qui leur est faite, les grands vins du Bordelais forment une des plus incontestables richesses de la France. Légèrement âpres par leur tannin, ils sont toniques au plus haut degré par les sels de fer qu'ils puisent dans le sol girondin. Aussi le vin de Bordeaux est-il le réparateur par excellence, le vin des convalescents & des vieillards, ce qui du reste, ne l'empêche nullement d'être goûté & apprécié à sa valeur par les gens en bonne santé.

Le nombre des crus du Bordelais est considérable; dans chaque pays, chaque propriétaire donne un nom de clos ou de domaine à son produit, nous ne pourrons donc citer que les grands crus.

Le Bordelais se subdivise, & par la nature des vins & par la constitution du sol, en sept régions.

Médoc, Graves, Sauternes, Saint-Émilion, Fronsadais, région de Blaye, Entre-deux-Mers.

Dans chaque région les produits se subdivisent euxmêmes en *grands crus* ou *vins classés, crus bourgeois, crus artisans, crus paysans.* Enfin sous le nom de *graves* & de *côtes* se désignent les vins provenant de coteaux caillouteux, tandis que les *palus* sont récoltés sur les terrains d'alluvion qui bordent le fleuve.

Vins du Médoc. — Le Médoc comprend la région qui s'étend à l'ouest de Bordeaux sur la rive gauche de la Gironde, de Blanquefort à Soulac, et se subdivise lui-même en *Haut-Médoc* & *Bas-Médoc*. Le sol disposé en une suite de coteaux est un gravier quartzeux mélangé de terre argilo-calcaire, reposant soit sur la grève soit sur des marnes ou encore sur une sorte de poudingue, nommé *alios*, formé de gros sablons réunis par un ciment ferrugineux.

Riche en crus renommés, moelleux, pourvus d'un bouquet spécial & d'un arome pénétrant, le Médoc donne les meilleurs vins rouges du Bordelais. Nous ne pouvons citer que les crus classés, renvoyant le lecteur à l'ouvrage « *Bordeaux & ses vins* » pour de plus amples détails. La classification officielle de 1855 les répartit en 5 classes, dont voici le détail :

PREMIERS CRUS. Château-Laffitte à M. de Rothschild (commune de Pauillac), Château-Margaux (Margaux), Château-Latour (Pauillac), Château-Haut-Brion (Pessac).

DEUXIÈMES CRUS. Mouton-Rothschild (autrefois Brane-Mouton, Pauillac); Rauzan-Ségla, Rauzan-Gassies (Margaux); Léoville-Lascases, Léoville-Poyféré, Léoville-Barton (Saint-Julien); Dufort-Vivens, Lascombes (Margaux); Gruaud-Larose-Sarget, Gruaud-Larose (Saint-Julien); Brane-Cantenac (Cantenac); Pichon-Longueville, Pichon-Longueville-Lalande (Pauillac); Ducru-Beaucaillou (Saint-Julien), Cos d'Estournel, Montrose (Saint-Estèphe).

TROISIÈMES CRUS. Kirwan, Château-d'Issan (Cantenac); Lagrange, Langoa (Saint-Julien); Giscours (Labarde); Malescot (Margaux); Brown-Cantenac,

Palmer (Cantenac) ; La Lagune (Ludom) ; Desmirail
(Margaux) ; Calon-Ségur (Saint-Estèphe) ; Ferrière.
Becker (Margaux).

QUATRIÈMES CRUS. Saint-Pierre, Branaire-du-Luc,
Talbot (Saint-Julien) ; Duhart-Milon (Pauillac) ;
Pouget (Cantenac) ; La Tour-Carnet (Saint-Laurent) ;
Rochet (Saint-Estèphe) ; Château-Beychevelle (Saint-
Julien) ; Le Prieuré (Cantenac) ; Marquis de Therme
(Margaux).

CINQUIÈMES CRUS. Pontet-Canet, Batailley, Grand-
Puy - Lacoste, Ducasse - Grand - Puy, Linch - Bages,
Linch-Moussas (Pauillac); Dauzac (Labarde) ; Mouton
d'Armaillac (Pauillac); Le Tertre (Arsac) ; Haut-
Bages, Pedesclaux (Pauillac) ; Belgrave, Camensac
(Saint-Laurent); Cos-Labory (Saint-Estèphe) ; Clerc-
Milon, Croizet-Bages (Pauillac); Cantemerle (Macau).

VINS DE GRAVES.— La région des Graves s'étend de
Bordeaux à 20 km. au sud & 8 km. à l'est en remon-
tant le cours de la Garonne. Là encore le sol est formé de cailloux et de grèves reposant sur un sous-sol
des plus variés. Ces vins ont du corps, de la finesse,
une robe riche & brillante & rivalisent avec les Médoc qui ne l'emportent que par leur bouquet. Un
peu plus âpres, ils ont besoin d'être conservés plusieurs années en fûts. Ils donnent des *graves* proprement dits & des *palus* récoltés le long du fleuve. *Pessac* & *Talence* qui produisent le *Haut-Brion* cité parmi
les 4 grands premiers crus & le *Château-Pape-Clément*
appartiennent à cette région. Viennent ensuite les
communes de *Mérignac* avec son *Château de Bouran*,
Leognan (*Château-Carbonnieux*) ; *Gradignan* (*Château-*

Laurenzanne) ; *Villenave-d'Ornon* avec les vins blancs de *Château-Carbonnieux* & et des rouges estimés. Puis les diverses localités de *Bègles à Arbanats* qui donnent des vins rouges ordinaires & des blancs secondaires connus sous le nom de *Petites Graves*.

Arbanats, Cérons, Pujols donnent des vins blancs agréables, parfumés, plus ou moins liquoreux, qui se rapprochent un peu des Sauternes.

Vins de Sauternes. — Les Sauternes se récoltent sur la rive droite du Ciron, petit affluent de gauche de la Garonne, sur les communes de Sauternes, Bommes, Barsac, Preignac & Fargues. Le sol accidenté est argilo-calcaire, mêlé de cailloux, ferrugineux. Le parfum, la sève, le velouté, la belle couleur d'or, qui font des Sauternes un vin sans égal, sont dus à des procédés spéciaux de vinification. Les vendanges, tardives, ne commencent qu'en octobre ; le raisin sèche partiellement sur pied et se ride, le vendangeur ne détache que les grains *rôtis* & séchés après maturité. Pressés ils donnent des vins doux & très denses, dits *crème de tête*. Une seconde trie faite quelques jours après donne des *vins de tête* qui ont plus d'alcool et de finesse que les premiers. La vendange est interrompue pendant un certain temps, on attend que le commencement de pourriture se manifeste pour les autres grains & l'on obtient encore 2 récoltes, *vins de centre* & *vins de queue*.

Grand premier Cru. Château-Yquem à M. de Lur-Saluces (Sauternes).

Premiers crus. Château La Tour-Blanche, Château-Peyraguey, Château-Vigneau (Bommes); Châ-

teau-Suduirant (Preignac & Sauternes); Château-
Coutet, Château-Climens (Barsac); Château-Guiraut
(Sauternes); Château-Rieussec (Fargues); Château-
Rabaut (Bommes).

Vins de Saint-Émilion. — Les communes de Saint-
Émilion, Saint-Martin, Saint-Christophe, Saint-Laurent, Saint-Hippolyte, Saint-Étienne-de-Lisse, Saint-
Sulpice-de-Faleyrens, Pommerol, Montagne-Saint-
Georges, dans l'arrondissement de Libourne, produisent des vins rouges estimés, ayant du corps, une
belle couleur, une sève agréable, de la générosité &
un bouquet tout particulier. Ils doivent avoir après
les premières années une couleur foncée brillante &
veloutée & un cachet d'amertume qui flatte le palais.
Pouvant être mis en bouteilles à 3 ou 4 ans, ils acquièrent toutes leurs qualités vers 8 ou 10 ans. Il n'y a
pas de classification officielle pour les Saint-Émilion.
Le canton de *Sainte-Foix-la-Grande* donne des
grands ordinaires rouges de côte & de palus & et des
vins blancs ambrés, chauds & fins. Enfin les *Brane*,
Pujols, Libourne, occupent aussi parmi les vins blancs
secondaires une place des plus honorables.

Vins de Fronsac & de Cubzac. — Très irréguliers
& très variés comme qualité les vins du Fronsadais,
rouges ou blancs, donnent de bons palus ordinaires.
Les plus renommés sont le *Canon*, corsé, coloré, parfumé, & le *Canon Fronsac*.

Vins de Blaye & de Bourg. — Plus chauds & plus
corsés que les Médoc, les vins du Bourgeais se rap-

prochent des Bourgogne. Les plus estimés sont récoltés sur les communes de Bourg, Bayon, Samonac & Villeneuve.

Les vins du Blayais donnent de bons ordinaires, moelleux, riches en fer et en tannin & rappellent quelque peu leurs voisins d'en face, les Médoc.

Vins d'Entre-deux-Mers. — Cette région située entre la Garonne & la Dordogne, donne au commerce une grande quantité de vins rouges & blancs de palus, quelques-uns estimés ; mais pour la plupart très ordinaires. Parmi les rouges on remarque : Queyries, Montferrand, Carbon, hauts en couleurs & corsés ; parmi les blancs : Sainte-Croix (Cadillac), Château de Taste, Château-Lafère & Château-Loubens, fins et parfumés.

COMMERCE ET USAGES DE BORDEAUX (1)

Les vins se vendent à l'escompte 5 % pour les vins classés ; 3 % pour les vins ordinaires ; sans escompte pour les vins artisans ou paysans ; payables au comptant, ou en réduisant l'escompte de 1/2 % par mois accordé. Courtage 2 % payé par le vendeur. En entrepôt réel des Douanes, le magasinage par Hl. et par mois est de 0 fr. 30 pour les vins en fûts jusqu'à 200 litres, et de 0 fr. 20 au-dessus de 200 litres.

---

(1) Haillecourt : *Annuaire du Port de Bordeaux.* — L. Pabon : *Dictionnaire des usages commerciaux et maritimes.*

Le tonneau est compté à 905 litres. La barrique bordelaise est fixée par la loi de juin 1866 à 225 litres, toutefois l'usage admet une tolérance de 2 °/o, sans cependant permettre que toutes les barriques d'une livraison soient courtes, c'est-à-dire inférieures à 225 litres, auquel cas on ramène la livraison à la base légale.

La même loi fixe également le minimum de la bouteille bordelaise à 75 centilitres. L'usage admet divers types de bouteilles; pour les vins communs, surtout d'exportation, le vin doit être tiré en bouteilles de 300 à la barrique, soit 75 centilitres ; pour les vins supérieurs, notamment du Médoc, on emploie des bouteilles dites *Grand Frontignan*, de 275 à 285 à la barrique, soit de 80 à 82 centilitres. L'acheteur n'est pas tenu d'accepter des bouteilles présentant un vide exagéré.

VINS DE BOURGOGNE (1)

Le vignoble Bourguignon si renommé pour ses vins généreux, chauds, veloutés, clairs & chatoyants comme des rubis, parfumés, pleins de sève et de bouquet, se subdivise de lui-même en deux contrées, la *Haute* & la *Basse-Bourgogne*.

La Haute-Bourgogne (département de la Côte-d'Or) livre de grands vins rouges. La Basse-Bourgogne (département de l'Yonne) donne des vins rouges plus ordinaires quoique très délicats de bouche & d'excellents vins blancs.

---

(1) Ces renseignements sur le vignoble bourguignon, sont dus surtout à M. Raveneau, propriétaire et négociant à Chablis.

Vins de Haute-Bourgogne. — Les vignobles de la Haute-Bourgogne se divisent eux-mêmes en 2 régions. La *Côte de Nuits* de Gevrey à Premeaux & la *Côte de Beaune* qui s'étend jusqu'à Santenay. Il n'existe plus, à proprement parler, de classification des crus bourguignons. On les répartit bien en 1re, 2e, 3e classe. mais souvent la deuxième classe est formée par les secondes cuvées de la première. Nous nous contenterons donc de citer les crus les plus renommés.

Côte de Nuits. — En première ligne arrive la *Romanée Conti*. moelleux fin, parfumé, le plus beau fleuron de la Bourgogne, & ses congénères les *Vosne-Romanée, Tache-Romanée, Richebourg, Malconsorts, Romanée Saint-Virant, Beaumont, Échézeaux*, etc. Viennent ensuite le *Clos Vougeot*, les *Gevrey Chambertin* où commencent les grands crus bourguignons (*Chambertin, Clos Saint-Jacques, Mazy*), les *Morey* qui se conservent bien quoique moins fins que les *Vosnes* et les *Nuits* (*Clos de Tart, Clos la Roche, Lambray, Bonnes-Mares*).

Les *Chambolle Musigny* qui donnent le *Musigny*, le plus délicat des vins de cette côte; les *Nuits* avec le grand cru *Saint-Georges* & les *Boudot, Cras, Murgers, Thorey, Perrières, Cailles, Vaucrain*, etc., pleins de goût, mais manquant quelque peu de finesse; les *Premeaux* (*Forêts, Corvées, Argillières*) doués d'un bouquet tout particulier.

En vins blancs la côte de Nuits ne donne guère que le *Clos Blanc de Vougeot* (vigne blanche) & la *Perrière* également de Vougeot.

Côte de Beaune. — En quittant la côte de Nuits & continuant à suivre les coteaux, nous rencontrons les vignobles d'*Aloxe-Corton* (*Corton, Charlemagne*) qui tiennent encore beaucoup de la nature des Nuits ; *Savigny* (*Dominodes, Bataillères, Vergelesses*) de qualité secondaire ; *Beaune* (*Clos des Mouches, Grèves, Cras*, etc.) fins & purs de goût, mais donnant beaucoup de vins de 2e classe ; *Pommard* un des plus connus parmi les vins de Bourgogne (*Arvenceaux, Grèves, Éperneaux, Clos de Citeaux*) ; *Volnay* (*Caille-rets, Champan, Clos des Chênes, Bouches-d'Or*) dont les vins, fins, purs, et pleins de bouquet arrivent en première ligne parmi les crus de la côte de Beaune ; *Monthelie* agréables mais secondaires ; *Meursault* qui donne le *Santenot*, le premier vin rouge de Beaune ; *Puligny* aux vins rouges communs, mais possédant les premiers vins blancs de Bourgogne, les fameux *Montrachet, Chevalier-Montrachet, Bâtard-Montrachet* ; *Chassagne* (*Morgeot, Maltroye*) vins secondaires ; et *Santenay* dont les produits abondants sont ordi-naires quoique parfois assez fins.

Somme toute, les grands vins de Bourgogne se trouvent surtout sur la côte de Nuits.

Vins de la Basse-Bourgogne. — Le vignoble de la Basse-Bourgogne donne des vins ordinaires rou-ges et blancs, des vins blancs fins & des rouges su-périeurs.

Les *vins rouges ordinaires* sont récoltés dans les arrondissements d'*Auxerre* (vallée de l'Yonne, *Ver-menton, Coulanges-la-Vineuse*) de *Joigny*, de *Tonnerre*, et de *Sens*. Les *vins blancs* dans les environs de *Chablis* (*Milly, Maligny, Fleys, Chichée*).

Parmi les *vins rouges fins* on remarque les vins d'*Auxerre* autrefois la « Boisson des Rois » (*La Chai-*

nette, Migraine); d'*Irancy* (*Palotte*) fins et solides, les *vins gris* de la *Côte Saint-Jacques* à *Joigny* fins, délicats, mais capiteux ; les crus des *Perrières* à *Épineuil* & des *Olivettes* à *Damnemoine* dans le Tonnerrois, très parfumés.

Dans ce département de l'Yonne, *Chablis* a le monopole des *vins blancs fins*, les principaux crus sont ceux de *Moutonne*, *Vaudésir*, des *Clos*, des *Blanchot*, de *Valmur*, etc. Ces vins légèrement verdâtres, doués d'un goût de terroir tout particulier, sont remarquables par leur solidité ; actuellement on en peut boire encore de 1858 et même de 1846 parfaitement conservés.

Vins du Beaujolais. — Quoique ne faisant pas réellement partie des vins de Bourgogne, les *vins du Beaujolais*, ou *vins de Mâcon*, en sont si voisins que nous ne les en séparerons pas. Ce sont plutôt des vins de grand ordinaire que des vins de crus, mais ils sont légers, agréables, délicats & quelque peu traîtres. Parmi les rouges, *Moulin-à-Vent*, *Thorins*, *Fleurie*, sont les plus estimés. Pour les blancs nous citerons les *Pouilly* & les vins de table de *Solutré*, *Vinzelles*, *Vergisson*. — Ils se vendent à la futaille de 212 litres ou en bouteilles mâconnaises de 80 centilitres.

COMMERCE & USAGES

Dans l'Yonne les vins se vendent généralement à la feuillette de 132 à 136 litres, sans garantie de contenance quand ils sont vendus *logés*, et avec garantie de 136 litres quand ils sont vendus *nus*. Tous les vins blancs & rouges fins se vendent en fûts, souvent au *muid* de 2 feuillettes.

En Côte-d'Or on vend à la *queue* ou 2 pièces de 215 à 228 litres. La contenance légale de la pièce de Beaune est de 228 litres ; celle de la bouteille bourguignonne de 80 centilitres.

Dans l'Yonne les marchands étrangers achètent par l'intermédiaire d'un commissionnaire, entièrement responsable des affaires traitées vis-à-vis des vendeurs, & moyennant une commission variant de 1 fr. 50 à 2 fr. par feuillette ou de 2 à 3 %. Le commissionnaire est payé par l'acheteur et les affaires se traitent à 90 jours sans autre convention ou suivant convention simplement verbale.

VINS DE CHAMPAGNE

« Après, si ce n'est avant le Bourgogne, il n'est pas de vin plus essentiellement français que le Champagne, léger, vif, sémillant, piquant, mais au fond sans rancune, en ce sens qu'il ne laisse derrière lui ni embarras gastrique, ni névroses. ni céphalalgie. » (Portes & Ruyssen). Voilà certes un éloge dont les Champenois n'auront pas à se plaindre, car il ne comporte aucune restriction. Les vins de la Champagne ont en effet ce double avantage d'être délicats, parfumés, amoureux, *entrants* comme disent les amateurs, & de n'être point capiteux. Légers & pétillants, ils donnent spontanément une *mousse* qu'une addition de sucre rend plus abondante & qui les transforme alors en CHAMPAGNE, le vin gai par excellence, le complément obligé de toute fête & de tout festin.

Les vins de Champagne se récoltent dans les arrondissements de Reims, d'Épernay et de Châlons, soit sur les coteaux qui forment la Montagne de Reims, soit sur ceux qui bordent le cours de la Marne. Le sud du département ne donne que des qualités secondaires consommées sur place comme vins de boisson.

La majeure partie des cépages sont noirs & peuvent fournir des vins rouges délicats & savoureux. *Bouzy, Villedommange, Marsilly, Verzy, Mailly, Ludes, Mareuil, Vertus,* arrivaient jadis en tête de ligne ; mais aujourd'hui le vigneron a plus d'avantage à livrer ses vins au commerce de vins mousseux & les vins rouges sont des plus rares. Seuls les crus inférieurs sont livrés à la consommation locale.

VINS MOUSSEUX

« Le vin mousseux (1) ne diffère du vin commun que par la présence d'une grande quantité de gaz acide carbonique dont on empêche le dégagement en bouchant les vases où le vin est introduit bien avant la fin de la fermentation alcoolique. Cette fermentation a lieu dans les bouteilles. Le gaz carbonique, ne pouvant rester dissous tout entier dans le vin, entre dans la *chambre* de la bouteille, & s'ajoutant à l'air qui s'y trouve, produit à la surface du vin, une

---

(1) Nous ne croyons pouvoir mieux faire pour définir les vins mousseux que de citer la magistrale exposition de M. Maumené, dont les travaux ont fait époque dans l'histoire du Champagne, et nous engageons pour les détails à se reporter à son ouvrage : — *Le Travail des vins.*

pression de plus en plus grande. Par cette pression, le gaz ultérieurement formé reste dissous en plus forte proportion dans le vin, et le sature avant d'aller augmenter la quantité de celui qui s'accumule peu à peu dans la chambre. Lorsque la fermentation est accomplie le vin est mousseux, c'est-à-dire que si l'on ouvre la bouteille, le gaz amassé dans la chambre fait une petite explosion, en se répandant brusquement dans l'atmosphère & la pression qu'il produisait, devenant tout à coup beaucoup plus faible par son égalisation avec celle de l'air, permet à l'acide carbonique dissous dans le vin de sortir du liquide, où elle seule pouvait le retenir. Le gaz obéit à l'instant même à sa propre force d'expansion : il quitte de toute part le liquide où sa dissolution était exagérée ; on le voit paraître en bulles innombrables qui s'élèvent à la surface & y forment pour un temps plus ou moins long cette écume, cette *mousse* pétillante dont le spectacle est un plaisir à tous les yeux.

« La source de l'acide carbonique existe dans tous les vins ; tous peuvent être rendus mousseux par la même méthode : mais la présence d'un excès de gaz ne leur est pas toujours également favorable : en général les vins doux & secs ne se trouvent pas bien de la mousse ; les vins sucrés & fermes, même un peu *verts* sont ceux qui en reçoivent le plus d'avantages.

« De tous les vins, celui de nos contrées est bien évidemment le mieux fait pour recevoir la mousse. Le bouquet particulier dont nos terres ont l'heureux privilège d'enrichir certains cépages, l'admirable équilibre observé dans toutes les bonnes années entre les divers éléments du vin, tout concourt à lui donner les qualités dont la mousse est le complément & dont l'ensemble a valu dans le monde entier, d'un accord unanime, la première place au VIN MOUSSEUX DE CHAMPAGNE (Maumené). »

La tradition reporte à dom Perignon, cellerier dans l'abbaye d'Hautvillers, près d'Épernay, la découverte de la mousse. Sur la fin du règne de Louis XIV, & pendant la Régence, le vin de Champagne commença à paraître sur les tables & la vogue lui fut définitivement acquise par la vente qu'en fit le maréchal de Sillery, propriétaire de vignes sur les territoires de Sillery, Ludes & Mailly. Durant tout le XVIIIe siècle le *vin de la maréchale* ou le *Sillery* fut le complément obligé des fêtes & encore aujourd'hui le nom de Sillery est une marque universellement connue, malgré le petit nombre de vignes que possède cette commune. En 1746, un négociant de Reims fit un premier essai de *tirage* en grand, mais ses mesures étaient mal prises, les bouteilles étaient trop faibles, sur 6,000 bouteilles il n'en resta que 120. C'était un essai malheureux ; il ne découragea pas les producteurs, & 15 ans après, la casse n'était plus que de 1/10 ou 1/20. Jusqu'en 1836, la préparation du Champagne resta soumise à l'empirisme. A cette époque, François, pharmacien de Châlons-sur-Marne, après une étude approfondie du vin & de son travail, en posa les premières règles précises que M. Maumené reprit & étendit ensuite par ses recherches spéciales poursuivies chez M. Jules Mumm avec l'aide de M. Jaunay. Son ouvrage sur le *Travail des vins* dont la première édition parut en 1858, doit être le livre de chevet de tout négociant soucieux de bien connaitre le travail du vin mousseux.

Les vins destinés à la champagnisation se récoltent *exclusivement* dans les arrondissements de Reims, Épernay & Châlons-sur-Marne. Si quelques maisons infimes & surtout des négociants *étrangers* se fournissent en quelques cantons de Lorraine ou de Haute-Marne, il est injuste de faire porter sur le commerce du vin de Champagne l'accusation trop répandue d'aller chercher en tous pays (Bourgogne ou Midi) des vins destinés au traitement. Les marchands qui se targuent de vendre aux maisons de vins, oublient trop souvent, ou ignorent, que ces établissements donnent à leurs ouvriers le vin de consommation journalière (2 à 3 bouteilles par homme) et que leurs achats au dehors n'ont pas d'autre but. Quant à l'emploi des vins de raisins secs pour la champagnisation, il est du domaine de la haute fantaisie. Du reste les chiffres sont plus éloquents que toute dissertation. La moyenne des 10 dernières années donne un total de 15,185 Ha plantés en vigne dans la Marne & une production annuelle de 450,580 Hl, ce qui, à 80 centilitres par bouteille, donne 56.322.500 bouteilles. Le total du mouvement étant de 28,084.125 bouteilles en 1888-1889, il reste encore une plus-value de production possible, de 28,238.375 bouteilles c'est-à-dire que *le département pourrait doubler sa production en mousseux sans recourir aux vins étrangers.*

Que le lecteur nous pardonne cette digression, mais elle était nécessaire en présence des attaques dont est souvent l'objet le commerce du Champagne. si important pour notre pays.

8*

Le vin de Champagne, avons nous dit, se récolte surtout dans les arrondissements de Reims & d'Épernay. Sous le point de vue des crus, la répartition a lieu de la façon suivante :

1º *Montagne de Reims*. — Bouzy, Ambonnay, Verzy, Verzenay, Mailly, Ludes, Sillery, Chigny, Rilly, Sacy, Villedommange.Ces vins, blancs de raisins noirs, sont vineux & frais ; ils forment le fond du vin.

2º *Côte d'Avize*. — Ce sont des vins blancs de blancs, fins.& d'une délicatesse exquise,les principaux villages sont Cramant, Avize, le Mesnil, Oger, Grauves, Cuis.

3º *Vallée de la Marne*. — Ay, Mareuil, Champillon, Hautvillers, Dizy, Épernay, Pierry, Cumières, Damery, Moussy, Monthelon, Vertus, donnent des vins, blancs de noirs,à saveur fraîche & à bouquet prononcé.

La récolte a lieu fin septembre ou octobre suivant l'année. La maturité doit être parfaite. Les raisins *noirs* sont cueillis avec soin & portés sans être foulés au pressoir où les agents des maisons qui les ont achetés, les reçoivent. Un triage minutieux fait rejeter *tous les grains rouges* (maumurs) ou pourris. Puis la vinification a lieu.

Dans la montagne de Reims on achète à la *caque* de 60 kg. de raisins. On estime en moyenne qu'il faut 7 caques (420 kg.) pour obtenir 200 litres de vin de cuvée (1 pièce). Le vigneron vend son raisin, & le négociant fait faire le vin. Sur la côte d'Avize l'achat se fait au kilog. de raisin. A Ay, & dans la vallée de la Marne, au contraire, le vigneron fait son vin & l'achat a lieu à la *pièce* de 200 litres.

Pour faire le vin on donne trois presses rapides au raisin ; l'ensemble constitue le *vin de cuvée* qui est

mis à fermenter dans des tonneaux. Le jus restant
dans le fruit, et qui coule légèrement coloré en rose,
est fortement astringeant ; il forme des *vins de suite*,
consommés sur place d'une façon courante. Le marc
est taillé avec une pelle de bois & relevé à différentes
reprises, on obtient ainsi les vins de *première et
deuxième taille* & enfin les *rebèches*. Le marc épuisé
sert soit à fabriquer de l'eau-de-vie (eau-de-vie
d'aines) ou des vins de sucre.

Le « Barême pour les vendanges » de M. E. Vanne-
let, indique la production moyenne suivante :

400 kg. de raisins donnent 200 litres de vins de cuvée.

—	—	20	—	—	1re taille.
—	—	20	—	—	2e taille.
—	—	24	—	—	rebèche.

Soit en tout.... 264 litres.

Le vin fermenté est laissé au repos puis soutiré
sur sa grosse lie. Aux environs de Noël, les vins re-
posés & éclaircis sont livrés aux maisons de commerce, & en janvier on procède à un nouveau *soutirage*. C'est le moment des *assemblages* ou *recoupages*.
Par dégustation le chef de la maison & le chef de
cave se sont rendu compte de la qualité des différents vins. Ils décident alors la proportion dans
laquelle on doit mélanger les divers crus de façon à
former un vin unique. Chaque élément est introduit
successivement dans de grands foudres où s'opère le
mélange. On y ajoute une certaine quantité de *vins
de réserve* de mêmes provenances & de bonnes années. Cette addition a pour but de maintenir le type

de cuvée & de ne produire qu'une insensible transition entre les produits des différentes années. La *cuvée* est composée. Le vin est remis en cercles, soumis à *un seul collage* à la colle de poisson pure, soutiré, & laissé au repos jusqu'au moment du *tirage*.

La fermentation ayant fait perdre au vin la plus forte partie de son sucre & par suite sa source d'acide carbonique, on dose à l'aide d'appareils spéciaux le sucre restant & on ajoute au liquide la quantité nécessaire pour produire la mousse. Ce sucre, candi de canne pur, est dissous dans de vieux vins blancs de mêmes provenances que les vins de cuvée. Le mélange effectué, le *tirage* en bouteilles se fait, celles-ci sont bouchées, ficelées & couchées en cave.

Le sucre additionné fermente, se décompose en alcool et acide carbonique qui reste dissous dans le vin ; c'est la *prise de mousse*. Il en résulte un *vin brut*, très acide & capiteux.

Pendant cette fermentation il se forme sur la bouteille un dépôt qu'il est indispensable de séparer du liquide. Dans ce but les bouteilles sont *progressivement* relevées sur pointe, au moyen de pupitres inclinés, & durant 3 mois environ, *remuées chaque jour* d'un mouvement sec et précipité de gauche à droite qui rassemble le marc et le fait peu à peu descendre dans le col. L'opération terminée, le vin est parfaitement limpide et le dépôt rassemblé sur le bouchon. Il faut maintenant chasser ce dépôt. Dans ce but l'ouvrier, tenant la bouteille renversée dans la main gauche et couchée sur l'avant-bras, fait sauter l'agrafe avec un crochet &, au moyen d'une pince spéciale dite « patte de homard », dégage légèrement le bouchon. La tension du gaz chasse celui-ci avec explosion, et la mousse expulse en même temps les impuretés solides au moment précis où l'ouvrier relève le col en face d'un tonnelet qui reçoit les marcs de dégorgement. Afin de ne laisser aucun corps étranger, l'homme passe rapidement le doigt dans le col de la bouteille & la donne à son voisin chargé du dosage. Le *dégorgement* que nous venons de décrire demande une grande habitude et de la dextérité afin de ne laisser perdre que le moins possible de vin.

Le dégorgement a produit un vide. En outre le vin brut a besoin d'être additionné d'une certaine quantité de sucre, afin de masquer l'acidité. Tel est le but du *dosage*. Soit au moyen d'une mesure en cuivre argenté, soit avec des machines spéciales, l'ouvrier introduit dans la bouteille une quantité déterminée de *liqueur*. Cette liqueur varie suivant les maisons, mais sa composition a toujours pour base le sucre candi blanc de canne, dissous dans du vin de Champagne & additionné de vieille fine champagne de Cognac.

Voici en moyenne la composition de cette liqueur :

Sucre candi..................	150 kg.
Vin blanc vieux.............	125 litres.
Cognac fine-champagne.....	10 litres.
Donnant....................	285 kg. soit 200 litres de liqueur.

La quantité de liqueur introduite varie suivant le goût du consommateur. Ainsi l'Angleterre demande des vins extra-secs (extra-dry) dosés à 1/4 ou 1/2 centilitre par bouteille, tandis que l'Allemagne & surtout la Russie préfèrent les vins sucrés, dosés à 18, 20, 22

& quelquefois même 24 centilitres. Le creux est rempli avec des vins de réserve.

Disons à ce propos que *jamais* on n'emploie ces *sauces* que, dans un trop fameux rapport, M. Girard du Laboratoire municipal de Paris a signalées : sauces (elles méritent bien leur nom) à base de Porto, Madère, Rhum et Kirsch. La cause première de cette erreur paraît toutefois devoir remonter à M. Maumené qui signale, sans la relever suffisamment, la préparation d'un « cuisinier » quelconque (1re édition, page 470).

Ainsi traité le vin est préparé. La bouteille est *bouchée* à la machine avec un bouchon *neuf*, choisi avec soin dans un liège d'Espagne de première qualité et coûtant jusque 15 & 20 centimes pièce, ficelée, munie d'une agrafe de fil de fer et mise en cave où elle attend l'expédition. Ce n'est qu'au dernier moment qu'on l'habille de sa capsule, du papier d'étain et de l'étiquette. Les bouteilles destinées à l'exportation sont souvent garnies de cire ou de résine. Les expéditions se font par caisses de 12, 24, 50 & 60 bouteilles.

La capacité *légale* des bouteilles champenoises est de 80 centilitres. Mais on en trouve quelquefois dont le volume varie de 76 à 82 centilitres. L'usage admet l'emploi des 1/2 bouteilles (chopines) et de doubles bouteilles (magnum). On fait aussi quelques fois, à l'usage d'Amérique & de Russie, les expéditions en doubles magnum (5 bouteilles), mais ce n'est qu'un cas exceptionnel.

Depuis 50 ans le commerce du Champagne a pris une extension considérable, ainsi qu'en témoigne le tableau ci-dessous gracieusement mis à notre disposition par la Chambre de Commerce de Reims.

MOUVEMENTS DES VINS DE CHAMPAGNE

État dressé d'Avril à Avril de chaque année par la Chambre de commerce de Reims

ANNÉES	BOUTEILLES EN CHARGE chez les marchands en gros	QUANTITÉ EN FUTS en hectolitres		TOTAL DES EXISTENCES en hectolitres		BOUTEILLES EXPÉDIÉES A L'ÉTRANGER	BOUTEILLES EXPÉDIÉES EN FRANCE	IMPORTANCE RÉELLE du commerce en bouteilles
		H.		H.				
1814-15	23.285.818	»		191.049	30	4.380.214	2.255.438	6.635.652
1852-53	19.376.967	»		161.629	35	6.355.574	2.385.217	8.740.790
1860-61	30.235.260	»		251.961	89	8.488.223	2.697.508	11.185.731
1868-69	32.190.881	»		270.557	31	12.810.194	3.104.496	15.914.690
1871-72	40.099.243	»		331.160	36	17.001.124	3.367.537	20.368.661
1872-73	45.329.490	»		377.745	95	18.917.779	3.464.059	22.381.838
1873-74	46.573.974	»		393.614	61	18.106.310	2.491.759	20.598.069
1874-75	52.733.674	»		439.418	23	15.318.315	3.517.182	18.835.527
1875-76	61.658.767	»		538.824	35	16.705.719	2.439.762	19.145.481
1876-77	71.398.726	»		594.996	19	15.882.964	3.127.991	19.010.955
1877-78	70.183.863	»		581.855	99	15.711.651	2.450.983	18.162.634
1878-79	65.833.191	»		547.444	11	14.844.181	2.596.356	17.440.537
1879-80	68.510.668	»		571.173	60	16.521.593	2.666.561	19.191.154
1880-81	51.505.964	»		451.216	48	18.220.980	2.399.924	20.620.904
1881-82	50.071.933	414.722	76	831.990	05	17.671.366	3.190.869	20.862.235
1882-83	57.141.254	311.311	98	822.989	60	17.642.821	2.869.231	20.512.052
1883-84	57.089.627	434.267	88	910.015	19	18.206.956	2.675.578	20.882.534
1884-85	62.268.915	504.223	17	1.010.485	81	18.189.256	2.822.601	21.011.857
1885-86	83.366.953	325.602	61	992.553	91	14.923.490	2.548.227	17.471.717
1886-87	82.925.678	262.264	47	925.669	26	16.222.903	2.861.971	19.084.874
1887-88	75.218.074	301.474	25	903.219	05	17.257.685	3.076.639	20.334.324
1888-89	75.573.232	193.616	65	798.202	50	18.904.469	3.653.615	22.558.084
1889-90	63.796.719	366.232	25	875.606	»	19.148.382	4.176.189	23.324.571
1890-91	60.273.995	399.852	62	882.044	59	21.6.9.111	4.077.083	25.776.194

VINS DES AUTRES RÉGIONS

RÉGION DE L'EST. — L'est de la France donne des vins rouges et blancs légers, agréables, parfois un peu acides, et se consommant sur place. Ils ont un goût de pays auquel il faut être habitué, et une verdeur toute spéciale. Beaucoup d'entre eux supportent mal le voyage. Sans parler des vins de l'Aisne qui ne sont guère qu'une piquette, nous trouvons les vins de *Lorraine*, d'une belle couleur claire, doués d'un bouquet faible mais agréable. Thiaucourt, Pagny-sur-Moselle, Bar-le-Duc et ses environs peuvent en être considérés comme les types.

L'Alsace nous donnait autrefois ses vins blancs diurétiques, et quelquefois un peu traîtres, mais agréables, de Thann, Ribeauvillé, Riquewhir. Wolxheim, Guebwiller, et le *vin de paille de Colmar*.

La *Franche-Comté* a beaucoup gagné à la pénurie de vin qu'amena sur le marché français le désastre des vignobles du Midi. Vifs, spiritueux et pleins de bouquet, les vins du Jura se sont répandus un peu partout dans le Nord & l'Est de la France. Le vin d'*Arbois* a presque retrouvé son antique renom; *Lons-le-Saulnier*, *Gray*, *Poligny* ont fourni les tables de vins rouges ou blancs. voire de vin gris à peine rosé. doux et traître. Les *vins de paille* du Jura sont peu consommés en dehors du cercle local.

RÉGION DU SUD-EST. — Le bassin du Rhône était autrefois riche en vignobles fameux. Les *Côtes du Rhône* étaient fort estimés & très haut cotés. Aujourd'hui la production en vins supérieurs est faible & les vins communs de Vaucluse & de Provence seuls ont encore une sérieuse importance.

Nous ne pouvons pourtant passer sous silence les crus fameux de l'*Ermitage*, de *Côte-Rôtie*, de *Langlade;* le *Roquemaure* où le phylloxéra apparut pour la première fois en 1864, le *Château-Neuf-du-Pape*, le *Croze*, le *Mercurol*, ni les vins blancs de *Saint-Peray* (mousseux) & de *Condrieu*.

Les vins rouges du *Vaucluse* et de *l'Avignonnais*, doux & hauts en couleur, sont employés dans le commerce courant comme bases de coupage.

Vins du Midi. — Il est inutile de faire ressortir l'importance des vignobles méridionaux, ils sont trop connus pour rappeler qu'ils fournissent au monde entier des vins ordinaires, richement colorés, mais de qualités fort variables. L'Aude, le Gard, l'Hérault sont le véritable cellier de la France. Montpellier, Béziers, Narbonne, Cette, Castelnaudary sont les principaux centres où vont s'approvisionner les commerçants français et étrangers. Les vins, du moins à Montpellier, y sont généralement classés en *Montagnes* ou vins de *coteaux* & *Plaines* ou *petits vins*. Ces départements fournissent également beaucoup de vins de coupages. Ce serait cependant une erreur de croire que le Midi ne possède pas de grands crus. Les *Saint-Georges* tiennent la tête comme vin rouge, & en blancs le *Picardan*, le *Picpoul*, & la célèbre *Blanquette de Limoux* font une honorable figure parmi les vins fins de France. *Frontignan* & *Lunel* donnent des *muscats* & des imitations de vins d'Espagne fort prisées; de même le *Roussillon*, à côté de ses gros vins de coupage et de ses vins rouges alcooliques mais de peu de bouche, offre au gourmet toute une collection de nectars, *Rivesaltes*, *Collioure*, *Grenache*, *Banyuls*, doux & réconfortants, vins de dessert, que la médecine s'empresse de recommander aux convalescents, aux enfants & aux vieillards.

Si nous allons vers l'Ouest, dans le bassin de la Garonne, nous ne trouvons plus beaucoup de vins marchands; ils sont plutôt distillés pour faire d'excellentes eaux-de-vie dites *Armagnac*. Le seul vin qui ait quelque renom & encore plus historique que réel est le *Jurançon* des environs de Pau, un peu âpre & rappelant les vins pierreux de la Moselle & du Rhin.

Le Lot-et-Garonne, le Lot, la Dordogne livrent également des vins rouges de coupage & des blancs ordinaires quelquefois mélangés aux petits bordeaux. Les vins des environs de *Bergerac* s'élèvent au-dessus de la moyenne, sans cependant atteindre les grands crus.

Vins du Centre. — Au centre de la France l'*Auvergne* se livre avec une ardeur croissante à la culture de la vigne. Les vins sont un peu acides, colorés et agréables, la nature volcanique du terrain leur donne une saveur spéciale & un assez fort degré alcoolique, mais ils sont tous de qualité moyenne.

Vins du Bassin de la Loire. — Le Bourbonnais, le Nivernais, le Berry, la Sologne donnent des vins rouges (de coupage dans l'Allier; Saint-Pourçain) & des petits vins blancs agréables.

L'*Orléanais* autrefois renommé transforme la plus forte partie de sa récolte en vinaigre; mais en descendant la Loire on rencontre la fameuse *Touraine* dont le docte Rabelais prisait tant les produits. Les meilleurs crus sont, par ordre de mérite :

Vins rouges : — *Bourgueil, Chinon, Saint-Avertin, Josse, Larray, Vallères, Montlouis.*

Vins blancs : — *Vouvray, Rochecorbon, Vernon, Noisay, Montlouis, Saint-Martin-le-Beau.*

Les vignes riveraines de la Loire ne donnent que des qualités moyennes & souvent inférieures, cependant on peut encore citer : *Saint-Cyr, Fondettes, Cinq-Mars.*

Arrive enfin l'*Anjou*, riche en vins blancs corsés, capiteux, prenant facilement la mousse, ce qui les fait en grande partie transformer en vins mousseux, souvent vendus comme Champagne. *Saumur* est le principal centre de cette industrie. *Cerans, Savenières, Champigny* donnent également des produits estimés.

Vins de l'Ouest. — La seule région vinicole de quelque importance est la région des Charentes, & encore ses vins sont-ils plutôt brûlés pour en faire des eaux-de-vie connues sous le nom générique de *Cognacs*. Ravagées par le phylloxéra qui, à l'exception de quelques communes, détruisit tous les vignobles, les Charentes reconstituent assez rapidement leurs plants. Un repos de 4 ou 5 ans a suffi pour le traitement du sol, & des cépages américains greffés des plants français ont ramené la prospérité dans le pays. En 1889, la Charente a récolté 105,355 Hl. & la Charente-Inférieure 401,505 Hl. Il y a loin encore cependant des 2,000,000 d'Hl. de 1886. Les vins blancs sont tous brûlés, quelques vins rouges sont livrés au commerce, principalement ceux de Matha (Charente-Inférieure) comme petits bordeaux. Nous nous occuperons plus particulièrement des produits de ce vignoble au chapitre des alcools.

IMPORTATIONS ET EXPORTATIONS DES VINS EN FRANCE
(1889)

Importations :

Vins ordinaires en fûts

Espagne......................	7.015.538 Hl.
Algérie	1.591.922
Portugal	857.484
Italie........................	337.133
Autres provenances...........	863.932
Vins ordinaires en bouteilles	5.522
Vins de liqueur en fûts.........	246.513
d° en bouteilles....	10.198
TOTAL...	11.928.242 Hl.

Exportations :

Vins ordinaires en fûts........	de la Gironde.	1.101.817 Hl.
	d'ailleurs	1.106.148
Vins ordinaires en bouteilles	de la Gironde.	75.440
	d'ailleurs......	235.883
Vins de liqueur	en fûts.......	36.414
	en bouteilles..	30.021
	TOTAL....	2.585.723 Hl.

VINS ÉTRANGERS

VINS D'ITALIE (1)

La nature montueuse de l'Italie, la variété de ses sols, des expositions, et des climats permet d'obtenir les vins les plus différents comme nature, depuis les gros vins de coupage jusqu'aux liqueurs fines et délicates. De tout temps la vigne fut largement cultivée en Italie, mais le désastre des vignobles français lors de l'invasion phylloxérique, donna un nouvel essor à la viticulture italienne, qui dès lors ne poursuivit plus qu'un but : être le fournisseur régulier du monde & remplacer la France comme cellier de l'Univers.

Des stations & des écoles œnologiques ont été créés à *Conegliano, Avellino, Alba, Catane, Cagliari, Asti* ; la vigne a été mieux soignée, les vins faits suivant de meilleures méthodes, & le gouvernement & les particuliers n'ont rien négligé pour assurer à leurs produits de nouveaux débouchés.

L'Italie se subdivise naturellement en douze régions viticoles.

1° Région. — Piémont. — Le Piémont produit principalement des vins rouges de table et quelques vins de

____

(1) D'après : la « Viticulture en Italie » (*Messager agricole du Midi* — 1889).

coupage, chargés en couleur mais peu alcooliques ; les *Gattinara, Ghemme, Barolo, Nebbiolo, Barbera, Fresa, Dolcetti*, sont un peu âpres quand ils sont jeunes, mais se parfument en vieillissant.

Les arrondissements d'*Asti* et de *Canelli* donnent des muscats doux et des vins blancs qui servent à préparer le vermouth ou qui sont champagnisés et transformés en *Asti mousseux*, classés les meilleurs d'Italie.

La force alcoolique des vins varie de 8°,5 à 14°, mais se tient plus ordinairement vers 10°,5 à 11°.

Les expéditions se font par Gênes, le Mont-Cenis et le col de Tende.

2° *Région — Lombardie.—* La culture de la vigne y a diminué, en présence de l'extension des mûriers & de la sériciculture ; néanmoins les provinces de *Brescia, Mantoue, Bergame, Côme*, donnent des vins rouges ordinaires à goût de terroir un peu prononcé. *La Valteline* (province de Sondrio) donne des vins rouges riches en tannin & très estimés en Suisse. C'est du reste la seule partie de cette région qui exporte ses produits.

3° *Région — Vénétie. —* Le climat un peu humide de la Vénétie convient mal aux vignes. Les provinces de *Venise* et de *Padoue* donnent des vins très colorés & très sapides, mais ordinaires ; celle de *Vérone* de bons vins de table peu colorés & agréables. *Vicence* fournit quelques vins rouges & des vins blancs secs et parfumés que l'on transforme en mousseux.

La force alcoolique moyenne est de 9° à 11°.

4° *Région — Ligurie. —* La Ligurie donne peu de vins mais ils sont de bonne qualité et doués d'un grand bouquet, les plus renommés sont ceux des *Cinq-Terres* (1) qui se récoltent sur la rivière du Levant près de la *Spezzia*. Les vins blancs sont les plus nombreux, ils pèsent en moyenne 10° à 12° d'alcool, mais peuvent aller jusque 14°. Très estimés en Italie, ces vins se consomment presque tous dans la Péninsule.

5° *Région — Emilie.* — La vaste plaine de *Plaisance* à *Bologne* produit en quantité des vins de coupage colorés et riches en substances extractives. *Parme* et *Modène* donnent des vins blancs & quelques vins rouges moins hauts en couleur et plus alcooliques. *Ravenne, Cervia, Lugo, Comacchio* ont des vins rouges et blancs de faible alcoolicité, 8 à 9° environ, et de qualité commune, mais très répandus dans le commerce courant.

6° *Région — Ombrie et Marches.* — Ces provinces donnent surtout des vins blancs peu alcooliques (9° environ), légers, ne sortant pas de l'ordinaire.

7° *Région — Toscane.* — *La Toscane* est le centre italien de production de vins de table, ils sont peu colorés, secs & de saveur agréable. Pour masquer l'âpreté du vin jeune, & lui donner plus de corps, on ajoute au vin une certaine quantité de moût de raisins séchés. Cette opération *dite Governo* permet de les boire plus tôt.

L'île d'*Elbe* et le mont *Argentaro* près d'Orbitello fournissent des vins spéciaux secs, aromatiques & très parfumés, dus à la nature volcanique du sol.

---

(1) Riomaggiore, Manarola, Corniglia, Vernazza, Monterosso.

8° *Région — Latium.* — Les groupes de *Viterbe* et de *Frosinone* donnent surtout des vins blancs, souvent cuits en chaudière afin de pouvoir être conservés.

La région romaine livre des vins blancs & rouges de meilleure qualité, les *Castelli [romani* (châteaux romains) mais de beaucoup surfaits en Italie.

Le degré alcoolique moyen est de 10°.

9° *Région — Adriatique méridionale.* — Cette région comprend elle même deux groupes distincts : les *Abruzzes* & les *Pouilles*.

La nature montagneuse & la variété des expositions provoquent dans les Abruzzes, des différences considérables entre les vins de chaque pays. Les blancs. très légers, sont souvent *cuits* & réservés à la consommation locale ; les rouges plus ou moins agréables & colorés servent aux coupages. Quelques-uns plus délicats peuvent être mis en bouteille & conservés comme grands ordinaires. Enfin un mélange de raisins noirs & blancs donne des *Cerasnoli* spécialement consommés dans l'Italie du Sud.

Il y a trente ans les *Pouilles* ne possédaient des vignes que dans l'arrondissement de *Barletta.* Mais ces vins riches en alcool et hauts en couleur, ayant attiré l'attention des fabricants de vins de coupage, la vigne se développa d'autant plus rapidement que le climat sec et chaud s'y prête à merveille. *Barletta, Bari, Brindisi, Bisceglie, Gallipoli, Tarente* sont devenus d'importants entrepôts des vins où s'adressent principalement les demandes de l'étranger.

Barletta, Trani, Andria, Canosa ont des *vins de coupage* riches en alcool et en extrait, mais dénués de toute saveur et par suite capables de se marier sans peine avec tous les crus. — Puis viennent d'autres vins plus communs, dits de *demi-coupage* et *rouges de table.*

Quelques vins blancs et des muscats doux se récoltent aussi dans les arrondissements de *Barletta. Trani, & Otrante.*

L'alcoolicité des *Abruzzes* varie entre 10° à 11° & peut arriver à 13°; l'extrait sec est de 1,6 à 2,8 %.

Les vins des *Pouilles* ont en moyenne 13° à 14° d'alcool & vont même jusque 15° pour les coupages; les demi-coupages ont une moyenne de 12° & les vins de table oscillent entre 10° & 11°. De même l'extrait sec de 3 % dans les vins de coupage varie de 2 à 2,5 % pour les autres natures.

10° Région — Méridionale méditerranéenne. — Cette région s'étend depuis la province de *Caserte* jusqu'à *Reggio.* C'est au Nord, dans l'arrondissement actuel de Gaëte, que se récoltait autrefois le *Falerne,* de classique réputation. C'est aussi cette contrée qui donne le vin du Vésuve, le fameux *Lacryma-Christi,* le *Capri,* les *Ischia,* qui doivent à la nature volcanique du sol leurs qualités spéciales, & au chaud soleil de la baie napolitaine leur douceur & leur ton généreux.

Ceux-ci exceptés, les trois provinces de *Caserte, Naples* et *Salerne* n'ont que de petits vins légers, marquant 6 à 7° d'alcool. Les provinces d'*Avellino* & de *Potenza* donnent de bons vins de table & de demi-coupage, & celle de *Bénévent* des vins blancs peu exportés.

Les Calabres ont un caractère particulier ; hauts en couleur, parfumés, n'ayant jamais moins de 11°5 d'alcool, ils atteignent souvent 15°; aussi peuvent-ils donner de bons vins de coupage, mais l'incurie des habitants est une des causes qui les rend peu communs dans le commerce étranger.

11° Région — Sicile. — La facile culture des plants, la richesse du sol, la chaleur constante du climat. font de la Sicile un centre important de viticulture ; la province de *Messine*, la région de l'*Etna*, les *Terres fortes*, la partie orientale de l'île sont les points les plus importants.

Les vins fins y sont nombreux & les types constants.

Les vins rouges sont les plus abondants dans la partie orientale, les blancs dans l'occidentale. Les *Marsala*, les *Syracuse*, les *Malvoisie de Lipari*, les *Vernaccie*, les *Albanelli* secs et doux, les *Naccarelle* sont justement célèbres, les deux premiers surtout qui servent à imiter les madères.

Palerme, *Termini*, *Messine* fournissent de bons vins de table.*Catane* et *Riposto* exportent beaucoup de vins de coupage, ainsi que l'arrondissement de *Modica* dont les vins sont connus sous le nom de *Scoglitti*.

Très alcooliques, les vins rouges marquent de 13 à 16 %, les vins blancs & de liqueurs 12 à 18°.

Les *Marsala*, suivant les pays auxquels ils sont destinés. titrent même de 15 à 24 d'alcool & 2,4 à 8 % d'extrait sec.

12° Région — Sardaigne. — La Sardaigne présente des caractères généraux qui, au point de vue vinicole. la rapprochent beaucoup des Calabres. Mais ce qui distingue plus particulièrement les vins sardes, c'est une grande sécheresse qui en facilite la conservation.

Les vins blancs communs sont secs & riches en alçool (11 à 15 %). Ils servent soit à couper des vins plus légers, soit à fabriquer des vermouths ou des imitations de vins de Sicile. ›

Les rouges de table sont brillants, d'une belle couleur rubis, agréables à boire & parfumés. Les vins de coupage, sans être aussi hauts en couleur que ceux des Pouilles, ont plus de parfum & plus de bouche, surtout lorsqu'avec le temps ils se sont un peu dépouillés.

Enfin quelques crus spéciaux *Vernaccia, Muscat, Malvoisie, Nasco, Monica, Giro*, pourraient faire concurrence aux vins de liqueur du midi de la France et d'Espagne si le commerce d'exportation était mieux installé. La caractéristique de ces vins est leur extrême bon marché. En 1887 on a vendu des ordinaires sardes 9 & 10 fr. l'hectolitre; il est vrai de dire que les vins de liqueur ont atteint 100 & 150 fr. La production moyenne n'est pas très exactement connue. Les principaux ports expéditionnaires sont *Cagliari, Porto-torres* et *Terranova*.

PRODUCTION DES VINS EN ITALIE

D'après les renseignements donnés par la Direction générale (italienne) de l'Agriculture.

Régions	Moyenne annuelle 1879-1883	Production en 1890 (Chiffres provisoires)
Piémont......................	3.880.800 Hl.	3.161.500 Hl.
Lombardie	1.748.200	1.101.500
Vénétie......................	1.388.100	320.100
Ligurie......................	508.500	404.200
Emilie	2.570.700	1.877.400
A reporter........	10.096.300 Hl.	6 871.700 Hl.

Régions	Moyenne annuelle 1879–1883	Production en 1890 (Chiffres provisoires)
Report............	10.096.300 Hl.	6.871.700 Hl.
Ombrie et Marches	2.490.900	1.315 400
Toscane..............	3.068.500	2.152.900
Latium..............	1.917.800	958.900
Adriatique méridionale	4.903.300	3.871.500
Méridionale méditerranéenne ..	5.347.400	3.953.600
Sicile	7.750.500	7.569.400
Sardaigne	1.179.300	1.150.800
Totaux....	36.760.000 Hl.	27.847.200 Hl.

L'importance du commerce avec la France a beaucoup baissé, ainsi que l'indique le tableau suivant.

Exportations à destination de la France :

1887.................	2.703.000 Hl.
1888.................	1.040.000
1889.................	101.500
1890.................	19.800

Résultats de la dénonciation du traité de commerce faite en 1887 & de la guerre de tarifs douaniers qui en a été la conséquence !

VINS D'ESPAGNE (1)

L'Espagne a pris aujourd'hui une place importante dans le commerce des vins (28 millions d'Hl. en 1888). Il est donc nécessaire de voir en détail les centres de production.

---

(1) Les renseignements suivants nous ont été fournis par la bonne obligeance de M. SIMON VIOLET aîné, négociant à Thuir (Pyrénées-Orientales).

Afin de procéder avec méthode, nous suivrons la côte méditerranéenne en commençant par le cap Cerbère jusques après le détroit de Gibraltar.

Dans ce pays les unités de mesure varient à l'infini, non seulement d'une province à l'autre, mais quelquefois entre deux villes très peu distantes. Le tableau comparatif suivant indique les principales mesures.

TABLEAU

des mesures usitées en Espagne pour l'achat des vins

Noms des provinces	Unité de mesure avec l'équivalent en français		Subdivisions de l'unité de mesure avec leurs équivalents	
		Lit.		Lit.
Géroma........	La Charge....	120 »»	Le Pellego.... Il y a deux Pellegos dans la charge.	60 »»
			Le Mayal..... Le Pellego vaut 4 Mayals.	15 »»
Tarragona	La Charge....	121,60	Le Cuarte..... Il y a 16 cuartes dans la charge.	7,60
Valencia	Le Cantaro...	11,27		
Alicante........	Le Cantaro .	11,50		
	La Aroba.....	17,75		
Malaga	La Bota......	496 »»	La Aroba .... Il y a 31 arobas dans la Bota.	16,53
Cordoba.......	La Aroba.....	16 »»		
Ciudad-Réal....	La Aroba.....	16 »»		
Valadolid......	La Cantara...	16 »»		
Navarra	L'Alquez.... .	119 »»	Le Cortane.... Il y a 16 Cortanes dans l'Alquez.	7,41
Aragon........	L'Alquez......	119 »»	Id.	

La vinification en Espagne est sensiblement la même que dans le midi de la France ; l'époque des vendanges seule diffère suivant la situation climatérique de la contrée.

En quittant Cerbère, dernière station française, on entre de suite dans la province de *Géroma*.

Les contreforts des Pyrénées s'étendent aussi dans cette province & comme la nature du terrain est la même qu'en France du côté de Banyuls, comme d'ailleurs l'exposition est analogue, la qualité du vin est approximativement la même. On y récolte aussi des vins généreux, d'un degré alcoolique naturel peu commun & possédant un degré de liqueur qu'on trouve difficilement ailleurs qu'en Espagne. Les points les plus importants de cette province sont : *La Selva, Llansa, Villajuiga, Garriguella.*

La province de *Barcelone*, quoique beaucoup moins viticole, produit aussi quelques vins, mais de qualité médiocre, se consommant entièrement dans le pays.

La province de *Tarragona* est mieux partagée & elle produit des vins réellement supérieurs. On doit la diviser en deux zones : le *Priorato* région des vins rouges et le *Campo de Tarragona*, région des raisins blancs.

Les meilleurs crus du *Priorato* sont : *Falset, Scala-Dei* justement renommé, *Torrojes, Poboleda, Vilella-Alta, Vilella-Baja ;* les vins blancs moins estimés sont le plus souvent employés pour la distillation.

Les deux centres les plus importants du *Priorato* sous le rapport de la population sont : *Falset* et *Poboleda ;* ces deux points sont reliés au chef-lieu *Tarragona* par des routes à peu près carrossables & les vins peuvent être transportés jusqu'à ce dernier point par *Carrous* ou charettes, mais le transport des vins entre les divers autres villages doit se faire à dos de mulet, au moyen d'outres en peau de bouc. Chaque mulet porte environ 120 litres de vin en deux outres.

De *Tarragona*, les vins sont expédiés généralement en *France*, soit par chemin de fer, soit par bateau. Très souvent ces vins sont en demi-muids en bois plein, cerclés de 10 cercles de fer, contenant de 620 à 650 litres & d'origine allemande. Ils ont servi à l'importation des trois-six allemands dont Tarragona fait une énorme consommation.

La pipe catalane qui est la base d'exportation varie de 480 à 490 litres. Cependant suivant les pays de destination sa capacité varie de 480 à 516 litres. On envoie même en Angleterre et au Canada des pipes de 600 litres. (*Moniteur officiel du Commerce*, 29 janvier 1891.)

Une industrie qu'il est curieux d'étudier, soit dans la province de *Tarragona* soit dans celle de *Valencia*, est la fabrication des mistelles.

On appelle *Mistella* du moût de raisin dont on a empêché la fermentation par l'addition d'une certaine partie d'alcool ; c'est afin de conserver au moût la totalité de son sucre qu'on empêche la fermentation.

On distingue deux natures de Mistelle : la Mistelle blanche & la Mistelle noire, ainsi appelées des qualités de raisins employés.

La Mistelle noire se fabrique avec des raisins noirs, la Mistelle blanche avec des raisins blancs.

Pour la première, après la cueillette, les raisins

sont foulés & jus & marc sont jetés dans des cuves souterraines en maçonnerie appelés *Cups;* pour empêcher la fermentation on verse dans les Cups la quantité de trois-six nécessaire & on laisse le tout cuver ensemble pendant un mois environ. A côté de ce Cups s'en trouve un autre placé en contre-bas ; lorsque le moment du décuvage est arrivé,—les deux Cups sont reliés par une ouverture,— on débouche l'ouverture & le jus coule dans le second Cup ; le marc est retiré ensuite et soumis à l'action du pressoir ; les deux liquides sont mélangés & le produit est la *Mistelle noire*.

La fabrication de la Mistelle blanche est bien moins longue ; les raisins sont foulés & le marc est passé de suite au pressoir.

Le moût obtenu est versé dans des fûts dans lesquels on a jeté au préalable 15 % de trois-six ; peu de jours après la Mistelle est faite; il reste alors à faire supporter à cette Mistelle plusieurs transvasements pour la séparer des lies qu'elle dépose.

Cette industrie est le lot des *taberneros*, cabaretiers espagnols qui s'en servent pour donner un peu de douceur aux mauvais vins qu'ils débitent à la *Copa* (au verre). Il s'exporte aussi en Amérique une certaine quantité de ces produits.

En outre des Mistelles, la province de *Valencia* produit d'excellents *Moscatels ;* les points les plus renommés de la province pour ces sortes de vins sont : *Gandia, Denia, Chiva, Roquefort, Llana*.

La province d'*Alicante* est riche en vins rouges très doux : *Monovar* & *Sax* en sont les centres les plus importants. Comme les propriétaires avaient beau-

coup de difficultés pour écouler leur vin à cause de
leur excès de sucre, ils ont contracté l'habitude de
vendanger de très bonne heure afin de détruire la
trop grande douceur. Les vins qu'ils récoltent ainsi
sont loin d'avoir les mêmes propriétés qu'autrefois.

Nous arrivons enfin dans la province de *Malaga*
dont la réputation vinicole est universelle.

Disons d'abord que cette province a été envahie
complètement par le phylloxéra & qu'il ne s'y
trouve pas aujourd'hui un seul pied de vigne ; cependant on y récolte du vin comme autrefois & de
même qualité ; c'est que contiguë à cette province
se trouve celle de *Cordoba* (Cordoue) qui lui fournit
tous les raisins nécessaires.

En France, on ne connaît guère que le *Malaga
noir*, & cependant le vin naturel de Malaga est blanc :
on lui donne la couleur que nous connaissons par les
préparations suivantes :

Les raisins sont foulés aussitôt après la cueillette,
non point dans des trémies comme dans le midi de
la France, mais dans des compartiments en maçonnerie n'ayant pas plus de 40 cm. de hauteur. Pour
que la séparation du jus d'avec la grappe soit instan-
tanée, une ouverture est pratiquée à la partie inférieure du compartiment disposé en plan incliné.

Le moût est ensuite placé dans des fûts épais ou-
verts par la bonde ; souvent même pour activer la
fermentation ces fûts sont logés dans des étuves.
Lorsque le moût a bien fermenté on verse dans chaque fût de 4 à 6 %, d'alcool de vin, on transvase une
ou deux fois & on peut livrer le vin au commerce.

Pour en rendre le placement plus facile & surtout

plus fructueux on soumet encore ce vin à une autre préparation.

A la cueillette des raisins on en réserve une certaine quantité qu'on fait sécher au soleil. Lorsque ces raisins sont secs, on les écrase dans de vastes mortiers, on y ajoute le tiers de leur poids d'eau et on forme ainsi une pâte qu'on place dans des sacs et qu'on soumet au pressoir. La quantité de jus ainsi obtenu équivaut à environ la moitié du poids des raisins ; on ajoute à ce jus 1/60 d'alcool & on verse ce liquide dans le vin ; il acquiert par cette addition l'arome & l'onctueux qui ont fait la grande réputation du Malaga blanc.

La couleur brou de noix que possède le Malaga qui se consomme en France est le résultat d'une double opération : l'addition de l'*Aropa* & du *Color*.

Pour préparer l'*Aropa* on verse dans une chaudière en cuivre une certaine quantité de Malaga blanc tel qu'il a été préparé précédemment ; on fait bouillir le liquide jusqu'à ce qu'il se soit réduit d'un tiers. Les deux tiers restant mélangés au Malaga blanc lui donne une belle teinte brune ; comme il n'a pas acquis cependant la couleur qu'on veut lui donner, il faut y ajouter le *Color*.

On obtient ce dernier en versant dans une chaudière le 1/3 de ce qu'elle peut contenir de *Aropa*, on chauffe vivement en veillant toutefois à ce que le liquide ne brûle pas ; lorsque celui-ci est réduit de 2/5 environ, on verse dans cette chaudière qui continue à chauffer, 1/10 d'eau chaude et 3/10 de Malaga blanc de façon à obtenir la quantité de liquide primitif. On laisse refroidir & le *Color* est fabriqué ; ce *Color*

est ajouté au vin déjà *aropé* en quantité suffisante
pour lui donner la couleur qui nous est si connue.

Quelquefois le *Color* est remplacé par du caramel
ordinaire, mais le Malaga n'a plus les mêmes propriétés, car un élément étranger à sa nature même
a été introduit dans sa composition.

Le Malaga noir est presque complètement exporté
en France où il arrive par navire.

C'est encore dans la province de Malaga qu'on
récolte le vin de *Jerez* (*Xères, Sherry*) ; on fabrique ce
vin exactement comme le vin blanc de Malaga ;
c'est-à-dire qu'après avoir foulé les raisins, on loge le
jus dans des fûts où on le laisse fermenter librement.
Les meilleurs vins de Jérez se récoltent à *Jerez de la
Frontera, San Lucar de Barramedas, Puerto de Santa
Maria* ; c'est de ce dernier point que partent les expéditions faites par mer.

Nous avons dit que c'était de la province de *Cordoba*
qu'on retirait les raisins blancs servant à la fabrication du Malaga ; on pourrait dire que c'est dans cette
province que se fabrique ce vin aujourd'hui ; les meilleurs centres sont : *Aguilar, Montilla, Cabra, Lucena.*

Nous ne parlerons de la province de *Ciudad-Real*
qu'à cause des vins rouges de table de *Valdepeñas* ;
ces vins sont très renommés & il s'en exporte des
quantités importantes en Angleterre, à Bordeaux &
dans l'ouest de la France.

La province de *Valladolid* produit quelques vins
blancs qui ne seraient pas sans valeur, n'était l'indolence des habitants ; lorsque le vin est fait, ils le
logent dans des caves très humides où il ne tarde
pas à moisir.

La *Navarre* & l'*Aragon* produisent d'excellents vins rouges que les négociants de Bordeaux viennent enlever de bonne heure; certains de ces vins sont très capiteux & d'une rare limpidité.

Les points vinicoles les plus importants de la *Navarre* sont *Tudela, Cascante, Murchante, Castejon;* & en *Aragon, Saragosse, Aguaron* & *Borja.*

VINS DE PORTUGAL

Le Portugal tout entier est un immense vignoble, *Une seule* commune, celle de Montalègre, province de Traz-os-Montès, ne possède pas de vigne.

Les plus renommés de ses vins sont les *Porto.* Ils sont récoltés dans la région du Douro, & se répartissent en 3 qualités suivant les pays producteurs. En première ligne viennent les Haut-Douro (100,000 Hl. en moyenne) puis les Bas-Douro (100,000 Hl.) difficiles à distinguer des premiers, & enfin les vins des districts les plus élevés, consommés sur place ou convertis en alcool. Lourd, chargé en couleur, rond comme saveur, alcoolique, mais sans fraîcheur et sans finesse, le Porto est encore additionné d'alcool, ce qui en fait le vin le plus spiritueux du monde.

Avec ses Porto. la région du Douro donne encore des vins de liqueurs, doux & exquis, *Muscat, Malvasia. Bastardo, Géropijas.*

A côté de ces vins fins se trouvent une pléiade de crus ordinaires, communs, & de gros vins de coupage, les *Mousão de Bruga et Vianna,* les *Villa Muova, Bragance. Traz-os-Montès, Villa-Flor, Lamalonga,* & sur

la rive du *Tage*, les *Castello Branco, Santarem, Cartaxo,*
puis les *Arrud, Azzambuja, Torrès Vedras, Cadaval,
Collares,* etc.

Parmi les vins blancs dignes de sortir de l'ordinaire nous citerons les *Sétubal* (Estramadure) & les
Faro (Algarve).

VINS ALLEMANDS

L'Allemagne possède sur son territoire des vignobles répartis un peu de tous côtés et donnant sur
leurs 91.850 hectares environ, 3.500.000 hectolitres de
vin. Mais la plupart (*Silésie, Saxe, Elbe, Thuringe*)
sont consommés sur place. Sauf quelques grands
crus, les vins allemands n'entrent pas dans le commerce, nous ne verrons donc que les principaux.

La région du Rhin est depuis longtemps renommée pour ses vins blancs, pleins de bouquet et de
sève, ne graissant jamais, fortement diurétiques, peu
capiteux et possédant ce goût de terroir tout spécial
qui les rend si agréables à boire. De Mayence à Coblentz, les coteaux escarpés qui bordent le fleuve et
forment les dernières pentes du *Taunus* et le *Rhein-
gau* sont garnis de vignobles, aux produits estimés et
cotés à haut prix. Le *Johannisberg* (au prince de Met-
ternich) arrive en première ligne, puis viennent le
Steimberger Cabinet (au duc de Nassau), *le Rudesheimer Cabinet, le Rudesheimer Hinterhaus, Marcobrunner,
les Rauenthaler, Vollraths, Geisenheimer, Rothenberg,
Graffenberg, le Liebfrauenmilch* (lait de Notre-Dame)
de Worms. Tous sont blancs. Les vins rouges, assez
rares, sont délicats. Les principaux, sont *l'Assmanns-*

häuser, le *Walporzheimer* et l'*Ingelheimer* des environs
de Mayence. Nombre d'autres vins moins renommés
se récoltent encore dans cette fertile vallée du
Rhin.

De Coblentz à Trèves s'étend la Région de la Moselle aux vins blancs, secs, fins et limpides, mais très
diurétiques, dont les principaux sont les *Graacher*,
Zeltinger, *Brauneberger*, *Grünhäusser*, *Scharzhofber-
ger*. Leur nature les rend facile à champagniser,
aussi est-ce surtout dans cette partie de l'Allemagne
que fleurit l'industrie des vins mousseux, qui ne
brille pas toujours par sa loyauté commerciale et
n'hésite pas à mettre sur ses bouteilles des étiquettes
de marques françaises, au lieu d'y appliquer des noms
allemands (1).

Le *Palatinat* donne des vins spiritueux et corsés,
Forster, *Kirchenstück*, *Durkeimer*, *Deidesheimer*; le *Duché
de Bade*, et le *Wurtemberg* des petits vins légers, à goût
de pierre à fusil; la *Franconie* les vins spiritueux et
secs de *Leist*, *Stein*, *Harfen*, *Gressen*.

---

(1) Dans la « *Revue internationale des falsifications* » publiée à Amsterdam (1re année, page 150), nous trouvons l'entre-
filet suivant que nous citons textuellement: « Un joli exemple
de contrefaçon donné par une circulaire assez curieuse d'un
fabricant de vins en Allemagne : « En raison de votre grand
« commerce de vins de Champagne, nous vous recommandons
« notre qualité de champagne à bon marché : f. 15 fr. 60 la
« douzaine de bouteilles emballage compris, expédition par
« Rotterdam et Anvers. Nous vous ferons observer que nous
« pouvons vous fournir *toutes les marques que vous voudrez* et
« nous vous prions d'en faire l'essai. » Le choix de la marque
laissé à l'acheteur, n'est-ce pas un comble ? »

Quant aux autres vins allemands, ils ne valent guère la peine d'être cités.

LES VINS AUTRICHIENS

Toutes les qualités de vins sont représentés en Autriche, depuis le *Tokay*, la liqueur d'or, jusqu'aux gros vins noirs de coupage. Presque inconnus en France, sauf les crus exceptionnels, il y a quelques années, ils ont pris place dans notre commerce courant et leur trafic gagne chaque année en importance.

Commençons d'abord par la perle des vins hongrois, le *Tokay* d'universelle réputation.

Le *Tokay* doux, généreux, délicat, parfumé, un rayon de miel — *Mézes-Malé* — comme les Hongrois nomment le premier cru de cette région, doit ses qualités à un procédé de vinification spécial. Les vendanges n'ont lieu qu'à fin octobre, et les raisins mûrs et séchés sur cep sont cueillis grain à grain. On les ajoute à des vins vieux, obtenus par le procédé ordinaire; ils leur abandonnent leur sucre et leur arome et les rendent liquoreux. Les raisins desséchés se mesurent au *Putt* (15 kg.) & le vin au *Muid* de 160 litres. On ajoute par muid 1, 2, 5 et plus rarement 6 putts de raisins suivant la douceur que l'on veut communiquer au vin.

Quelquefois la grappe entière est portée au pressoir sans enlever les grains secs, on obtient alors le *Szamorodni* (vin naturel) intermédiaire entre le vin blanc ordinaire & le Tokay.

Ces vins se vendent souvent sous le nom des négociants qui centralisent les récoltes pour fournir un type uniforme.

La 1re qualité, le *Mèzés-Malé*, n'entre pas dans le commerce. mais le *Tokay*, *Mada*, *Tallya*, *Zombor*, *Szeghi*, *Szadanny*, *Tolesiva*, *Erdo-Benye*, diffèrent peu et tiennent la première ligne parmi les vins liquoreux de Hongrie.

Un des grands avantages de ce vin est de ne point s'altérer au contact de l'air. Quand la cave est fraîche & bien aérée, on prétend même que l'accès de l'air le bonifie. En tous cas il n'est jamais collé et le vin forme à la longue un dépôt gras et visqueux, qui ne se mêle jamais au liquide clair.

Avec ses vins de liqueur, la Hongrie possède encore en abondance des vins courants rouges & blancs bien traités, surtout depuis que l'État a établi en 1881 des caves centrales où les vins sont reçus, soignés, mis en bouteilles et expédiés sous étiquette spéciale portant le nom du producteur.

La Hongrie donne en moyenne 8,000,000 Hl. dont les 2/3 à peu près sont des vins *schiller* (chatoyants).

Parmi les meilleurs crus de Hongrie nous citerons :

Les vins blancs de *Balaton*, *Somlau*, *Badacson* qui se rapprochent des Chablis; de *l'Ermelleck* (*Bakator*), de *Grosswardein*, de *Magyarad* imitant les Moselle ; de *Transylvanie* : *Csombordi*, *Risling*, *Bistritz* qui rivalisent avec les vins du Rhin.

Les vins rouges de *Vilanyi*, qui se rapprochent des bordelais ; de *Bude*, d'*Adlesberger*, d'*Erlau*, *Gyöngyös*, *Carlovitzer*, *Kamenitzer Neszmelyer*.

Les qualités moyennes valent de 40 à 50 fr. l'hectolitre.

Citons enfin pour être complet les *Vins mousseux* que fabriquent une dizaine de maisons.

La Hongrie n'est pas la seule région vinicole, toutes les provinces de l'Empire donnent des vins de qualités très diverses.

La *Basse-Autriche* a ses vins blancs verdâtres de *Gumpolskimer et de Stasser* et ses vins rouges ordinaires : *Voslau, Gébirg, Matzner.* Ceux du Danube se conservent mal et sont des plus communs.

La *Moravie* et la *Bohême* ne donnent guère que des vins ordinaires généralement consommés sur place.

La *Styrie* récolte quelques vins blanc et des rouges de table *Luttenberg. Arnfels, Gonowitz, Vissel.*

Le *Tyrol* nous envoie ses vins rouges de *Lagrein* et de *Vernatscher.*

L'*Istrie* a des vins agréables et pleins de feu *Prosecco. Antiguana, Trieste.* et quelques vins de liqueur jouant au Tokay : *San-Pétronio. Ricoli*, qui se préparent à *Capo d'Istria, Pirano* et *Citto Nuova.*

L'*Illyrie* et la *Dalmatie* sont les deux provinces qui nous adressent le plus de vins rouges, principalement par *Fiume*, mais pourquoi faut-il ajouter qu'ils sont le plus souvent mouillés & vinés & que leur couleur foncée les rend propres à toutes les falsifications. Leur forte alcoolicité 15°.5 est due à des alcools allemands inférieurs, ainsi que le signalait en 1887 notre consul. Voici à peu près la composition du vin dalmate de commerce.

Vin	40 %
Eau	49 %
Alcool	11 %

C'est là un reproche sérieux que l'on peut adresser à ces produits, très répandus sur nos marchés.

Les meilleurs vins d'Illyrie sont les *Sittersdorfer*, les *Zellenicka*, *Piccolis*, *Terrau*, le *Refosco* (d'*Isola*), les vins les plus estimés parmi les vins dalmates viennent de *Zara*, de *Brazza* & et des îles voisines sous le nom de *Modrina*, *Ruscivica*, *Moscati-di-Rosa*, etc. En somme ces provinces nous fournissent surtout des vins de coupage.

VINS DES BALKANS, DE GRÈCE ET DE L'ARCHIPEL

Ces vins, de peu d'importance il y a quelques années au point de vue du commerce général, tendent à se répandre sur le marché européen.

Les BALKANS, surtout la *Serbie*, offrent aujourd'hui des vins bien faits, hauts en couleur, riches en tannin, peu sucrés, mais marquant 12º d'alcool, d'un goût agréable et d'un prix minime, ils valent 18 fr. l'hectolitre sur place.

Les meilleurs sont ceux de la vallée du Timock, aux environs de *Négotine* & des vallées de la Morava & de la Nichava. L'exportation, de 65.652 hectolitres en 1888, se dirige principalement vers la Turquie, la Suisse et la France.

Les VINS TURCS hauts en couleur, souvent condensés par la chaleur, sont plus rares sur le marché, ceux de *Valachie* et de *Moldavie* jouissent d'une certaine réputation. En Turquie d'Asie *Smyrne* fait les meilleurs vins ordinaires,

Les îles de l'ARCHIPEL, ont de tout temps possédé des vignes renommées. *Samos* donne de bons ordinaires, *Chypre*, à coté de ses vins rouges communs et marquant 14° d'alcool, présente quelques vins fins, entre autres le fameux *vin de la Commanderie ;* mais ils se dirigent plutôt sur l'Angleterre. Ces vins ont toujours une saveur de goudron, par suite de l'habitude qu'ont les récoltants de les faire fermenter dans de grandes jarres de terre goudronnés.

Nassos, Andros, Corfou, Syra, Céphalonie, Zante, donnent aussi des vins dont le bouquet est faible et la qualité moyenne.

L'Ile de Crète possède des Malvoisie estimés, et *Santorin* livre plutôt des vins de luxe, aux noms mythologiques, frais & pleins de saveur et d'arome.

La GRÈCE commence seulement à travailler un peu ses vins ordinaires de façon à les envoyer sur le marché français.

Le *Parnasse*, l'*Hymette*, l'*Olympe*, les rives de *Céphise* et les environs de *Nauplie*, aux classiques souvenirs, font aujourd'hui des vins d'un certain mérite & sortant même de l'ordinaire. Cette dernière ville notamment possède de forts bons Malvoisie.

VINS D'ASIE

La nomenclature n'en sera pas longue. Sauf quelques vins du littoral, ils se consomment sur place et sont plus connus de nom que de fait, comme par exemple les fameux vins de *Shirar* et d'*Ispahan* en *Perse.*

Mais le *Caucase* pourrait d'ici peu, bien que les vignes plantées sur l'ordre du gouvernement moscovite n'aient pas donné tout le résultat qu'on en attendait, faire aux vins d'Europe une sérieuse concurrence sur le marché russe.

Ces vins sont froids, sans bouquet & presque toujours falsifiés avec des baies de sureau & du jus de mûres : ils sont mal faits et supportent difficilement le transport.

Ces essais de viticulture ainsi que ceux tentés en *Crimée* & en *Bessarabie* ont eu pour résultat l'élévation des droits sur les vins étrangers, au point de les rendre presque prohibitifs. Les vins du Caucase valent à Pétersbourg 40 kopecks la bouteille, ceux de Bessarabie 55 kopecks. Les vins courants français, supportant un droit de 3.5 roubles or par poud (14 fr. par 16 kg. 38), reviennent de 1 rouble à 1 rouble 20 kopecks, ce qui rend la concurrence presque impossible. Les propriétaires du Caucase ont également tenté avec un certain succès la fabrication des vins mousseux.

VINS D'AFRIQUE

VINS D'ALGÉRIE ET DE TUNISIE. — La culture de la vigne a pris en Algérie une extension considérable. Disséminée sur tout le territoire, c'est dans la province d'Oran qu'elle donne les meilleurs produits. Après une période de tâtonnements, où tout fut à trouver, les meilleures cépages, le mode de préparation et de conservation du vin, les viticulteurs algériens sont parvenus à livrer des vins doués encore d'un fort goût de terroir, mais mieux faits et mieux conditionnés qu'au début. Aussi, au fur & à mesure que ces vins gagnent en qualité, leur vogue tendelle à s'accroître. L'Exposition de 1889 a du reste présenté au public des vins & surtout, ce qui est fort désirable, des eaux-de-vie de vin remarquables comme qualité. Ces vins sont colorés, riches en alcool, ont du corps & supportent bien le voyage. Les vins des hauts plateaux sont supérieurs à ceux de la plaine. Les chiffres suivants donneront du reste une juste idée du développement de la vigne en Algérie.

En 1867, l'Algérie importait pour sa consommation 420.000 hectolitres de vin. Elle ne possédait alors que 7.000 hectares de plantations de vignes, rapportant 70.000 Hl.

En 1878, les plantations s'élevaient à 15.000 Ha. et produisaient 300.000 Hl. de vin ; l'exportation commence à se dessiner avec 3.000 Hl. et la colonie n'importe plus pour ses besoins que 350.000 Hl. de vins étrangers ou français.

En 1888, la vigne couvre 120.000 Ha., produit 2.800.000 Hl. à 15 fr. en moyenne & l'exportation monte à 1.500.000 Hl. ; par contre l'importation tombe à 130.000 Hl.

L'exportation augmente régulièrement de 9 à 10.000 Hl. par an & fait prévoir pour cette colonie une source certaine de richesse. En outre les vignes indigènes fournissent quantité de raisins de table, hâtifs que l'on peut expédier dès le mois de mai, ou tardifs qu'on ne récolte qu'en novembre. En 1888, l'exportation des raisins frais est montée à 2.042.000 fr.

A côté de l'Algérie, la Tunisie fait bonne figure. La culture sérieuse ne remonte pas à plus de six ou sept années. En 1888, le vignoble tunisien donnait 14.000 hectolitres et en 1889 a fourni 32.000 Hl. Son rendement probable d'ici quelques années est évalué à 150.000 ou 200.000 Hl.

Vins des iles d'Afrique. — Sous cette dénomination sont compris les vins des iles du *Cap Vert, Canaries, Madère, Açores.*

Ils jouissent, surtout ceux de Madère & des Canaries. d'une grande réputation, d'ailleurs justifiée. Malheureusement ils sont rares et sous leur nom s'écoulent une foule de produits plus ou moins travaillés, n'ayant qu'une vague ressemblance avec les vins d'origine.

Aux *Canaries. Ténériffe* et *Palma* sont les centres de production. A 4 ans ces vins. secs ou liquoreux, ont une saveur amère, semblable à celle de la pomme de pin. mais qui disparait avec l'âge. Ils s'aigrissent facilement dans les pays froids. Ténériffe en produit 120.000 Hl. dont 60.000 sont exportés en Portugal.

A *Madère,* la récolte se fait vers le 20 août. Suivant les plants on obtient un vin rouge corsé, agréable, spiritueux & très astringent, ou un vin blanc doux, fin, spiritueux à l'arome délicat. La première pressée donne le *Pingo* très délicat, les autres le *Mosto* plus corsé. Le madère doit être gardé de 8 à 10 ans en fûts. Il peut parvenir à une très grande vieillesse sans perdre de ses qualités. C'est un vin généreux mais dont on ne récolte, paraît-il, que 40 à 50 pipes par an.

Les iles *Açores* donnent 100 à 150.000 Hl. de vins

vendus souvent comme madère. Ils sont chauds, spiritueux, pleins d'arome et de bouquet.

Les îles du *Cap Vert* n'exportent pas de vin ; il se consomme sur place.

Vins du Cap. — La colonie anglaise du Cap de Bonne-Espérance possède des vignobles estimés & dont les produits sont cotés à un haut prix en Angleterre ; il en vient fort peu sur le continent, la production est du reste très restreinte.

Le plus fameux est le *Constance*, le madère du Cap, doux, agréable, fin, au bouquet suave, blanc ou rouge, ce dernier un peu plus liquoreux. Les cépages qui proviennent de *Shiraz (Perse)* sont plantés sur le versant Est de la Table qui domine la ville du Cap. La récolte est de 900 Hl. environ dans les bonnes années, souvent achetés avant vendange.

Sous le nom de Constance on vend au commerce courant des muscats récoltés sur la côte entre la baie de la Table & la baie de Falso.

Enfin les cantons de la Perle, de Dragenstein et de Stellenbosch donnent des vins secs ou parfumés que par analogie avec les vins d'Europe, dont ils se rapprochent, on a dénommés vins du Rhin du Cap & vins de Rota du Cap ; ceux-ci sont rouges & spiritueux comme ceux d'Andalousie.

VINS AMÉRICAINS

Amérique du Nord. — La vigne croît spontanément aux États-Unis, mais diffère un peu des vignes d'Europe au point de vue botanique. Les cépages indigènes, où les métis de plants européens couvrent tout le territoire américain & donnent des quantités de vins toujours croissantes. Les raisins américains sont affectés d'un goût spécial de cassis ou présentent une saveur rappelant l'odeur du renard (foxy taste). Généralement le vin y est désigné sous le nom de cépage.

Le *Canada* donne des vins rouges & blancs de valeur, *Toronto, Claret, Catawba, Denham*, etc.

L'*Ohio*, le *Missouri*, le *Texas*, l'*Arkansas*, le *Nouveau-Mexique* ont de petits vins rouges brillants, légers & musqués (foxés). La *Virginie* donne des *Northons* chargés en couleur; les *Carolines* & le *Delaware* des vins blancs rosés, frais et agréables.

Mais c'est surtout en *Californie* que la vigne a pris le plus d'extension. Ces vins, riches en tannin et en tartre, ont un goût âpre & acidulé qui déplaît au premier abord, mais que les soins des viticulteurs tendent à faire disparaître. En 1886 la production de la Californie seule était de 16.000.000 de gallons (726.960 Hl.) dont 5.000.000 étaient consommés sur place. Le reste se répand dans les Etats-Unis. Par distillation on obtient 272.000 gallons d'eau-de-vie (12.358 Hl.) se rapprochant des eaux-de-vie de France, malgré leur goût de terroir qui du reste disparaît en vieillissant.

Consommant beaucoup de champagne, les Américains devaient tenter la préparation des vins mousseux. Ils font actuellement dans l'Ohio & la Californie une grande quantité de vins champagnisés qui, vu la différence de prix, font aux vins mousseux français une sérieuse concurrence.

Il en est de même, du reste, pour les cognacs dont l'importation diminue chaque année.

Amérique du Sud. — Quoique mal soignés, les vins de l'Amérique du Sud acquièrent chaque jour plus d'importance. Le *Brésil* dans les provinces de *Sao-Paulo* & de *Rio Grande do sul*; le *Chili* à *Concepcion*; le *Pérou* et la *Bolivie* sur les versants des Andes ; la *République Argentine*, surtout dans la province de *Mendoza (Rioja* et *San-Juan)*, se livrent avec succès à la culture de la vigne. Mais tous ces produits bien que chargés d'alcool sont inférieurs, plats, peu colorés & se conservent mal.

VINS D'AUSTRALIE

Introduite en 1856, la vigne a prospéré en Australie et ses vins, surtout ceux de *Victoria*, secs, chauds et ayant un goût de pierre à fusil, commencent à s'importer en Angleterre. En 1886, la vigne couvrait 21.719 acres. La production était de 2.225.618 gallons dont 1.003.827 pour la province de Victoria. En 1888, la surface cultivée était de 24.860 acres.

VINS FACTICES

Sous la rubrique de vins factices nous comprenons les *Vins de raisins secs* et les *Vins de marc et de sucre*.

De tous temps on a fait en Grèce & en Asie Mineure des vins de raisins secs, surtout quand la récolte de l'année était insuffisante. En France, depuis long-temps déjà les vignerons avaient l'habitude d'arroser d'eau sucrée les marcs de raisin & de faire ainsi une boisson courante qu'ils consommaient dans l'année. C'était une modification de la traditionnelle *piquette* faite de marcs, de sucre et de prunelles sauvages. Tant que ces boissons restèrent dans la consommation intime du producteur, elles n'eurent rien à voir avec le fisc ni avec les laboratoires de surveillance, leur but même était une garantie d'innocuité. Mais, de-puis que les maladies de la vigne, amenant une diminution de production de vin naturel, ont provo-qué l'apparition de ces liquides sur le marché & que leur fabrication est devenue une véritable industrie, les vins factices ont pris une importance telle qu'il importe de les bien connaître & que la réglementa-tion de la fabrication et de la vente de ces produits s'impose tant au point de vue fiscal qu'au point de vue hygiénique.

Laissant de côté une polémique hors de saison, nous nous contenterons d'étudier la préparation des vins artificiels. Cependant il nous paraît important de poser en principe que *jamais ces boissons ne doivent et ne peuvent être considérées comme vin*, malgré les efforts intéressés de leurs préparateurs. On peut objecter que l'on ne fait rien autre que rendre au raisin ce qui lui manque. De l'eau s'il est sec, du sucre s'il est épuisé par une première fermentation. Cela est vrai, à une condition, c'est que l'opération soit scrupuleusement menée. Il n'en est malheureusement pas ainsi. La fabrication des vins artificiels a ouvert à l'industrie des fraudeurs une large porte dont ils se sont empressés de profiter. Le sucrage & l'addition d'eau ont été de commodes prétextes à des tripotages sans nom, à des fraudes éhontées. Les raisins mis à fermenter en présence d'une trop grande quantité d'eau ne produisent que des vins mouillés à un haut degré, on *vine* avec de bas alcools d'industrie; heureux encore lorsqu'on n'ajoute pas dans les cuves un infect mélange de raisin sec, de farine de maïs et d'acide sulfurique (1). Ces liquides ont toujours une faible couleur paille; rien de plus facile que d'en rehausser la nuance par le jus de sureau, la décoction de campêche, ou les couleurs dérivées azoïques.

En tout cas, du raisin desséché & additionné de ce qui lui manque pour ressembler... de loin au fruit de la vigne, ne peut pas plus être considéré comme

---

(1) *Messager agricole du Midi*, juin 1888.

raisin que par exemple la vanille épuisée & enduite de vanilline, n'est acceptée comme produit marchand, ou le marc de café séché et régénéré, comme poudre loyale de café.

Ces remarques faites en passant, étudions séparément :

1º Les vins de raisins secs ;

2º Les vins de sucre.

VINS DE RAISINS SECS

Lorsqu'on met des raisins desséchés et contenant par conséquent une forte proportion de sucre, au contact de l'eau tiède, ils l'absorbent en se gonflant ; une partie de leurs principes entre en dissolution & le jus qui résulte du foulage de ces grains peut par fermentation donner un liquide alcoolique assez semblable au vin qu'auraient produit ces raisins à l'état frais.

Pour que cette opération se fasse dans de bonnes conditions, il faut que le raisin soit égrappé & bien divisé, sans grains moisis, pourris ou piqués, qui communiqueraient un mauvais goût. L'eau ne doit être ni trop calcaire, ni sélétineuse c'est-à-dire chargée de sulfate de chaux ou plâtre.

Régulièrement il ne faut rendre au fruit que l'eau perdue par déssication, soit 100 à 150 litres par 100 kg. de raisin sec. L'eau est ajoutée tiède, de 30 à 60 degrés de chaleur, en brassant continuellement la masse. Quand la température s'est abaissée à 15 ou 20º et que le grain s'écrase facilement, on le foule en procédant comme pour les raisins frais & on met en fermentation.

En moyenne on peut compter que 100 kg. de raisins secs contenant de 50 à 55 kg. de sucre donnent 30 litres d'alcool absolu. On aura donc un moyen simple de connaître la quantité de raisin à ajouter pour avoir un vin de raisin sec à un degré d'alcool voulu.

100 kg. de raisins donnant 30 litres d'alcool, il nous faut 3 kg. 33 de raisins pour donner 1 litre soit 1 degré par hectolitre d'eau, en comptant naturellement celle mise pour gonfler le fruit. Donc pour 1 Hl. d'eau.

Degrés d'alcool $\times$ 3.33 = kilogrammes de raisins.

Voici du reste un tableau qui indique le degré d'alcool du vin & la proportion d'eau à ajouter pour 100 kilogrammes de raisins sec (1).

150 litres d'eau donnent	150 litres de vin de 19 à 22 degrés
175 —	175 — 16 à 18 —
200 —	200 — 14 à 15 —
225 —	225 — 13 à 14 —
250 —	250 — 12 à 13 —
275 —	275 — 11 à 12 —
300 —	300 — 10 à 11 —
325 —	325 — 8 à 10 —

La coloration de ces vins est toujours faible, car une grande partie du colorant s'est insolubilisée. D'autre part ils sont pauvres en tannin, la grappe étant enlevée, aussi leur ajoute-t-on souvent 5 à 6 grammes de tannin par hectolitre.

---

(1) Bédel. *Traité des manipulations des vins.*

En 1889 on a importé 96.028.171 kg. de raisins secs qui ont fourni 1.826.129 Hl. de vin ; et 13.018.075 kg. de figues sèches qui ont livré 9.000 Hl. de vin.

Les Raisins employés dans la fabrication du vin de raisins secs proviennent de *Grèce* ou d'*Asie Mineure*, quelques-uns d'*Espagne* ou du *Maroc*. Ces derniers sont de préférence conservés pour la table ou la confiserie.

Les raisins d'*Italie* & d'*Algérie*, très rarement desséchés, se consomment sur place. A l'état frais ils sont expédiés en petites caisses pour la consommation de table.

Bordeaux, Cette, Marseille, Rouen, sont les grands marchés français de raisins secs & s'alimentent surtout à *Patras* et à *Smyrne*.

Dans le commerce courant on distingue 3 grandes variétés : 1º les raisins de Corinthe ; 2º les raisins d'Asie Mineure ou de Smyrne ; 3º les raisins d'Espagne.

Raisins de Corinthe. — Ils se récoltent dans tout le Péloponèse & dans les îles Ioniennes.

Les grains sont de la grosseur d'une groseille, noir pourpre, de saveur douce quoique légèrement acidulée, très juteux quand ils sont frais, riches en sucre. Les pépins sont peu nombreux.

Après la récolte, les raisins sont étendus sur une aire ou sur des claies et retournés toutes les 24 heures ; 10 à 16 jours, après ils sont secs et ont perdu environ 2/3 de leur poids. On les entasse dans de grands celliers en maçonnerie, complètement fermés. Comprimés par leur propre poids, les grains jettent un liquide visqueux qui les agglomère en masse compacte. Au moment de l'expédition ils sont détachés à la pelle & tassés dans des tonneaux ou des sacs. Quelquefois cependant ils arrivent à Cette par bateaux complets avec chargement en grenier. Un cinquième environ de la récolte se consomme sur place; l'Angleterre en prend la moitié & la France un quart.

Ainsi en 1889, la récolte ayant été, en chiffre ronds, de 143.000 tonnes, les exportations se sont montées à 108.411 tonnes, dont 49.900 en Angleterre & 38.400 en France. Les meilleures qualités sont récoltées dans l'éparchie d'OEgialie, puis viennent l'Etolie, la Corinthie, l'Achaïe, Naupacte, Patras, Élis, etc. C'est la Messenie qui produit les moins bons raisins secs.

La richesse saccharine est évidemment très variable suivant les années, toutefois on peut classer comme suit les sortes commerciales, par ordre de teneur en sucre.

1. *Vostizza.*
2. *Golph.*
3. *Patras.*
4. *Céphalonie, Zante.*
5. *Gastini.*
6. *Pyrgos.*
7. *Coroni-Modane.*
8. *Gargaliono, Filiatra, Chiparissia.*
9. *Jilo-Ligudista.*
10. *Calamata.*

Les raisins se vendent rendus franco à bord aux 112 ᵵ soit 50 kg. 79.

En 1889 les valeurs étaient sur place :

Vostizza.........	28 fr. 80	à	33 fr.	60
Patras...........	20	40	24	00
Corinthe........	20	40	21	60
Pyrgos..........		16 fr. 80		
Filiatra, Calamata.....		15	60	

RAISINS DE L'ASIE MINEURE. — Les raisins secs que nous envoient les provinces turques de l'Asie Mineure. se classent tout d'abord en *raisins blancs* plus spécialement réservés pour la table, tout au moins dans les meilleures qualités, & en *raisins noirs* qu'utilisent les épiciers, les confiseurs & les fabricants de vins de raisins secs.

RAISINS BLANCS. — Suivant les plants qui les fournissent, ils se divisent eux-mêmes en *Sultanine, Elémé, Muscat, Beghlerdjé*. La plus forte proportion de ces raisins vient de Smyrne ou des environs, cependant quelques îles de l'Archipel en fournissent de très estimés.

Les *Sultanines* à grains magnifiques, grands, ambrés, sans pépins, et toujours dégrappés, sont les plus recherchés de tous. Ils sont séchés avec précaution après avoir été arrosés d'huile & saupoudrés de cendres. Sur place, ils valent de 80 à 200 fr. les 100 kg. Ce sont surtout des raisins de table, qu'achètent l'Allemagne, la Hollande et les États-Unis. Pays producteurs : région sud de Smyrne. *Carabournou* (900.000 kg. en moyenne); *Vourla, Chesmé* ou *Tschesmeh, Phocée, Yerli* (qui donne environ les 2/3 de la récolte, soit d'après les indigènes 17.000.000 kg.), *Nymphio, Boudja, Bournabat, Magnésie.*

Thyra donne une variété rose de Sultanine avec pépins le *Rosakia.*

L'*Élémé* est également un raisin de table de la grosseur d'une amande, plus clair que le précédent & pourvu de 1 ou 2 pépins.

La qualité inférieure seule est en grappe. Les prix varient, suivant qualité, de 60 à 150 fr. les 100 kg.

Pays producteurs. — *Canabournou, Chesmé, Vourla.*

Le *muscat* qui s'exporte surtout en France et en Hollande, est en grappes; les grains sont plus petits. Ils ne valent que 29 à 30 fr. les 100 kg. Ils sont très employés depuis quelque temps dans la fabrication des vermouths & des vins de liqueurs. Bien que *Smyrne* en fournisse de 2 à 300,000 kg., la plus forte production est donnée par l'île de *Samos* qui en exporte environ 2 à 3,000 tonnes.

Le *Beghlerdjé* ressemble à l'Elémé, quoique plus petit, plus foncé & bien inférieur. Il se conserve très bien mais présente souvent des pierres ou de la terre. Il ne vaut guère que 25 fr. les 100 kg. *Aïdin et Thyra* en sont les principaux marchés. L'île de *Cos* fournit une qualité un peu supérieure mais peu abondante intermédiaire entre l'Elémé et le Beghlerdjé.

RAISINS NOIRS. — Ce sont les plus répandus dans le commerce courant. L'épicerie & la confiserie emploient surtout les variétés à *gros grains*, la distillerie et le commerce de vins recherchent au contraire les *raisins petits grains.*

1° *Variétés à gros grains.* — *Carabournou, Phocée,*

Chesmé. Les grains de la grosseur d'une noisette contiennent un pépin volumineux. Ils sont dégrappés. Production moyenne, 6,000,000 kg.

Ericara, Smyrne (Nymphio, Bournabat), Dégrappés, mais moins gros et moins foncés en couleur. Ils contiennent aussi moins de sucre. La première qualité se vend parfois comme Chesmé. La seconde s'envoie surtout en France.

Samos. — Gros grains de couleur vive, en grappes.

Métélin. — Grains moyens, propres, de couleur uniforme, à demi dégrappés.

2° *Variétés petits grains.* — Ils sont connus sous le nom général de Thyra, et se présentent en grappes d'un blanc rougeâtre. Plus la couleur est foncée & homogène, plus le raisin est doux et riche en alcool. Ces variétés comprennent :

Les *Thyra* proprement dits (*Ademisch, Baïndir*) sont noirs à reflet bleuâtre, souvent terreux ; les *Yerli* plus gros et plus propres, de bon usage ; les *Gunegh, Ghiordes, Demirdji, Aïdin*, très propres mais plus clairs ; les *Axar*, rougeâtres et peu estimés ; les *Mendaglies & Melasso*, souvent gâtés et très médiocres ; les *Sokia & Scalanova*, beaux, bons et très juteux mais malheureusement difficiles à conserver.

La production totale de ces raisins petits grains est d'environ 22,830.000 kg. dont 1,110,000 pour les Thyra et 5,000,000 pour les Yerli.

RAISINS D'ESPAGNE. — Les raisins secs espagnols sont spécialement réservés pour la table & la confiserie. Ils sont faits avec le Moscatel et se présentent en grappes de gros grains charnus, sucrés, à peau épaisse. Suivant leur mode de préparation, ils sont désignés sous le nom de *pasas de sol* ou de *pasas de lejia*. A *Malaga*, où se fabrique la première variété, les grappes sont étendues dans des *paseras*, orientées au midi, sur des lits d'ardoise pilée. Celle-ci absorbe la chaleur solaire et la dessication marche rapidement. A *Alicante*, où les rayons du soleil ne sécheraient pas assez rapidement le grain, on emploie la seconde méthode. Les grappes sont trempées dans une lessive d'huile et de cendres & séchées au four. Les produits ainsi obtenus sont moins délicats et moins estimés que les raisins séchés au soleil. En tout cas, après dessication complète, les grappes sont mises en caisses, en lits séparés par une feuille de papier. Le poids et les prix de ces caisses sont variables suivant les provenances.

VINS DE SUCRE

Dans la préparation des vins de raisins secs nous avons dit que l'on rendait au raisin l'eau qu'il avait perdue par dessication. Dans la fabrication des vins dits de sucre, on restitue au marc, résidu d'une première presse, l'eau & le sucre qui lui manquent. Aussi les désigne-t-on encore par les noms de *Vins de marc* ou de *seconde cuvée*.

Le pressurage a entraîné l'eau et l'alcool, mais n'a enlevé qu'une faible partie du tannin des rafles, du colorant, et du tartre. Si par conséquent on arrose les marcs d'eau sucrée et que la fermentation s'établisse à nouveau, le sucre fournira l'alcool, les marcs, donneront les autres substances constitutives & l'on aura formé un liquide quelque peu analogue au vin naturel. Il est cependant à remarquer que quoique moins riche en tannin et en tartre, sa saveur est plus âpre & laisse dans la bouche une sensation toute particulière. De l'avis d'un grand nombre de consommateurs, il apaise moins bien la soif.

Théoriquement, 1600 gr. de sucre donnent à la fermentation 1 litre d'alcool pur ; mais si l'on tient compte des pertes inévitables, il faut pratiquement estimer à 17 et même 1800 gr. la quantité de sucre nécessaire pour donner par hectolitre d'eau 1 litre d'alcool, soit 1 degré. Si donc on veut obtenir une quantité de vin déterminée à un titre donné, la proportion est facile à établir.

Soit par exemple à produire en seconde cuvée 20 hectolitres de vin de sucre à 11°.

$$1800 \text{ gr.} \times 11 \times 20 = 396 \text{ kg. de sucre}$$

Le sucre, que l'on doit préférer cristallisé, est dissous dans l'eau à 40 ou 50° de chaleur et répandu uniformément sur les marcs que l'on a au préalable recoupés avec soin. La masse brassée énergiquement est mise en fermentation et traitée comme le vin naturel. Si l'opération marche trop lentement, ajouter un peu de lie de vin fraîche.

Pour compenser la faible teneur en tannin et en acide tartrique de ces vins, on les additionne, après la mise en tonneau, de 6 à 8 gr. de tannin et de 50 gr. environ d'acide tartrique.

Les liquides ainsi obtenus sont toujours moins

riches en matières extractives que les vins de première cuvée. Le poids de l'extrait varie de 50 à 75 % de celui du vin naturel. Le tannin, le tartre, la coloration subissent également une importante diminution.

Souvent on combine à la fois les deux préparations en mélangeant dans la cuve, des raisins frais, des raisins secs, des marcs et du sucre.

VINS DE LIES

Ce ne sont pas à proprement parler des vins artificiels, mais des bas vins obtenus par l'expression & le filtrage des lies de dépôt.

Les lies filtrées, quelquefois après addition d'une faible proportion d'eau, laissent passer un liquide clair, renfermant, outre les principes du vin, la colle ou l'albumine qui proviennent des collages, de nombreuses matières azotées que les dépôts avaient entraînées, etc. Aussi le vin de lie est facilement décomposable & présente très souvent une saveur âcre et désagréable. On peut y remédier en ajoutant au vin, par hectolitre, 10 gr. de tannin dissous dans l'alcool (Robinet). La colle & l'albumine se précipitent. Après clarification et pour donner au liquide l'acidité nécessaire à sa conservation, on l'additionne de 30 gr. environ d'acide tartrique. Si le degré d'alcool est inférieur à 10°, on vine, toujours dans le but d'assurer la conservation du produit. Malgré ces soins, le vin peut conserver un mauvais goût que l'on réussit à faire disparaître dans la plupart des cas par une addition de 500 gr. de poudre fine de charbon, la couleur en souffre un peu, mais le vin peut être mêlé à des vins de coupage ou à des vins communs sans trop déceler son origine.

ALTÉRATIONS ET FALSIFICATIONS

MALADIES DES VINS

Comme toutes les matières organiques complexes, le vin est sujet à de nombreuses altérations. Des êtres organisés microscopiques, — que, depuis la vulgarisation des travaux des microbiologistes, on a pris l'habitude de désigner sous le nom générique, quoique parfois impropre, de microbes, — pénètrent dans le liquide, s'y développent & amènent dans le milieu où ils vivent des modifications chimiques plus ou moins profondes. Les maladies du vin ont été étudiées de tout temps par de nombreux observateurs, Chaptal, Balard, François, Maumené, Vergnette-Lamotte, Duclaux, Gautier; mais la nature parasitaire de ces altérations a surtout été mise en évidence par les travaux de Pasteur (1863-1865). Ils ont prouvé d'une façon formelle, qu'un vin mis à l'abri de ces végétations parasites, vieillissait d'une façon normale, sans altération, perdant sa couleur et sa force sous l'action oxydante de l'air, & qu'au contraire, un germe mis au contact du vin peut s'y développer, & l'altérer au point de le décomposer complètement.

De la cause de maladie on a conclu au remède. Celui-ci s'indique de lui-même : empêcher le ferment de se développer. Comme moyens préventifs on emploie le soufrage des fûts, ou le vinage du vin. En faisant brûler un peu de soufre dans les tonneaux où le vin sera logé, on y provoque un dégagement d'acide sulfureux qui tue les êtres organisés qui peuvent se trouver sur les douves, et par conséquent stérilise le récipient. Par le vinage on augmente la dose d'alcool du vin & on rend plus difficile le développement du ferment. Mais ce vinage étant lui-même fort souvent employé dans un but de fraude, on peut toujours suspecter les motifs qui l'ont fait appliquer.

Quand le vin est malade, le procédé qui a le mieux réussi jusqu'aujourd'hui est le chauffage à l'abri de l'air et à 60°. On emploie aussi la congélation, mais le vin en souffre davantage.

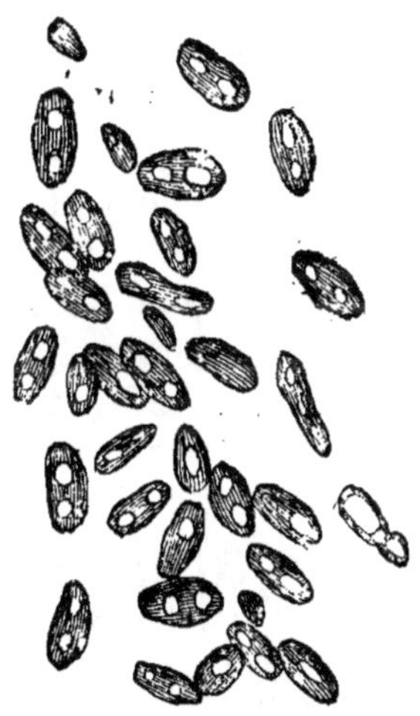

Fig. 37. — Fleurs du vin.

Vins piqués. — Fleurs du vin. — Lorsqu'on abandonne du vin à l'air, par exemple dans un fût en vidange, il ne tarde pas à se couvrir à la surface de granulations blanches qui forment les fleurs du vin. Celles-ci sont formées par le *Saccharomyces vini* appelé encore *Mycoderma vini*; ce sont des globules ovales, volumineux, réunis d'abord en chapelets, s'isolant plus tard dans le liquide & se reproduisant par bourgeonnement. C'est un ferment aérobie, qui ne peut se développer par conséquent qu'à la surface du vin; il

brûle l'alcool en le transformant en eau et acide carbonique. Cette maladie ne communique aucun goût
désagréable au vin, elle le rend seulement plat et
retarde le vieillissement.

Les fleurs se développent surtout dans des vins
jeunes & peu alcooliques. Le meilleur remède est
l'ouillage, de façon à remplir complètement le tonneau en faisant sortir les fleurs par la bonde. Après
avoir ajouté 1 % d'esprit pour compenser la perte
d'alcool, on soutire dans un tonneau soufré.

ACESCENCE ; *Vin aigre.* — Cette maladie qui souvent suit la précédente, est causée par le ferment
acétique, *Mycoderma aceti*, où
Diplococcus aceti. Il se présente
sous forme allongée, long de
un dizième et demi de millimètre (1μ5), étranglé au milieu. Réunis par chapelets, ces
ferments forment un voile à la
surface du liquide. Quand ils
se développent dans un vin déjà
atteint de la fleur et légèrement
acide, ils ne tardent pas à détruire complètement celle-ci.
Puis leur activité se porte sur
l'alcool qu'ils transforment en
vinaigre.

La fermentation acétique se
produit surtout dans les vins
peu alcooliques, usés par l'âge,
ou laissés en vidange.

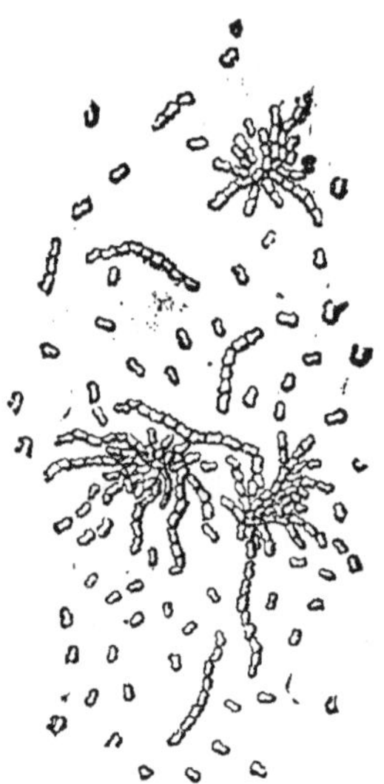

Fig. 38. — Ferment acé-
tique.

Pour y remédier on ajoute dans les tonneaux de
la craie en poudre, ou du carbonate de potasse, pour
neutraliser l'acide acétique formé. Le mieux encore
est d'ajouter du tartrate neutre de potasse qui a l'avantage de ne rien changer à la nature du vin. L'acide
acétique est neutralisé par une partie de la potasse
et l'acide tartrique ajouté se dépose sous forme de
crème de tartre (bitartrate de potasse). Le vin est
ensuite soutiré dans des fûts soufrés. Après ce traitement le vin reste toujours plat et a besoin d'être
remonté par mélange avec un vin fort.

MALADIE DE LA POUSSE ; — *Vins tournés, montés,
louches.* — Cette maladie est fréquente dans le Midi
et le Jura, elle a été étudiée
plus spécialement par Balard,
Pasteur (1858) & Duclaux.
Lorsque la température des
caves s'élève pendant l'été, on
voit les fûts de ces vins pous-
sés, suinter aux douves, parfois
même les fonds se bombent & si
on opère un trou de foret, le
liquide jaillit avec force. Mis
dans un verre, le vin pétille,
donne une couronne de bulles
gazeuses et présente, quand on
le déplace légèrement, un on-
doyement soyeux. Puis il devient plat et fade ; la couleur
dans les rouges tourne au bleu
violacé. Cette maladie est due à un ferment anaéro-

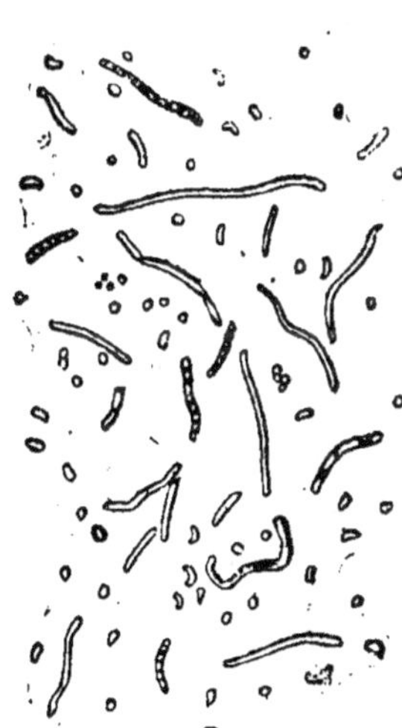
Fig. 30. — Ferment de la
pousse des vins.

bie en forme de filament allongé de longueur variable et de 1 µ de diamètre. Répandus dans toute la masse du vin, ces germes s'amassent cependant de préférence au fond du tonneau, où ils forment un amas glaireux noirâtre. Ils se nourrissent aux dépens de l'acide tartrique et de la glycérine du vin, en donnant de l'acide acétique, de l'acide propionique & surtout un vif dégagement d'acide carbonique.

Pour traiter les vins atteints de cette maladie, il est bon de leur ajouter de la crème de tartre et du tannin, chauffer si on le peut, en tout cas coller et soutirer à plusieurs reprises en fûts méchés.

MALADIE DE LA GRAISSE ; — *Vins gras, filants.* — C'est une altération spéciale aux vins blancs, notamment à ceux de la Champagne & de l'Orléanais. Le vin devient visqueux, jaunâtre et lorsqu'on le verse il coule, *il file,* sans bruit comme de l'huile. Vivement agité il redevient fluide pour reprendre rapidement sa viscosité. La graisse des vins est due à un ferment anaérobie presque sphérique, qui s'agrège en chapelets. Ceux-ci enchevêtrés donnent au vin son aspect glutineux. François (de Châlons-sur-Marne) a depuis longtemps conseillé avec succès l'emploi du tannin, suivi d'un collage & d'un soutirage.

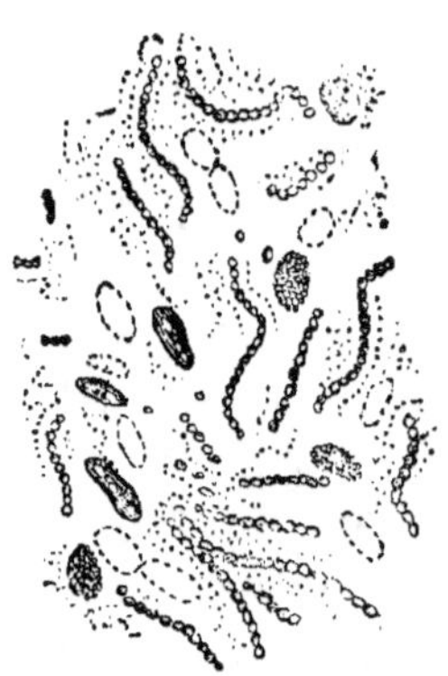

Fig. 40. — Ferment de a graisse des vins.

Maladie de l'amertume ; — *Vin amer, absinthé, goût de vieux.* — Cette maladie frappe les vins de deux à trois ans aussi bien que les vins vieux. Elle sévit souvent sur les Bourgogne. Le vin malade prend une odeur spéciale, il n'est plus vif, devient fade et bientôt amer avec un arrière-goût irritant ; le colorant s'altère et se dépose ; le tartre se décompose ; le vin n'est plus buvable. Dans un état de décomposition moins avancée, il est dangereux à boire, par suite de la rapidité avec laquelle il enivre, même en faible proportion. Le germe de cette altération est formé de filaments raides et immobiles, enchevêtrés & contournés. Il s'attaque surtout à la glycérine qu'il transforme en acides acétique et butyrique. Le seul remède est le chauffage.

Maladie d'évent ; *de pourri ; de fût.* — Ces altérations ne sont pas dues comme les précédentes au développement d'organismes vivants, mais au manque de soin du propriétaire récoltant. Si la cuve à vendange renferme, surtout dans les années pluvieuses, des grains pourris, ceux-ci communiquent un mauvais goût au vin, et comme ils renferment par suite de leur état de putréfaction une quantité considérable de micro-organismes, ils prédisposent le vin à des altérations rapides, telles que la *fermentation putride* qui décolore le vin et lui donne une saveur ammoniacale des plus désagréables. Un repassage sur marcs, s'il est possible, puis une forte addition de vin fort et d'alcool peuvent entraver le mal. Enfin, si le mauvais goût persiste, on peut essayer un collage énergique et une filtration sur du charbon de bois réduit en menus morceaux.

Le goût de fût, dû au logement dans des tonneaux malpropres ou mal entretenus, peut être enlevé par la filtration sur du charbon, ou par agitation avec un litre d'huile d'olive bien pure par pièce de 200 litres. Une décantation permet de séparer le vin lorsque l'huile en vertu de sa faible densité est revenue à la surface. Le liquide est transvasé en fûts propres et soufrés.

ALTÉRATIONS DIVERSES. — Outre les maladies que nous venons de voir, le vin est encore sujet à certaines altérations dues surtout aux récipients employés dans les diverses phases du travail.

Les fûts sont généralement fabriqués en bois de chêne. Celui-ci cède aux vins après un séjour prolongé certains principes qui peuvent en changer le goût et la saveur, surtout quand il s'agit de vins blancs. Après des recherches longues & délicates, M. Fauré a classé comme suit les différents bois employés en tonnellerie :

Bois d'Amérique : aucune action.

Bois de Stettin & de Dantzig : donnent au vin une saveur agréable.

Bois de pays (Dordogne, Angoulême, Bayonne) & de Bosnie : légère âpreté due au tannin.

Bois de Lubeck, Riga & Memel : communiquent une âpreté sensible et tendant à modifier légèrement la couleur.

Les bouteilles ont une importance plus grande qu'on ne le croit généralement. Quand les vins sont fortement acides, comme c'est le cas le plus fréquent pour les vins blancs de la Champagne, le verre doit être parfaitement cuit, exempt de magnésie (Maumené) et de principes sulfurés, sinon la décomposition ne tarde pas à se produire et le liquide prend une teinte bleutée et une odeur désagréable. On doit, surtout pour ces vins, éviter d'employer les bouteilles à eaux minérales, souvent de qualité plus que médiocre, qui cèdent rapidement leur alcali aux acides du vin et en modifient la saveur.

Les bouchons doivent toujours être parfaitement sains, sans fissures ni tares. Pour le commerce des vins mousseux principalement, le choix du bouchon est de première importance. Par les fissures le gaz se perd, le liquide même peut s'échapper et donner des bouteilles *recouleuses*. En outre le vin contracte un goût spécial, désagréable, bien connu sous le nom de *goût de bouchon*, qui peut même le rendre imbuvable. Inutile de dire qu'on ne doit employer pour les vins de conserve que des bouchons neufs, trempés au préalable dans l'eau chaude ou mieux dans l'eau-de-vie de vin.

Les bouchons blanchis par l'acide oxalique doivent être rejetés; enfin ceux mouillés ou avariés pendant le transport ne peuvent pas être employés, sous peine de voir le vin se perdre à leur contact. Pour les préserver de l'action de l'humidité des caves, il est bon de les recouvrir de cire, de résine ou d'une feuille de papier d'étain.

Avant de procéder à la mise en bouteille, l'ouvrier chargé de ce travail doit vérifier avec soin, s'il n'est pas resté dans celle-ci quelques *grains de plomb* ayant servi au rinçage. Les acides du vin dissolvent ce plomb et le liquide peut devenir toxique. Même en petite quantité, le plomb communique aux vins blancs une couleur bleue et un louche désagréable à l'œil.

Pendant le travail, le vin peut dissoudre des *sels de cuivre ou de zinc* si les robinets ou les bassins sont mal soignés. Payen a constaté qu'après un séjour de deux heures dans un bac de zinc, le vin peut dissoudre 1 gr. de cette substance par litre. La propreté la plus rigoureuse des ustensiles employés est le meilleur moyen d'éviter les accidents dus à ces métaux.

Pendant le *soufrage des tonneaux,* la mèche soufrée peut fondre et laisser tomber sur les douves quelques grains de soufre, ceux-ci forment avec les sels de potasse des composés sulfurés qui communiquent au liquide une odeur infecte, toujours désagréable, même en petite quantité, & connue sous le nom de *goût de mèche.*

FALSIFICATIONS DES VINS

De tous temps le vin a été falsifié, seulement depuis quelque temps l'art des fraudeurs a pris une allure scientifique qui a rendu les constatations plus difficiles.

Mouillage. — Le mouillage ou addition d'eau est la plus facile et la plus naturelle des tromperies ; aussi remonte-t-elle à la plus haute antiquité. Mais,

bien que certains négociants prétendent qu'ajouter
de l'eau n'est pas une falsification, le vin ainsi coupé
n'étant pas nuisible, le mouillage constitue cependant une fraude réelle. Le seul moyen de le constater est de comparer le vin soupçonné et du vin
d'origine. On en dose l'alcool, l'extrait sec, et on compare les résultats.

Comme il est assez difficile souvent de se procurer
un vin d'origine et que la moyenne des extraits secs
est de 20 gr. environ par litre, on peut toujours
soupçonner de mouillage un vin présentant moins
de 18 gr. d'extrait sec.

Cet extrait s'obtient de la façon suivante. Dans
une capsule de platine à fond plat & dont le poids
est déterminé d'avance, on verse 25^{cmc} de vin, on le
fait évaporer lentement au bain-marie, de façon que
la capsule soit chauffée par la vapeur seulement,
sans que l'eau en ébullition puisse l'atteindre. Le
vin se réduit & abandonne toutes les parties volatiles ; quand le poids ne varie plus, c'est-à-dire
après 7 heures environ d'évaporation, on détermine
le poids de l'extrait. Celui-ci multiplié par 40 donne
le poids de l'extrait par litre. La couleur et la consistance de l'extrait peuvent également donner à un
œil exercé de bonnes indications pour la marche de
l'analyse.

Quant au dosage de l'alcool, il se fait le plus souvent à l'alambic. 50^{cmc} de vin sont introduits dans
un récipient de verre ou de cuivre en communication avec un tube replié en serpentin et plongé dans
l'eau froide. On porte le vin à l'ébullition. L'alcool
est distillé avec un peu d'eau, & quand la moitié du

liquide est passée à la distillation, le vin a perdu la totalité de son alcool. Celui-ci est recueilli dans un vase de verre placé sous le serpentin. On ajoute la quantité d'eau distillée nécessaire pour reformer le volume primitif de 50ᶜᵐᵉ &, au moyen de l'alcoomètre de Gay-Lussac, on détermine le degré d'alcool contenu dans le mélange. Il n'y a pas de moyenne d'alcool possible pour les vins, leur richesse variant suivant les crus & suivant les années.

SUCRAGE. — Certains vins se gardant mal, par suite de leur faible teneur en alcool, on mélange, dans la cuve une certaine quantité de sucre qui par fermentation élève le taux de l'alcool.

D'autres fois ce sucre est ajouté au vin fait et se transforme partiellement par la fermentation secondaire.

VINAGE. — Comme le sucrage, le vinage a pour but d'alcooliser le vin et de permettre son transport. Il lui donne en même temps plus de corps et de bouche. Malheureusement cette pratique est peu souvent loyale. On ajoute d'abord de bas alcools de grains ou de betteraves qui donnent au vin leurs propriétés toxiques, dues à l'alcool propylique & aux autres alcools supérieurs, et souvent le vinage est suivi d'un mouillage fortement accentué. En outre le vinage a servi & sert encore à faire pénétrer en France des alcools étrangers sous forme de vin, sans payer de droits de douane.

Le rapport entre le poids de l'alcool et le poids de

l'extrait par litre est en moyenne de 4,0 à 4,5. S'il est
plus élevé le vinage est fort probable.

MÉLANGE DE PIQUETTES DE RAISINS SECS OU DE
SUCRE. — Quoique les fabricants de vins factices
prétendent, et pour cause, qu'un vin factice soit tout
à fait semblable au vin naturel, un mélange de piquette de raisins secs et de vin naturel n'en est pas
moins une fraude. au même titre qu'un mélange de
margarine & de beurre naturel. Du reste une loi
récente, la loi Griffe, oblige les vendeurs à déclarer
si le vin livré à la consommation contient du vin de
raisins secs ou de sucre. Seulement cette constata-
tion est, avec les moyens actuels, fort délicate à faire.

PLATRAGE. — L'addition de plâtre au vin, depuis
longtemps pratiquée dans le midi, a pour but de
faciliter le dépouillement et le transport du vin.
Inoffensif en petite quantité, le plâtre devient nuisible à haute dose. Aussi l'administration ne tolère-t-elle
que 2 gr. de plâtre par litre de vin. La recherche
du plâtre est facile.

On prépare une solution d'épreuve contenant
14 gr. de chlorure de baryum pur cristallisé &
5^{cmc} d'acide chlorhydrique pur, dans un litre d'eau
distillée.

Dans un ballon de verre ou un tube à essai on
verse 20^{cmc} de vin et on ajoute 10^{cmc} de liqueur. S'il
n'y a pas de précipité, le vin n'est pas plâtré. Dans
le cas où un précipité se produit, on jette le liquide
sur un filtre après l'avoir porté quelques instants à
l'ébullition & l'on ajoute une nouvelle quantité de

liqueur d'épreuve. Le vin ne doit plus donner de trouble. S'il s'en produit un, il est plâtré à une dose supérieure à la tolérance admise. On peut déterminer avec assez d'exactitude le degré de plâtrage en sachant que 5ᵉᵐᵉ de la liqueur d'épreuve précipitent 1 gr. de plâtre.

M. Casthelaz a récemment proposé de remplacer le plâtre par du sucrate de chaux, qui se dédoublant en entier dans le vin, ne laisse aucun sel nuisible. La dose moyenne de 150 gr. de sucrate par hectolitre de vendange ou de moût donne de bons résultats, assure la conservation du vin et en avive la couleur.

ALUNAGE. — Pour rehausser la couleur des vins et les clarifier plus vite, on leur ajoute de l'alun. Ce sel a en outre l'avantage de donner une légère saveur astringente analogue à celle des Bordelais. L'analyse chimique permet aisément de retrouver l'alun.

SCHEELISAGE. — L'addition de *glycérine* ou scheelisage donne du corps et de la douceur aux vins aigres ou malades, aussi était-elle souvent pratiquée autrefois. On remplace, dans certains cas, la glycérine par de la *litharge* ou oxyde de plomb qui, se combinant à l'acide acétique des vins piqués, donne de l'acétate de plomb, dont la saveur sucrée masque l'accescence. Cette dernière fraude doit être sévèrement réprimée, car on introduit ainsi dans un produit alimentaire une substance vénéneuse au premier chef.

Salicylage. — Comme l'addition de *litharge*, celles *d'acide borique* ou *d'acide salicylique* doivent être rigoureusement interdites. quoique certains auteurs se demandent « pourquoi l'interdiction administrative pèse sur ces précieux agents. » Conserver le vin est très bon, mais encore ne faut-il pas empoisonner le client qui l'achète !

Coloration artificielle. — C'est sur ce point surtout que l'art des fraudeurs s'est donné pleine carrière. Pour donner de l'œil au produit vendu, on a épuisé toutes les ressources de la chimie moderne. Aux vieux procédés de coloration par le sureau, les baies de myrtilles. le jus de figue, le campêche, l'orseille, etc., on a ajouté des colorants nouveaux tels que le maqui, baie d'un arbrisseau de l'Amérique du Sud & surtout les matières dérivées du goudron de houille. Toutes y ont passé, la fuschine en tête, et la détermination de ces colorants ne laisse pas que d'être fort délicate.

Enfin on a imaginé des *bouquets artificiels*, destinés à donner à n'importe quel vin l'apparence du Bordeaux, du Bourgogne ou de tel autre cru qu'il plaira au vendeur d'imiter. Ces bouquets, faits d'essences plus ou moins artificielles elles-mêmes, se trouvent couramment dans le commerce et se vendent librement comme marchandise licite !

CIDRE

Anglais : *the Cider*. Allemand : *der Apfelwein*.
Espagnol : *la Sidra*.

Le cidre est une boisson qui résulte de la fermentation du jus de pommes. C'est un liquide d'une belle couleur jaune ambré, légèrement sucré quoique acide, souvent riche en gaz carbonique et dans ce cas fortement mousseux. Quoique, bien préparé, il constitue un breuvage sain & rafraîchissant, il ne convient cependant pas à tous les estomacs. Froid, lourd & acide, il est difficilement digéré par les organes délicats ou paresseux.

Exclusivement consommé autrefois dans les pays ou la vigne ne mûrit pas, *Bretagne*, *Normandie* ou *Picardie*, le cidre est depuis quelques années entré dans le commerce courant, surtout à Paris. Les causes de cette extension sont multiples ; mais à côté de l'augmentation de valeur vénale du vin et de la diminution des récoltes, il faut surtout faire entrer en ligne de compte la modicité de prix d'achat de cette boisson, et la conviction plus ou moins fondée du consommateur que le vin de commerce est *toujours* falsifié et que le cidre ne l'est *jamais*.

La qualité du cidre varie évidemment avec la nature des fruits qui servent à le préparer, la composition & l'orientation du sol, le mode de fabrication, etc. Les sols sablo-argileux & graveleux sont les meilleurs pour la culture du pommier à cidre; les terres sablonneuses donnent un cidre acide; les terrains calcaires & ferrugineux lui communiquent un goût de terroir prononcé, comme du reste de trop fortes fumures aux engrais animaux; les champs argileux ou humides ne livrent que des produits inférieurs facilement altérables & souvent doués d'un goût spécial peu agréable.

Les variétés de pommes à cidre sont nombreuses, mais peuvent se ramener à trois catégories :

Les *pommes acides* ou de première maturité, que l'on peut cueillir vers la mi-septembre. Leur jus peu coloré marque 4 à 5° Baumé & ne donne que 6 à 7 % d'alcool, aussi le cidre ne se conserve-t-il pas.

Les *pommes douces* ou de seconde récolte (octobre) ont un jus plus dense 7 à 8° Baumé & plus riche en alcool, 10 % environ. Il est agréable au goût, mais devient amer avec le temps.

Les *pommes amères* ne mûrissent qu'en novembre, elles donnent un jus coloré pesant 8 à 9° Baumé & pouvant par fermentation fournir jusqu'à 12° d'alcool. Mélangé avec le moût des pommes d'autres sortes, il en assure la conservation tout en leur donnant plus de corps. En tous cas, sauf traitement spécial, le cidre ne se conserve pas au delà de 3 ou 4 années.

La récolte se fait en plusieurs reprises de septembre à novembre et les fruits sont étendus dans des greniers où ils achèvent de mûrir.

Quand la récolte est terminée, les pommes sont triées pour en séparer les fruits blets ou pourris, essuyées & écrasées. Il est très important quand on veut obtenir un cidre de bonne qualité, de veiller au choix des fruits. & cette sélection n'a lieu que très rarement. L'acide malique que contiennent les pommes se transforme en effet pendant la décomposition du fruit en donnant des acides acétique, succinique et butyrique qui ne peuvent que communiquer au cidre un mauvais goût persistant ; en outre les matières albuminoïdes en plus grande proportion dans les fruits blets (1 %) que dans les fruits mûrs (0,5 %) apportent dans le liquide des causes d'altérations qu'il importe d'éviter avec soin.

Les pommes sont tout d'abord écrasées, soit au moyen de moulins ordinaires à noix, soit par des concasseurs ou encore sous des meules de bois. Il ne faut pas pousser trop loin ce broyage car les pépins renferment une huile d'odeur désagréable. La pulpe est abandonnée à elle-même pendant 12 heures environ et pelletée de temps à autre ; elle brunit et subit un commencement de fermentation qui désorganise les tissus. On la dispose ensuite par lits séparés par de la paille ou des toiles sur le plateau d'un pressoir. Par expression le jus ou *gros cidre* s'écoule. Dans les exploitations rurales le rendement est de 35 litres par hectolitre de fruits ; dans les brasseries où l'on dispose d'appareils plus puissants il peut être porté jusqu'à 75 & 80 litres. Le marc, non encore épuisé, est mis à macérer pendant quelques heures avec les 2/3 de son poids d'eau (eau de pluie ou de source autant que possible, les eaux calcaires ne présentent aucun inconvénient, mais les eaux séléniteuses, c'est-à-dire chargées de sulfate de chaux doivent être évitées). Une nouvelle pressée donne *le cidre ordinaire*. Quelquefois enfin on fait une troisième presse qui fournit un *petit cidre* s'altérant rapidement. Le mélange de ces trois pressées constitue le *cidre courant* du commerce. Le rendement total est en moyenne de 1 hectolitre de moût par 3 hectolitres de fruits. Le jus doit marquer de 9 à 10° Beaumé et contient environ :

Eau............................	80.0 %
Sucre.........................	17.0 —
Tannin.......................	0.5 —
Gomme & pectine...........	1.2 —

Ces deux dernières substances se transforment à la longue en sucre et alcool.

Le moût mis en tonneaux dans des celliers à température constante de 12 à 15° C. ne tarde pas à subir la fermentation alcoolique tumultueuse. Les écumes sortent par la bonde et le liquide se couvre d'un épais chapeau, puis l'effervescence se calme et après un mois environ le cidre est fait. On le soutire et on laisse au repos. Ce *cidre doux* renferme encore une notable proportion de sucre non transformé. Mis en bouteille, il prend la *mousse* par suite de la décomposition lente du sucre en alcool et acide carbonique. Après deux ou trois mois de repos le cidre est *paré*, sa fermentation lente est achevée, il est clair, limpide, et, après soutirage, peut être livré à la consommation. Si un léger trouble subsiste on le colle, en évitant l'emploi de la gélatine et en se servant du cachou : 60 grammes environ par hectolitre.

Dans certaines brasseries on substitue à cette méthode le *procédé par lixivation*. Les pommes broyées deux fois, sont, après repos, additionnées du 1/3 du volume d'eau et laissées au contact 24 heures. Le jus est reversé sur le marc et soutiré le lendemain. On répète encore deux fois un traitement semblable, et les divers liquides réunis sont mis en fermentation. Six semaines après le cidre est paré.

La production du cidre est fort irrégulière. Ainsi que l'indique le tableau suivant :

PRODUCTION DU CIDRE

1880	5.500.000 Hl.	1885	20.000.000 Hl.
1881	17.180.000	1886	8.300.000
1882	8.900.000	1887	13.400.000
1883	23.500.000	1888	9.800.000
1884	11.900.000	1889	3.700.000

ALTÉRATIONS

Comme tous les liquides de fermentation, le cidre est sujet à de nombreuses altérations.

TROUBLE. — Quand dans les années humides les pommes ont mal mûri, le moût ne renferme pas assez de sucre et le liquide tend à se décomposer. Après soutirage on ajoute, par 6 hectolitres, 1 kg. de cassonnade dissoute dans 10 litres de cidre.

Pousse. — Si la quantité d'alcool est insuffisante, le ferment en excès provoque au printemps une fermentation secondaire aux dépens du sucre restant, avec dégagement d'acide carbonique. Il faut coller au cachou et transvaser ensuite en tonneaux fortement soufrés ; l'acide sulfureux tue le ferment.

Graisse. — Dans cette altération le cidre devient visqueux et *file* comme de l'huile, en même temps le liquide prend une odeur putride. Cette maladie est due à l'insuffisance de tannin et à l'emploi de pommes blettes ou pourries. On ajoute 6 à 7 grammes de tannin par hectolitre, ou 30 grammes de noix de galle. L'addition de 1/2 litre d'alcool par hectolitre donne également de bons résultats.

Acidité. — Elle est due à une mauvaise préparation et au manque d'alcool. Si le cidre est jeune on peut y remédier par addition de sucre ; s'il est vieux déjà, le seul emploi possible est de le distiller pour en faire de l'eau-de-vie ou de le transformer en vinaigre.

Quelquefois le *cidre se tue*, c'est-à-dire devient noir par décomposition partielle. Les cidres des terrains ferrugineux sont surtout aptes à contracter cette maladie et les sels de fer donnent un dépôt d'oxyde. 20 à 30 grammes d'acide tartrique par Hl. ou l'addition de tannin permettent de combattre l'altération.

Fleurs. — Dans le liquide en vidange la surface se couvre de fleurs dues à un mycoderme, il faut dans ce cas ouiller complètement le fût et transvaser dans des tonneaux soufrés.

FALSIFICATIONS

Malgré l'opinion généralement reçue, le cidre est souvent falsifié. On y ajoute de l'eau, de l'alcool, du glucose, pour augmenter son volume ou son degré alcoolique ; des colorants, cochenille, caramel, pour lui donner une belle couleur ; de l'acide salicylique ou du bisulfite de chaux pour en assurer la conservation ; de la chaux, de la potasse, de la litharge (oxyde de plomb) afin de saturer l'excès d'acide. Parfois enfin, s'il a été mis au contact avec des vases métalliques mal entretenus, il peut contenir des sels de cuivre, de plomb ou de zinc.

L'analyse chimique permet de se rendre compte de ces adultérations, bien qu'il soit plus difficile de se prononcer pour le cidre que pour le vin. La moyenne des extraits secs est en effet des plus variables. Le Laboratoire municipal de Paris admet 30 à 38 gr. comme extrait sec ; mais il ne faut pas oublier que dans des cidres parfaitement naturels, ce nombre peut tomber à 19 gr., ou s'élever à 80 gr. par litre. En tous cas les cendres varient de 2 gr. 75 à 2 gr. 80 par litre, et le titre alcoolique de 5 à 6 %.

BIÈRE

Anglais : *Beer*. Allemand : *das Bier*. Espagnol : *la Cerveza*.

La bière est un liquide fermenté dans la composition duquel il ne doit entrer que de l'orge germé ou malt, du houblon, de la levure et de l'eau.

Ce qui distingue la bière des autres liquides fermentés, c'est qu'elle n'existe réellement que *pendant* la fermentation alcoolique. Toute bière qui a cessé de fermenter n'est plus potable ; elle devient plate, insipide & se décompose rapidement. Au contraire, quand elle est consommée en temps voulu, c'est une boisson rafraîchissante par son eau et par son acide carbonique ; alimentaire par le sucre, les principes albuminoïdes & les phosphates qu'elle renferme à forte dose ; tonique par les principes amers du houblon. Elle est diurétique, mais provoque l'embonpoint. Son ivresse est lourde, hébétée & suivie de violents maux de tête et d'estomac.

Avant d'étudier la préparation & la composition des bières, nous verrons d'abord son principe tonique, le houblon.

LE HOUBLON

Anglais : *hop*. Allemand : *das Hopfen*. Espagnol : *el lupulo*.

Le houblon (*Humulus lupulus*, famille des Ulmacées, tribu des Cannabinées). est une plante dioïque à souche vivace, à rameaux aériens volubiles & s'enroulant de gauche à droite. Les fleurs mâles forment des grappes de cymes longues & lâches, d'un blanc jaunâtre, les fleurs femelles sont des cônes verdâtres ou jaunâtres supportés par un long pédoncule. Les folioles qui, à première vue, semblent constituer la fleur, sont en réalité des bractées. Après fécondation les cônes augmentent de volume & l'on trouve à la base des bractées, deux petits fruits bruns entourés d'une poussière jaune, amère, produite par des glandes spéciales

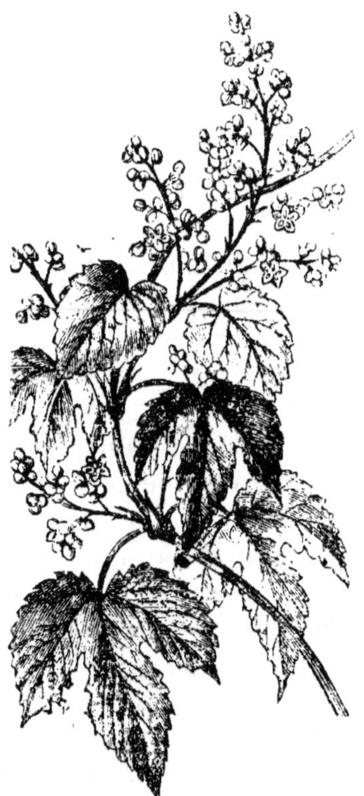

Fig. 11. — Fleurs du Houblon mâle.

& qui a reçu le nom de *lupuline*. Cette lupuline renferme : de l'essence de houblon, 0,5 %, une résine particulière 15 %, du tannin, des gommes, de la cire, & une matière colorante jaune.

La floraison a lieu en juillet & la cueillette en août ou septembre. Après la récolte, le houblon, étendu sur des toiles au soleil, ou dans des greniers bien aérés, est séché avec soin. Cette dessiccation de laquelle dépend la qualité du produit doit être menée avec beaucoup d'attention. 100 kg. de houblon frais rendent environ 25 kg. de houblon sec.

Le houblon est d'autant meilleur, qu'il est plus odorant & plus amer. Frotté entre les mains, il laisse une trace jaune, grasse au toucher. L'aspect résineux dénote un houblon jeune ; au contraire, les cônes déjà vieux ont une apparence poussiéreuse & ils ont perdu beaucoup de leurs qualités. Au reste, cinq ans après la récolte, ils ne peuvent plus être d'aucun usage. Les cônes doivent être d'un blanc verdâtre ; verts, ils ne sont pas assez mûrs, rougeâtres, leur maturité est trop avancée. Comme nous l'avons dit déjà, le degré de siccité est fort important. Si le houblon est trop sec, la matière

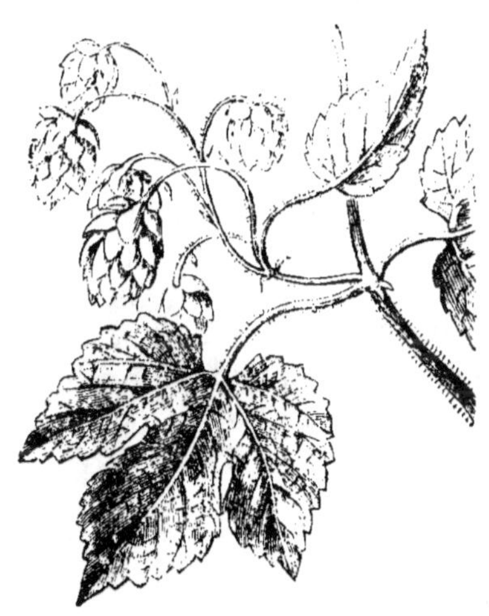

Fig. 12. — Fleurs du Houblon femelle.

jaune se détache, les folioles se décolorent & sont moins aromatiques ; humide, il brunit et contracte rapidement un goût de moisi. Le point exact de dessiccation se reconnaît aux caractères suivants : le pédoncule est dur & cassant, les feuilles intérieures sont peu flexibles, se détachent aisément & répandent un arome délicat.

Avant expédition le houblon est étendu pendant quelques jours sur le plancher des greniers pour reprendre un peu d'humidité & devenir flexible. Lorsque les feuilles peuvent être froissées dans les mains sans tomber en poussière, le houblon est emballé & tassé dans des sacs. Dans l'emballage anglais, le mieux fait de tous, les cônes sont fortement tassés, l'ouverture du sac est cousue et le haut rabattu de façon à permettre une seconde couture. Ces sacs pèsent de 60 à 75 kg.

Parfois, avant de mettre en sacs, les cônes sont passés à l'acide sulfureux afin d'en assurer la conservation. Le pédoncule devient blanc tandis que dans le houblon non traité, les feuilles sont blanchâtres et les queues vertes. Quelquefois aussi, en Allemagne, on imbibe dans le même but les folioles d'alcool étendu.

VARIÉTÉS COMMERCIALES

D'après leurs qualités & leur origine, les houblons peuvent se répartir en :

HOUBLONS DE BOHÊME. — Saaz, Auscher, Pilsen.

Houblons de Bavière. — Spalter, Hollerdauer, Harsbrucker. Marché principal : Nuremberg.

Houblons anglais. — Kent, Essex, Sussex, Wight.

Houblons belges. — Gand, Liège, Hainaut : bien soignés, mais médiocres.

Houblons de Brunswick et de Bade.

Houblons d'Alsace de qualité fort ordinaire.

Houblons de Hollande. — Brabant Septentrional.

Houblons américains. — Très inférieurs, à l'arome sauvage ; souvent mélangés aux qualités supérieures.

Les houblons se vendent en sacs ou en caisses portant la marque spéciale, la qualité, l'année de la récolte, le poids et souvent aussi le nom du producteur.

Les usages de vente sont très variables suivant les pays d'origine.

LA BIÈRE

Comme nous l'avons dit, la bière est le produit de la fermentation alcoolique de la décoction aqueuse d'orge germée additionnée de houblon. Cependant, les autres matières amylacées peuvent servir à sa préparation. Le froment, l'avoine, le seigle entrent parfois dans sa fabrication et communiquent à la bière une saveur particulière.

En Angleterre, on l'aromatise dans certains cas avec du gingembre (ginger beer) & en Amérique, on remplace quelquefois le houblon par des bourgeons de sapin. On a également essayé, mais sans grand succès de substituer au houblon son huile essentielle.

Enfin, dans certaines brasseries d'ordre inférieur, on mélange au malt. du sirop de sucre. du glucose, de la mélasse, ce qui permet de diminuer la quantité d'orge & rend le travail plus facile, mais la bière est de moindre qualité et renferme toutes les impuretés de ces substances obtenues industriellement.

La méthode générale étant basée sur l'emploi exclusif de l'orge. nous supposerons, dans les détails de fabrication que celle-ci a seule été mise en œuvre.

FABRICATION DE LA BIÈRE

La préparation de la bière est longue, complexe & demande à être menée par des hommes entendus aux mille détails de pratique qu'une longue étude peut seule donner.

L'orge employée doit être d'excellente qualité, provenir d'un terrain calcaire plutôt qu'argileux, être à grains lourds, pleins, à cassure blanche & farineuse, avoir moins d'un an. peser de 64 à 67 kg. l'hectolitre, & germer régulièrement. Les plus estimées sont celles de Champagne & de Hongrie.

Pour obtenir la bière, on fait subir à l'orge : 1º le maltage ; 2º le brassage ; 3º la fermentation.

MALTAGE. — Le malt est de l'orge germée. Pendant la fermentation, il se forme dans le grain un ferment soluble, la *diastase* qui agit chimiquement sur l'amidon & le transforme en matière sucrée, dextrine d'abord, glucose ensuite. Par fermentation ces substances sucrées donneront ensuite de l'alcool & de l'acide carbonique.

Le maltage comporte lui-même diverses opérations : le *mouillage*, la *germination*, la *dessiccation*, la *mouture*.

Mouillage. — Cette première préparation donne au grain l'humidité nécessaire à sa germination. L'orge est immergée dans l'eau, les grains avariés & les impuretés surnagent & sont enlevés. Lorsqu'après plusieurs lavages successifs, l'eau sort claire & limpide, on laisse 48 heures le grain au contact du liquide en pelletant souvent & en ajoutant de l'eau au fur & à mesure de l'absorption. Quand la masse est bien imbibée & homogène, elle a augmenté environ de moitié de son poids et du quart du volume.

Germination. — L'orge mouillée tombe par des trappes dans le germoir, cave dallée à température constatée de 12° (Hollande) à 22° (Bavière) et mise en tas. La température s'élève & la germination s'établit ; les tas sont étendus et pelletés, l'embryon se développe, la radicule ou *plumule* perce l'enveloppe & quand elle a atteint les 2/3 de la longueur du grain, l'opération est terminée ; la majeure partie de l'amidon a subi sa modification chimique.

Dessiccation. — En Belgique, l'orge germée est séchée à air libre dans de vastes greniers, mais cette façon de procéder demande de 12 à 15 jours pour obtenir une dessiccation complète & en outre, il s'établit parfois une fermentation partielle des matières azotées. Aussi la bière est-elle rarement limpide.

En France, en Angleterre, en Allemagne, on sèche aux *touraillcs*. Ce sont de grandes tours carrées de 25 à 30 mètres de hauteur chauffées par le bas et portant de place en place des plateaux métalliques légèrement inclinés & percés de trous. L'orge arrive à la partie supérieure, où la température est de 30 à 35° & descend lentement jusqu'au plateau inférieur. La dessiccation demande de 1 à 3 jours pour s'effectuer & doit se faire progressivement. Une brusque élévation de température provoquerait en effet la formation d'empois d'amidon & la coagulation des matières albuminoïdes. Au contraire une chaleur modérée sèche la matière & favorise la production de la dextrine qui, ainsi que nous le verrons, doit être préférée à la transformation complète de l'amidon en glucose. La dernière plaque, suivant le malt que l'on veut obtenir, marque 40° (malt pâle), 60° (malt ambré), 70 à 80° (malt brun), 160 à 200° (malt noir).

En sortant des tourailles, le malt est envoyé dans des greniers où il se refroidit, puis passé au tarare. Par frottement réciproque, les graines se débarrassent de leurs radicules qui communiqueraient à la bière une saveur désagréable. Un ventilateur sépare les débris ou *touraillons* que l'on utilise comme engrais et qui représentent environ 3 % du poids de l'orge employée. 100 kg. d'orge donnent environ 80 kg. de malt sec.

Ce malt doit être conservé à l'abri de l'air & de l'humidité. Il est plus léger que l'eau ; à grains pleins, ronds, faciles à écraser sous la dent, laisse une trace blanche quand on le brise & possède une saveur douce et sucrée.

Mouture. — Au moment d'être employé, le malt laissé à l'air reprend un peu d'humidité puis est écrasé entre deux cylindres de fonte unis, de façon à ne pas briser l'enveloppe.

BRASSAGE. — Le brassage doit préparer le moût ou décoction de malt et de houblon qui, après fermentation, donnera la bière.

Ce brassage comprend lui-même l'*empâtage* ou *trempe*, la *cuisson* du moût avec le houblon & le *refroidissement*.

L'*Empâtage* a pour but de dissoudre tous les principes solubles & d'achever la modification de l'amidon. Celle-ci ne se fait pas brusquement, mais donne, au contraire, d'abord de la dextrine, puis du glucose. Suivant les conditions dans lesquelles l'opérateur se place pour produire cette transformation. la proportion relative de ces deux substances varie. Or, le glucose, fermentant très vite, donnera une bière riche en alcool. mais qui ne se conservera pas longtemps. Au contraire, la fermentation alcoolique de la dextrine est très lente ; la bière aura plus de bouche, de corps, sera plus nutritive & de plus longue conservation. Les conditions nécessaires à cette production d'un mélange convenable de dextrine & de glucose sont encore mal connues & seuls les tours de main des ouvriers peuvent les réaliser.

Suivant les pays, l'empâtage se fait par deux

méthodes distinctes : par infusion et par décoction.

La *trempe par infusion* est pratiquée en Angleterre, en Belgique & dans le Nord de la France. Dans un vaste récipient nommé *cure-matière*, on verse de l'eau à 40° & on ajoute le malt de façon à former une pâte épaisse. La masse est rendue bien homogène par agitation & l'on fait arriver progressivement la quantité voulue d'eau chaude de façon à atteindre 60 ou 65°. Le tout est brassé énergiquement & laissé une heure au contact. Après repos, le moût est décanté & envoyé à la chaudière.

Le malt renferme encore des principes extractifs. On fait en conséquence une deuxième trempe à la température de 70-75° & une troisième à 80°. Les trois trempes peuvent être réunies ou traitées séparément. Pour 100 kg. de malt, on emploie 250 à 375 litres d'eau pour la première trempe & 240 à 280 pour les lavages. Le résidu ou *drèche* qui renferme encore de l'amidon non saccharifié & beaucoup de principes azotés· est vendu pour nourrir les bestiaux.

La *trempe par décoction* est plus employée en Bavière, en Autriche & dans l'Est de la France. Le malt est imbibé d'eau froide, puis additionné d'eau chaude de façon à produire l'empâtage à 30 ou 36°. Après brassage & repos d'une heure, le tiers du contenu de la cuve est envoyé à la chaudière, maintenu une demi-heure au bouillon, puis retourne lentement dans la première cuve & en porte la température à 40°. Cette opération est répétée 3 fois & le bain doit alors marquer 60°. Après repos d'une heure, la saccharification est achevée, les matières albuminoïdes facilement putréfiables sont coagulées & le moût peut être cuit.

La *cuisson* se fait en soumettant le moût à l'ébullition pendant quelque temps. On ajoute le houblon. Quelle qu'en soit la qualité, il faut sensiblement la même proportion de cette plante aromatique. Cependant suivant le pays & suivant le goût du consommateur, les quantités varient. A Vienne, on ajoute de 220 à 245 gr. par hectolitre de malt; en France 450 à 500 gr.; en Bavière de 450 à 1575 gr.

Après addition du houblon, l'ébullition est maintenue pendant 4 à 5 heures. Cette chaleur prolongée concentre le moût, mais fait noircir le glucose, d'où la grande difficulté d'obtenir des bières à la fois épaisses & pâles.

Au sortir de la chaudière, le jus est envoyé dans de grands bacs plats, de bois ou de métal, où il se *refroidit* & dépose les albuminoïdes, les tannates, l'amidon, etc. Enfin, le liquide clair est décanté & mis en fermentation.

FERMENTATION. — La fermentation alcoolique de la bière ne se fait bien qu'en opérant sur de grandes quantités dans des caves à température constante. Ici encore deux méthodes peuvent être appliquées: la *fermentation haute* & la *fermentation basse*.

La transformation de la matière sucrée en alcool & acide carbonique est due au développement dans le liquide d'un micro-organisme, la *levure de bière* (*Saccharomyces cervisiæ*), qui constitue une masse jaunâtre d'odeur désagréable, à réaction acide. Suivant le procédé employé, la levure ne présente pas le même aspect. Vue au microscope, la *levure haute* est formée de cellules sensiblement sphériques disposées en arborescences. Elle détermine toujours une fermentation superficielle à la température de 12 à 27°. Au contraire, la *levure basse* est ellipsoïdale & par masses agglomérées, elle n'agit que de 8 à 11° en provoquant une fermentation intérieure.

La *méthode par fermentation basse* tend de plus en plus à prédominer. Le moût refroidi à 10°, est amené dans des cuves de 25 à 30 Hl. de capacité, ensemencé de 6 à 10 kg. de levure fraîche et additionné de glace. La température descend à 5 ou 6°. La fermentation s'établit, la levure se rassemble au fond de la cuve et un dégagement lent d'acide carbonique se produit. Suivant la bière que l'on veut obtenir, on fait durer la fermentation de 8 à 20 jours. Quand elle est terminée, le liquide est abandonné au repos, puis soutiré. On obtient ainsi une *bière de débit* qu'il faut consommer de suite.

Pour avoir la *bière de conserve*, le brasseur dirige le liquide de première fermentation dans des foudres placés en cave glacière ; il y séjourne de cinq mois à un an et y subit une seconde fermentation lente qui augmente la dose d'alcool. Au sortir des fûts, la bière peut être consommée.

La *méthode par fermentation haute* est surtout employée dans les brasseries qui brassent par infusion.

Le moût, à la température de 20 à 25°, arrive dans la *cuve guilloire*, on lui ajoute 1 % de son poids de levure délayée dans du moût tiède et déjà en fermentation, la température s'élève, l'acide carbonique se dégage tumultueusement et entraîne la levure à la surface. Un ou deux jours après, le bouillonnement cesse, le liquide est transvasé dans des tonneaux où une fermentation secondaire, encore tumultueuse, se reproduit, faisant sortir la levure par la bonde, puis, peu à peu, le dégagement d'acide carbonique se ralentit et les substances solides se déposent. Cependant la bière n'est jamais limpide, il faut la clarifier par filtration ou par collage à la gélatine et à la décoction de pied de veau.

Cette deuxième méthode ne donne que difficilement des bières de conserve, à moins de fabriquer une boisson fort alcoolique comme les bières anglaises d'exportation.

LEVURE. — Pendant la fermentation, les cellules de levure se reproduisent dans le liquide, il en résulte donc une production de levure jeune ou levure d'ensemencement. On recueille la couche moyenne de dépôt, on la lave soigneusement à l'eau pure pour entraîner les matières fermentescibles et on la conserve sous l'eau chaque jour renouvelée. On peut ainsi la garder environ une semaine en été, trois à quatre semaines en hiver. Si l'on veut la conserver plus longtemps ou l'expédier au dehors, il faut la soumettre à une pression graduée dans des sacs, de façon à former une masse compacte que l'on maintiendra à l'abri de l'air et dans un endroit frais. L'addition d'un peu de sucre en poudre ou de poussière de houblon favorise **la** conservation.

Bières concentrées. — En Angleterre, on prépare une bière concentrée en réduisant le liquide dans le vide jusqu'à ce qu'il soit visqueux comme de la mélasse; l'alcool, condensé dans un appareil spécial, est ajouté à la masse pâteuse, et celle-ci enfermée en vase clos. Pour obtenir une boisson potable, on ajoute le volume d'eau convenable, douze fois le poids environ, on ensemence avec de la levure fraîche ou pressée et après 48 heures de fermentation, la bière est faite.

En Allemagne, on prépare également la *bierstein* ou *zéilithoïde* (pierre à bière) en évaporant jusqu'à consistance solide. L'extrait additionné d'eau est remis en fermentation avec de la levure et donne un liquide qui, cependant, ne doit que de fort loin ressembler à la bière d'origine.

Conservation ou pasteurisation des bières. — Par suite de sa facilité d'altération, la conservation, & surtout l'exportation des bières en pays chauds et lointains, a toujours été une question difficile à résoudre. Cependant, depuis quelques années, on est arrivé à une solution pratique en se basant sur les travaux de Pasteur. Il faut écarter du liquide tous les germes possibles d'altération et détruire ceux qui s'y trouvent, sans en modifier le goût ni la finesse. Pour arriver à ce résultat, il

suffit de l'exposer à une température de 55 à 60°
pendant 15 à 20 minutes. Le *pasteuriseur Kuhn* est,
jusqu'ici, l'appareil le plus commode et le plus pratique pour stériliser les bières et en assurer la conservation. Il se compose d'un cylindre de cuivre
traversé intérieurement par un faisceau de tubes
répartis d'une façon régulière dans l'espace vide.
Ces tubes sont en communication avec une enveloppe de tôle qui entoure le cylindre. Après soutirage ou filtration, la bière est amenée dans le cylindre de façon à le remplir presque exactement. Un
tube amène un courant de vapeur d'eau dans le
faisceau tubulaire et par suite dans l'enveloppe extérieure. La température s'élève rapidement et un
thermomètre indique le moment où le degré convenable est atteint. On ferme la prise de vapeur et
l'on fait écouler par un robinet l'eau de condensation. Comme la chaleur pourrait altérer la bière et
décomposer certains de ces principes, on fait
immédiatement arriver dans les tubes un liquide
incongelable, tel qu'une solution de chlorure de
magnésium maintenue à basse température par
une machine à produire le froid. La bière se
refroidit brusquement & à l'abri de l'air. Enfin,
on la fait écouler par un robinet spécial dans
les fûts préalablement stérilisés par un jet de
vapeur et qui sont de suite hermétiquement bouchés.

La bière ainsi traitée n'est plus susceptible
d'altération pendant la route et conserve pendant longtemps, avec sa saveur, toute sa limpidité.

10**

COMPOSITION DES DIFFÉRENTES BIÈRES

Comme nous l'avons vu, la bière est un liquide en fermentation essentiellement formé d'eau et d'alcool et contenant en outre, de l'acide carbonique dissous, un peu de glucose et de dextrine non encore modifiés, des principes amers dus au houblon, du tannin, quelques matières azotées albuminoïdes, de la glycérine et des sels minéraux provenant de l'orge et du houblon, surtout des phosphates de magnésie, de chaux, de potasse, et de soude. Ces diverses matières formeront par évaporation un extrait sec, dont la proportion est des plus variables, comme l'indique le tableau suivant, résumé des nombreuses analyses publiées dans le Rapport du Laboratoire municipal de Paris. Chaque colonne du tableau indique les valeurs extrêmes. De la quantité d'extrait dépend la sensation de plein à la bouche et la saveur de la bière. L'alcool et l'acide carbonique la rendent agréable et lui donnent le montant et le ton.

La densité varie de 1,001 à 1,035.

ALTÉRATIONS ET FASIFICATIONS

La bière est sujette aux altérations dues le plus souvent, comme les maladies du vin, à des ferments étrangers. Le lecteur pourra, à leur sujet, consulter les travaux de M. Pasteur : *Etudes sur la bière.*

COMPOSITION DES DIFFÉRENTES BIÈRES

BIÈRES	ALCOOL p. % en volume	EXTRAIT SEC p. % en poids	CENDRES p. % en poids	BIÈRES	ALCOOL p. % en volume	EXTRAIT SEC p. % en poids	CENDRES p. % en poids
France				**Angleterre**			
Est............	4.0 à 6.5	4.0 à 8.0	0.13 à 0.35	Porter............	4.0 à 6.9	5.9 à 7.4	0.3 à 0. 4
Nord...........	4.0	3.2 à 5.3	0.21 a 0.35	Ale............	5.0 à 7.3	4.6 à 11.9	0.21 à 0.36
Diverses........	2.5 à 3.5	3.4 à 8.0	»	Stout............	4.0 à 9.0	0.5 à 7.3	0.28
Allemagne				Exportation ale	6.0 à 8.0	5.0 à 7.0	»
Bavière				— porter .	5.0 à 6.0	6.0 à 7.0	»
Exportation........	3.5 à 5.3	1.0 à 8.4	0.11 à 0.32	**Autriche**			
Genre bockbier.....	4.1 à 5.2	1.5 a 9.2	0.1 à 0.3	**Bohême**			
— salvator	1.0 à 5.0	9.0 à 12.0	0.3 à 0.7	Exportation........	3.3 à 4.5	4.1 à 5.3	0.2
— bock	3.5 à 3.8	7.1 à 11.4	0.2 à 0.4	Conserve............	3.4 à 5 0	4.3 à 7.8	0.17 à 0.28
Saxe				Débit............	2.4 à 3.9	3.9 à 10.9	0.2
Genre bohême......	3.1 à 1.0	3.2 à 4.9	0.15 à 0.30	**Vienne**			
— bock	1.2 à 5.9	6.5 à 8.0	0.21 à 0.32	Exportation........	3.5 à 5.2	6.0 à 8.0	0 19 à 0.95
— garde........	3.4 à 9.5	1.3 à 7.1	0.17 à 0.16	Conserve............	2.7 à 4.4	4.6 à 7.1	0.17 à 0.27
— débit........	1.7 à 2.9	1.9 à 13.0	0.12 à 0.35	Débit............	2.5 à 3.6	4.6 à 5.5	0.14 à 0.21
du Nord				**Belgique**			
Exportation........	3.95	6.6	0.25	Lambick jeune.......	4 5	5.5	»
Débit............	1.3 à 2.6	2.6 à 14.0	0.18	— tr.vieux (1839)	7.77	5.65	0.35
Diverses........	3.5 à 7.6	4.8 à 6.3	0.26 à 0.30	Faro............	2.5 à 4.9	2.9 à 5.0	0.29
				Diverses............	2.2 à 8.4	2.6 à 8.0	0.21 à 0.37

ALTÉRATIONS. — BIÈRE AIGRE. — La bière subissant librement l'action de l'air peut recevoir le ferment du vinaigre (*mycoderma aceti*) qui agit sur l'alcool pour le transformer en acide acétique. Le traitement de cette maladie consiste à ajouter un peu de bicarbonate de soude, ou mieux encore à mélanger la bière avec du moût jeune, avant cuisson.

BIÈRE PLATE, ÉVENTÉE. — La boisson devient fade et ne donne plus lieu à un dégagement d'acide carbonique. Cette altération se présente dans les liquides conservés en vases imparfaitement bouchés, le gaz carbonique s'échappe & si la bière manque de levure et de sucre, la fermentation s'arrête. Ces bières sont sujettes à la fermentation putride.

BIÈRE AMÈRE. — Si pendant la fermentation secondaire, par suite d'insuffisance d'alcool, la résine du houblon est précipitée par l'eau, le liquide devient opalin. On doit alors le mélanger avec une bière de fermentation haute en cours de fermentation. La résine en excès est chassée par la bonde en même temps que le ferment.

BIÈRE FILANTE. — Elle est due à une fermentation étrangère causée par le ferment lactique, la bière devient épaisse, visqueuse, louche et prend une saveur aigrelette. Cette maladie se développe surtout dans les moûts à base de froment et conséquemment riches en gluten, ou dans les liquides insuffisamment houblonnés. Le traitement consiste en

une application de cachou et de tannin à la dose de
15 à 20 gr. par Hl.

Falsifications. — A côté des altérations naturelles
les bières présentent souvent des falsifications plus ou
moins faciles à déceler suivant l'habileté du fraudeur.

Le malt d'orge peut être remplacé par d'autres
grains germés : riz, froment, avoine, etc. Mais
quelques bières spéciales devant précisément leurs
qualités à ces mélanges, il est assez difficile de
donner à ces préparations le nom de fraudes.

Souvent aussi le malt est remplacé par du glucose, de la mélasse, des amidons saccharifiés.

Mais les points sur lesquels portent le plus fréquemment la pratique des sophistications sont
l'amertume, la coloration et la conservation.

Le houblon, d'un prix élevé, est remplacé par du
fiel de bœuf, de l'acide picrique, de l'aloès, des décoctions de buis, de quassia amara, de trèfle d'eau
(menyanthes), de gentiane, de coque du levant. Pour
donner tout à la fois l'amertume et assurer la conservation, on peut encore y ajouter des décoctions
de noix vomique et de cubébe, de la strychnine, de
l'acide salycilique, de l'acide oxalique qui sont de
violents poisons, même à faible dose ; ou des substances plus anodines : écorce de saule riche en
salycine, coriandre, baies de genièvre, etc.

Pour relever le goût des bières plates et leur
donner de la bouche et du moelleux, on les additionne de 5 à 6 gr. de glycérine par litre.

Pour colorer, le caramel, la chicorée sont tout
indiqués ; puis des préparations plus savantes

mettent en œuvre les colorants artificiels azoïques, et même comme en Allemagne, des mixtures complexes telles, par exemple, qu'un caramel obtenu en faisant cuire du glucose avec de la graisse et ajoutant au tout du carbonate d'ammoniaque.

Parfois enfin, un mauvais entretien du matériel fait retrouver dans les cendres des sels de plomb, de cuivre ou de zinc.

VARIÉTÉS COMMERCIALES

BIÈRES FRANÇAISES. — Les bières françaises sont très variables comme qualité. Du reste, l'industrie de la bière est de date relativement récente en notre pays et les dernières Expositions ont montré quel pas en avant avait fait chez nous la brasserie. Mais il n'y a pas à se dissimuler que malgré les progrès accomplis, il y a beaucoup à faire encore et que sauf quelques qualités supérieures de *Nancy*, *Lille*, *Lyon*, *Marseille*, *Châlons-sur-Marne* et des *Vosges*, cette industrie demande de nombreux perfectionnements.

En tous les cas, les bières françaises sont mousseuses, légères et franches de goût. Chaque ville fabrique une bière locale plus ou moins bien faite et généralement par fermentation haute. La fermentation basse n'est guère employée que dans les grandes brasseries que nous avons indiquées.

Les bières du *Nord* et des *Ardennes* se rapprochent du type belge, celles de l'Est et du Sud-Est imitent au contraire, avantageusement dans la plupart des cas, les bières allemandes.

Bières allemandes & autrichiennes. — Il nous est impossible d'entrer dans une classification complète des bières d'Allemagne et d'Autriche, tant elles varient de types suivant les contrées.

Les bières allemandes, blondes ou brunes, parfois même noires, sont fortes, peu mousseuses, souvent lourdes, riches en houblon, surtout celles d'exportation et modérément fermentées. Le reproche que l'on peut faire aux bières d'exportation est d'être souvent alcoolisées ou salycilées.

Elles comportent généralement plusieurs types : les *bières de conserve* (*Salvator-bier*) et les *bières de débit* (*bock-bier*). *Munich, Cologne, Nuremberg, Culmbach, Augsbourg, Mersebourg, Hambourg, Francfort* sont les principaux centres de fabrication. Depuis 1870, il faut y ajouter *Strasbourg*.

A *Dantzig*, on prépare par fermentation spontanée une bière très forte (*Jappenbier*) qui sert le plus souvent aux coupages.

Les *bières autrichiennes* sont plus légères, pâles, fines et parfumées. *Pilsen, Vienne, Prague, Liesing* en sont les plus connues.

Bières belges. — Les bières belges sont obtenues par infusion et fermentation haute. On emploie dans leur préparation l'orge et le froment, d'où deux catégories :

Les *bières d'orge*; bière de *Louvain* (bière d'orge et double bière), *Hitzet*, brune de *Flandres*, de *Hainaut*.

Les *bières fromentacées*, obtenues avec un mélange en proportions sensiblement égales d'orge et de froment : *Lambick*, *faro*, *bière de Mars*, bières de *Diest* (brune, diest, double bière), de *Malines*, de *Hongaerde*, *Liége*, *Limbourg*, le *peetermann*.

La *bière blanche de Louvain* s'obtient avec une proportion plus grande de froment que d'orge. Le fameux *faro* auquel il faut être habitué et qui se conserve fort longtemps est un mélange de lambick, la plus forte de toutes et de bière de Mars.

Le *lambick* et l'*Hylzel* ne sont pas mis en levure, ils fermentent spontanément, aussi cette opération dure-t-elle deux à trois ans. Mais souvent aussi elles passent d'une façon insensible de la fermentation alcoolique à la fermentation acide et sont consommées déjà aigries.

Bières anglaises. — Les bières anglaises également obtenues par infusion et fermentation haute sont fortes, alcooliques, très amères et parfumées. Elles peuvent être pâles ou colorées.

Bières pâles. — *Pale ale.* — Saveur aromatique, agréable, mousseuses, s'expédiant par fûts ou bouteilles. Les principales sont : le *pale-ale*, le *scotch-ale*, l'*indian pale-ale* (exportation).

Bières colorées. — La couleur est due à une torréfaction prolongée du malt, elles sont brunes, sucrées avec un arrière goût amer, presque opaques et riches en alcool. On distingue le *porter*, (Londres, Dublin, Burton) le *stout* et *le brown stout*, sortes de porter très forts.

Signalons enfin le *ginger beer* dans laquelle le houblon est partiellement remplacé par du gingembre.

Bières hollandaises. — Elles sont sèches, aromatiques et presque incolores : *Rotterdam, Maëstricht, Amsterdam.*

Bières russes (kwas). — Douées d'une saveur particulière, mais souvent aigres, ces bières sont obtenues au moyen d'un mélange d'orge, de froment et d'avoine. Dans les qualités inférieures, on substitue souvent au houblon les bourgeons de sapin ou les baies de genièvre.

PRODUCTION ET CONSOMMATION DE LA BIÈRE (1)

Pays.	Production du houblon en quintaux.	Production de la bière en hecto-litres.	Moyenne de consommation par tête, en litres.
Bavière............	112.000	12.312.000	216
Wurtemberg........	31.000	3 217.000	212
Belgique...........	77.000	9 281.000	151
Angleterre	600.000	39.250.000	118
Bade..............	9.000	1.158.000	7
Allemagne du Nord.	15.000	21.316 000	61
Danemark..........	9.000	1.140.000	60
Alsace-Lorraine	7.000	911.000	48
Hollande..........	10.000	1.452.000	40
Autriche–Hongrie...	98.000	12.212.000	30
Suisse.............	5.000	721.000	30
Norvège	5.000	615.000	28
France.............	53.000	7.125.000	24
Suède.............	7.000	930.000	21
Russie.............	25.000	2.863.000	4
Divers	4.000	533.000	»
Europe.......	1.202.000	115.159.000	»
Amérique...	260.000	14.261.000	»
Total..............	1.462.000	129.420.000	»

_____

(1) *Bulletin consulaire français*, avril 1886.

COMMERCE DES BOISSONS

LÉGISLATION. — En France, le commerce des vins & spiritueux est régi par la loi du 28 avril 1816, modifiée en quelques parties par de nombreux lois, décrets et réglements, mais subsistant encore toute entière dans son esprit. Nous ne pouvons entrer dans les détails complets de la législation des vins et alcools, mais nous allons essayer d'en esquisser l'économie générale, renvoyant pour les questions de détail, soit à la collection du *Bulletin des lois*, soit au *Dictionnaire général des Contributions indirectes*, où nous avons puisé les éléments de ce travail.

Disons de suite que la perception des droits sur les boissons a rapporté à l'État en 1887 (1) :

Pour la France................ 412.651.585 fr.
Pour l'Algérie................ 1.325.924 fr.

Sur lesquels les droits à l'entrée en France ont été de :

Vins......................... 23.300.000 fr.
Eaux-de-vie & esprits......... 1.300.000 fr.
Bières....................... 1.500.000 fr.

---

(1) En 1890 (chiffres provisoires) cet impôt a rapporté 447,313,800 fr. dont :

Vins......................... 137 101 709
Cidres....................... 9 370 000
Bières....................... 22 753 700
Alcools 274 928 500

Dans ce résumé de la législation des boissons nous prendrons l'ordre suivant : 1° Pièces de régie; 2° Divers droits de circulation, consommation, entrée, détail : leur perception, pénalités encourues en cas de non observation des règlements. — 3° Réglementations spéciales concernant le vinage et les vins de raisins secs. Nous laisserons de côté tout ce qui concerne les nombreuses obligations des marchands et des fabricants d'alcool, de vins factices, de vinaigre ou de bière.

1° Pièces de Régie. — « A chaque enlèvement ou déplacement de vins, cidres, poirés, hydromel, sauf les exceptions énoncées (dans la loi), il sera perçu un droit de circulation.

« Il ne sera dû qu'un seul droit pour le transport à la destination déclarée, quelles qu'en soient la longueur et la durée du trajet, & nonobstant toute interruption ou changement de voie et de moyens de transport (Articles 1 & 2 de la loi du 28 avril 1816). »

Pour effectuer ces transports, l'expéditeur et le voiturier doivent se munir de pièces spéciales qui sont :

Le *Passavant*, exigible chaque fois que les propriétaires, viticulteurs, distillateurs, marchands en gros et entrepositaires font transporter les vins d'une cave ou d'un magasin en un autre endroit leur appartenant & situé dans la même localité.

L'*Acquit-à-caution* qui accompagne les boissons expédiées par les propriétaires, distillateurs ou entrepositaires, aux marchands en gros ou en détail, ou bien les expéditions à l'étranger, ou dans les villes sujettes aux droits de taxe unique ou de remplacement.

Par l'acquit-à-caution, l'administration accorde à l'expéditeur crédit des droits, à la condition que, dans un délai déterminé, ces droits aient été acquittés ou les marchandises prises en charge par un autre négociant. S'il n'est pas fait justification de la décharge de l'acquit, l'expéditeur paie : 1º le double droit de consommation pour les eaux-de-vie, esprits, liqueurs ; 2º le sextuple droit de circulation pour les vins, cidres, poirés, hydromels.

Il y a lieu à exemption du droit et délivrance de l'acquit pour les boissons à destination d'une ville rédimée, ou soumise à la taxe de remplacement (Paris & Lyon) ; ou si elle est exportée pour l'étranger ou les colonies françaises ; ou expédiée soit à bord d'un navire de l'État, soit à des expositions et concours régionnaux.

Le *Passe-debout*. C'est une pièce délivrée aux conducteurs de liquides qui ne font que traverser une ville sujette aux droits d'entrée, ou qui y séjournent moins de 24 heures.

Le *Congé* est la pièce d'expédition qui accompagne les boissons allant directement du récoltant, fabricant, ou marchand en gros chez le consommateur. Il implique la perception immédiate du droit de circulation.

Les voituriers & conducteurs doivent exhiber les pièces justificatives jointes à l'envoi, à toute réquisition d'un agent de l'autorité, & ne peuvent en aucun cas s'y refuser, sous peine de contravention & d'amende.

2° Droits sur les boissons. — Les droits à percevoir sur les boissons sont : le droit de circulation, d'entrée, de détail, de consommation.

Droits de Circulation. — D'après les articles 1 & 2 de la loi de 1816, toute boisson déplacée est soumise au droit de circulation. Les piquettes sont considérées comme vin. L'alcool, sous quelque forme qu'il se présente est soumis aux droits & les vins avariés additionnés d'alcool sont considérés comme alcools, ainsi que les eaux de senteur et les vernis. Le droit est perçu par hectolitre conformément au tarif suivant, décimes compris.

Vins en cercles & en bouteilles dans les départements de 1re classe........................ 1 fr. »

Vins en cercles et en bouteilles dans les départements de 2e classe............ 1 fr. 50

Vins en cercles et en bouteilles dans les départements de 3e classe................ 2 fr. »

Cidres, poirés & hydromels sans distinction de département........................ 0 fr. 80

D'après la loi du 19 juillet 1880, les départements sont ainsi répartis :

1re *Classe.* — Alpes (Basses), Alpes-Maritimes, Ariège, Aube, Aude, Aveyron, Bouches-du-Rhône. Charente. Charente-Inférieure, Dordogne, Gard, Garonne (Haute). Gers, Gironde, Hérault, Landes, Lot-et-Garonne, Pyrénées (Basses), Pyrénées (Hautes). Pyrénées-Orientales, Savoie, Haute-Savoie, Tarn, Tarn-et-Garonne, Var, Vaucluse.

2e *Classe.* — Ain, Aisne, Allier, Alpes (Hautes), Ardèche, Ardennes, Cantal, Cher, Corrèze, Côte-d'Or, Creuse, Doubs, Drôme, Eure, Eure-et-Loir, Indre, Indre-et-Loire, Isère, Jura, Loir-et-Cher, Loire, Loire (Haute), Loire-Inférieure, Loiret, Lozère, Maine-et-Loire, Marne, Marne (Haute), Meurthe-et-Moselle, Meuse, Morbihan, Nièvre, Oise, Puy-de-Dôme, Rhin (Haut), Rhône, Saône-et-Loire, Saône (Haute), Sarthe, Seine, Seine-et-Marne, Seine-et-Oise, Sèvres (Deux) Vendée, Vienne, Vienne (Haute), Vosges, Yonne.

3e *Classe.* — Calvados, Côtes-du-Nord, Finistère, Ille-et-Vilaine, Manche, Mayenne, Nord, Orne, Pas-de-Calais, Seine-Inférieure, Somme.

Dans les villes non rédimées les quantités expédiées au-dessous de 25 litres payent le droit de détail. Les envois de vins et cidres faits par un débitant à un consommateur donnent lieu à un congé, s'ils sont d'au moins 100 litres en fûts ou de 25 en bouteilles (la bouteille étant comptée comme litre) & à un passavant pour les quantités inférieures.

Dans les villes rédimées les expéditions, quelle qu'en soit la quantité, motivent délivrance d'un acquit-à-caution si elles proviennent du dehors et d'un congé si elles sortent d'un entrepôt.

Pour Paris & Lyon tout envoi donne lieu à un acquit-à-caution.

Toutefois les boissons expédiées par le récoltant de chez lui à chez lui circulent en franchise dans un rayon déterminé par la loi.

Sont exempts du droit de circulation : 1º les boissons pour l'exportation, l'expéditeur devant se munir d'un acquit-à-caution indiquant le lieu de sortie ;

2º Les boissons destinées aux marchands en gros, distillateurs et débitants pourvus d'une licence quand, dans l'endroit, le commerce est assujetti à l'exercice des employés de la régie, & celles expédiées à Paris. Elles circulent avec un acquit-à-caution ;

3º Les vins à l'usage des voyageurs pourvu que la quantité n'excède pas trois litres par personne. Une quantité d'eau-de-vie, *fût-elle inférieure à un litre*, ne peut être transportée sans expédition ;

4º En cas de changement, aucun enlèvement ne peut être fait sans déclaration préalable des quantités, destination et qualité du destinataire ; le jour et l'heure du transport doivent être indiqués sur l'acquit, passavant ou congé. — L'expéditeur et le conducteur en sont responsables.

Pour les alcools la déclaration doit porter le nombre des fûts, la contenance de chacun d'eux et le degré du liquide, avec un numéro correspondant à celui du fût.

Le transport doit être fait dans les délais indiqués.

En cas de refus du destinataire, il n'est pas délivré de nouveau congé. On délivre un passavant si le nouveau destinataire est consommateur ; un acquit-à-caution si c'est un assujetti ; un congé avec paiement du supplément de droit s'il demeure dans un département de classe supérieure.

Il peut être accordé une déduction pour creux de route, la vérification ayant lieu avant déchargement. Elle est de 2 à 5 % pour les vins, 5 à 10 % pour les cidres et 1 % pour les alcools & liqueurs alcooliques.

DROITS D'ENTRÉE. — Il sera perçu au profit du Trésor, dans les villes & communes, ayant une population agglomérée de deux mille âmes et au-dessus (actuellement 4,000), conformément au tarif, un droit d'entrée sur les boissons introduites ou fabriquées dans l'intérieur, et destinées à la consommation du lieu (Art. 20 de la loi du 28 avril 1816).

Ne sont pas considérées comme faisant partie de l'agglomération les habitations séparées des autres par un terrain vague de plus de 100 mètres. Les places publiques, fortifications, promenades, cours d'eaux ne détruisent pas l'agglomération. Il faut en outre que les habitations agglomérées dépendent de la même commune.

Taxe des Droits d'entrée, par hectolitre, décimes compris.

DÉSIGNATION DES COMMUNES	VINS EN FUTS ET BOUTEILLES dans les départements de			CIDRES Poirés HYDROMELS	ALCOOL PUR dans les EAUX-DE-VIE ESPRITS et Absinthes
	1re classe	2e classe	3e classe		
Communes de 4000 à 6000 âmes.	0 f. 10	0 f. 55	0 f. 75	0 f. 35	7 f. 50
— 6001 à 10,000 —	0 60	0 85	1 10	0 50	11 25
— 10001 à 15,000 —	0 75	1 15	1 50	0 60	15 »
— 15,001 à 20,000 —	0 95	1 40	1 90	0 85	18 75
— 20,001 à 30,000 —	1 10	1 70	2 25	0 95	22 50
— 30,001 à 50,000 —	1 30	2 »	2 60	1 15	26 25
— 50,001 et au-dessus.	1 50	2 25	3 »	1 25	30 »
Remplacement aux entrées à Paris.	8 25			4 50	186 25

Les droits d'entrée sont exigibles, soit au moment de l'introduction du liquide dans la commune, soit à l'enlèvement de l'entrepôt. Toute fabrication à l'intérieur d'une ville doit être déclarée 12 heures au moins à l'avance & acquitter les droits d'entrée.

L'acquittement du droit a lieu à l'hectolitre. Toute bouteille étant comptée comme litre & 1/2 bouteille comme 1/2 litre. Pour les alcools le paiement se fait d'après la contenance exacte en litres & centilitres.

Les vendanges et fruits à cidre sont soumis au même droit en comptant 3 Hl. de vendange pour 2 de vin et 5 Hl. de pommes ou poires pour 2 de cidre. Les fruits secs pour fabrication de cidre ou poiré sont comptés à 25 kilog. pour 1 Hl. de boisson. Quand la perception aura été faite sur le fruit, le droit n'est plus exigible sur le produit fabriqué dans l'intérieur du lieu sujet.

Les boissons introduites dans un lieu sujet aux droits d'entrée, pour le traverser seulement ou y séjourner moins de vingt-quatre heures, ne seront pas soumises à ces droits ; mais le conducteur sera tenu d'en consigner ou d'en faire cautionner le montant à l'entrée et de se munir d'un permis de passe-debout. La somme consignée ne sera restituée ou la caution libérée qu'au départ des boissons et après que la sortie du lieu aura été justifiée. (Art. 28 de la loi du 28 avril 1816).

Il en est de même des boissons menées à un marché dépendant du lieu sujet. Si le particulier a négligé de faire constater la sortie au passage il n'a aucun recours.

En cas de séjour de plus de 24 heures le transit est déclaré (Art. 30).

Tout négociant ou propriétaire qui fera conduire dans un lieu sujet au moins 9 Hl. de vin, 18 Hl. de cidre ou 4 Hl. d'eau-de-vie ou d'esprit pourra réclamer l'admission de ces boissons en entrepôt et ne sera tenu d'acquitter les droits que sur les quantités non représentées et qu'il ne justifiera pas avoir fait sortir de la commune. La durée de l'entrepôt sera illimitée (Art. 31).

Droit de détail. — Il sera perçu, lors de la vente en détail des vins, cidres. poirés,hydromels, un droit de 12,50 % du prix de ladite vente (Art. 47, loi de 1816, modifiée en 1880). Pour les envois de 25 litres et au-dessous le droit de détail est dû dans les villes non rédimées ; l'envoi se fait au moyen d'un acquit-à-caution.

Le droit de détail est dû sur le prix de vente et celui-ci doit être affiché dans le lieu le plus apparent du domicile du débitant (Art. 48).

Droit de consommation. — Un droit de consommation sera perçu sur toute quantité d'eau-de-vie, d'esprit ou de liqueur composée d'eau-de-vie ou d'esprit, qui sera adressée à une personne autre que celles assujetties aux exercices des employés de la régie (Art. 27 de la loi du 28 avril 1816).

Par conséquent toute boisson ayant pour base l'alcool naturel ou parfumé, mélangé de sucre ou non, doit acquitter le droit de consommation.

Les rhums, tafias, kirchs, genièvre, rack, eaux-de-vie anisées & boissons à degré assimilées à l'eau-de-vie sont imposés suivant la force alcoolique.

Les ratafias & boissons fabriquées avec des eaux-
de-vie et du sucre, des raisins ou des fruits seront
imposées comme vin si elles ne dépassent pas 15°
& comme eaux-de-vie au-dessus de cette limite. Pour
les vins alcoolisés ou vinés, nous verrons plus loin
les conditions imposées par la loi.

La loi du 19 juillet 1880 a fixé à 156 fr. 25,décimes
compris, le droit de consommation de l'alcool par
Hectolitre. La ville de Paris est régie par un tarif
spécial.

Dans les villes à taxe unique, le droit général est
payé à l'entrée, à moins que la marchandise ne soit
mise en entrepôt. Dans ce cas elle voyage sous
acquit-à-caution. Si l'expéditeur préfère acquitter
les droits elle est accompagnée d'un congé.

Dans les villes non rédimées, les marchands en
gros acquittent le droit sur la quantité manquant à
leur charge sous déduction de 7 % sur ces exis-
tances, et les débitants sous déduction de 3 % des
sommes dues. Toutefois les débitants ont le droit de
se rédimer individuellement et payent comme les
consommateurs à l'arrivée.

Les droits de consommation ne sont pas perçus :
1° en cas de changement de domicile d'un particulier
simple consommateur, après justification faite de
l'acquittement antérieur des droits ; on délivre en ce
cas un acquit-à-caution & non un passavant ; 2° pour
les marchandises destinées à l'exportation, l'acquit-à-
caution indiquant le lieu de sortie.

Taxe unique. — C'est une taxe perçue en remplacement des droits d'entrée et de détail sur les vins.
Elle est fixée pour chaque ville sur la moyenne des

produits des droits dans les trois dernières années
& revisée tous les cinq ans.

Les villes de moins de 10.000 âmes peuvent demander l'établissement de cette taxe. La loi l'impose aux
villes de plus de 10.000 habitants. Ces communes
sont alors dites *rédimées*,c'est-à-dire rachetées et ne
sont plus soumises à l'exercice chez le débitant.

TAXE DE REMPLACEMENT. — C'est une taxe établie
à Paris & à Lyon, qui se paie à l'entrée et remplace
tous les autres droits.

BOISSONS	PARIS		LYON	
	TAXE de REMPLACE-MENT	DROITS y compris L'OCTROI	TAXE de REMPLACE-MENT	DROITS y compris L'OCTROI
Vins en cercles et en bouteilles	8 f. 25	18 f. 87	8 f. 17	15 f. 17
Cidres, Poirés, Hydromels.....	4. 50	8, 50	2 »	3. 45
Alcool pur, contenu dans les eaux-de-vie, esprits, liqueurs en cercles et en bouteilles......	186, 25	266, 05	186, 25	217, 25

EXERCICE. — Pour assurer le recouvrement des
droits du Trésor, les employés de la régie contrôlent
fréquemment les quantités de boissons que les marchands en gros et les détaillants ont en cave ou en
magasin, en les comparant aux quantités reçues et
vendues. Cette vérification constitue l'*exercice*. Sous
ce nom on désigne plus spécialement le contrôle
chez le débitant, afin de récupérer les droits de détail et de consommation. Chez le marchand en gros

la vérification des existences prend le nom de *recensement*. Les sorties sont justifiées par les pièces de régie propres à chaque envoi.

L'exercice peut se faire, même les dimanches et jours fériés, et les employés ont le droit de visite *illimité*. Ils peuvent se faire ouvrir toutes les chambres, caisses, armoires, coffres, et meubles fermés. dans lesquels ils jugent nécessaire de faire des perquisitions, sans l'assistance d'un officier de police. Tout refus de la part de l'exercé, le contraint au paiement du droit de détail sur *toutes* les boissons restées en charge, depuis le dernier exercice, nonobstant les suites à donner aux procès-verbaux. (Art. 68 de la loi du 28 avril 1816). L'exercice n'a pas lieu dans les villes rédimées, chez les débitants. mais il est opéré des recensements chez les marchands en gros.

Pénalités encourues en cas de non observation des règlements. — La répression des fraudes & délits est toujours très sévère, bien que les agents principaux aient le droit de transaction.

Circulation. — En cas de circulation de vins, cidres, poirés, hydromels, sans déclaration et sans expédition ou en tous cas de délit de circulation : Confiscation de la marchandise, et amende de 200 à 1000 fr. S'il y a récidive 500 fr. au moins.

Circulation des alcools & spiritueux sans expédition ou avec une expédition inapplicable : Confiscation & amende de 500 à 5000 fr.

Entrée. — Introduction dans une ville sujette aux droits, sans déclaration et sans paiement des droits ;

11*

Présentation à la sortie d'objets d'une nature différente de ceux entrés avec un passe-debout ou en entrepôt : Fabrication de boissons sans déclaration, dans l'intérieur d'un lieu sujet, avec des matières non autorisées ; Recel ou fausse déclaration par un récoltant de boissons soumises à l'inventaire : Confiscation & amende de 100 à 260 fr.

Introduction frauduleuse en voiture publique ou suspendue : Confiscation & amende de 1000 fr. Si la ville a un octroi 100 à 200 fr. en plus par celui-ci.

Introduction frauduleuse de vins, cidres, poirés, hydromels : Confiscation & double amende, 100 à 200 fr. pour l'entrée, et 200 à 1000 fr. pour les droits de circulation, sans préjudice des amendes d'octroi.

Introduction frauduleuse d'alcools et spiritueux : Confiscation & double amende : 100 à 200 fr. pour l'entrée, 500 à 5000 pour le droit de consommation, sans préjudice des pénalités d'octroi et de récidive.

Fraude à l'aide d'instruments préparés et dissimulés sous les vêtements, soit à l'entrée d'une ville, soit dans un rayon de 1 myriamètre autour d'une ville de 100.000 âmes ou de 5 km. pour une ville de moins de 100.000 habitants : Confiscation & amendes comme dans le cas précédent et de six jours à six mois de prison.

Fraude par escalade, souterrain, ou à main armée: Confiscation, amende comme ci-dessus & six mois d'emprisonnement.

Fraude par eaux-de-vie ou esprits dont la densité a été altérée par un mélange : Confiscation & amende de 100 à 600 fr.

Fabrication ou distillation d'eau-de-vie dans une

ville où cette opération est prohibée : Amende de 1000 à 3000 fr.

Exercice. — Opposition ou refus de souffrir la vérification. Amende de 50 fr. *personnelle* et indépendante de celle prononcée contre tout autre opposant.

3° RÈGLEMENTATION CONCERNANT LE VINAGE. — Pour l'exportation les vins peuvent recevoir une quantité illimitée d'alcool en franchise de droits, pourvu que l'addition ait lieu en présence des employés, et que l'embarquement ou l'expédition soit fait sur le champ (1).

Pour les vins circulant à l'intérieur, la force alcoolique ne doit pas dépasser 15°. Pour toute valeur comprise entre 15 et 21°, les vins vinés sont passibles du double droit de consommation, d'entrée & d'octroi proportionnellement à la quantité d'alcool supérieure à 15°. Les vins titrant plus de 21° sont considérés & traités comme alcools (Loi du 1er septembre 1871, Article 3). Exception est faite toutefois en faveur de certains vins notoirement connus pour avoir naturellement une force alcoolique de plus de 15°, sans toutefois qu'elle puisse excéder 18°. Cette clause sera indiquée au départ sur l'acquit-à-caution. Certains vins du Roussillon sont seuls dans ces conditions.

Pour les vins étrangers, le droit d'importation est perçu en douane comme alcool sur la quantité dépassant 15° & ensuite comme vin sur le reste du liquide.

---

(1) Des dispositions spéciales régissent les vins de Champagne, concernant les celliers, caves à vin et à eaux-de-vie, ainsi que le décompte des quantités en charge.

(Loi du 7 mai 1881). Ces vins restent en outre soumis à toutes les taxes intérieures.

L'importation des vins factices de raisins secs, de vins étendus d'eau & remontés par un vinage, de piquettes alcoolisées & en général de toute boisson dénommée vin, mais ne résultant pas de la fermentation du jus de raisin frais, est soumise aux mêmes droits d'entrée que les alcools, en raison de la force alcoolique de cette boisson.

4° RÉGLEMENTATION CONCERNANT LES VINS DE RAISINS SECS. — Au point de vue fiscal, il n'y a pas de distinction entre les vins de raisins secs & les vins naturels. Toutefois la loi Griffe n'admet pas l'emploi de matières fermentescibles autres que le raisin. Tous les liquides alcooliques provenant de la fermentation des raisins secs avec les figues, caroubes, dattes, orges, glucoses, mélasses, et autres matières saccharifères ou similaires seront assimilées à l'alcool pour le régime et les droits qui devront leur être appliqués.

Le récoltant ou le simple particulier qui fait du vin de raisins secs pour son usage personnel n'est pas tenu d'en faire déclaration. Mais il n'en est pas de même des marchands en gros ou débitants, qui doivent aviser la régie : de leur intention de fabriquer ces vins ; du moment de la mise en route ; des quantités traitées & du rendement probable de leur cuvée. L'administration prend en charge les produits fabriqués & les soumet aux droits d'entrée, ou à la taxe unique suivant le cas.

Si après fermentation, le marchand veut relever

son produit par vinage il ne lui est fait, en aucun cas, décharge de l'alcool consommé.

Enfin il est interdit par la loi Griffe (26 juillet 1890) de vendre ou mettre en vente, un vin de raisins secs ou de sucre; ou un vin naturel mélangé de vins artificiels, sans l'indiquer en caractères précis & apparents sur les récipients, factures & pièces de régie. *Chaque fois que ces documents porteront le mot vin, il sera toujours entendu vin de vendange pur.*

Pour les vins de sucre, les demandes d'autorisation de sucrage doivent être faites 15 jours avant la récolte. On ne peut employer plus de 20 kg de sucre par 3 hectol. de vendange pour les vins, et plus de 50 kg pour la même quantité de marcs. Pour les cidres & poirés les quantités ne peuvent dépasser 10 kg par 5 hectol. de pommes ou poires.

Les sucres destinés à cet emploi sont expédiés des fabriques, douanes d'importation ou des entrepôts réels, accompagnés d'acquits-à-caution. Ils sont libérés du droit de 24 fr. par 100 kg (art. 10 du décret du 22 juillet 1885). Le sucre conservé dans les colis revêtus du plomb de la Régie doit être versé en présence des employés dans les cuves de fermentation ou dans les moûts.

BIÈRES. — Les bières sont soumises à un droit de fabrication de 3 fr. 75, doubles décimes compris sur les bières fortes & de 1 fr. 25 pour les petites bières.

La perception des droits ne concernant que le brasseur, nous n'entrerons dans aucun détail à ce sujet, non plus que pour les droits de distillation et de fabrication des vinaigres.

VINAIGRES. — La loi du 17 juillet 1875 a établi une taxe de consommation sur les vinaigres de toute nature et les acides acétiques. Elle est pour

les Vinaigres contenant	8 % d'acide acétique et au-dessous de		4 fr.
—	9 a 12 o/o	—	6
—	13 a 16 o/o	—	8
—	17 a 30 %	—	15
—	31 a 40 %	—	20
—	plus de 40 %	—	42
Acide acétique cristallisé (par 100 kg)			50

payable en principal plus 2 décimes 1/2.

Le droit est perçu à l'enlèvement des fabriques & assuré au moyen de l'exercice des fabriques, des marchands en gros & et des débits par les employés de la régie. La déclaration d'expédition doit indiquer le degré acétique, c'est-à-dire la quotité pour cent d'acide acétique contenu dans le liquide expédié. Les formalités à remplir sont les mêmes que pour les vins & spiritueux.

RENSEIGNEMENTS DIVERS

L'évaluation des contenances des futailles se faisant parfois au poids, il est bon de connaître les densités des vins, les tares et les contenances des vases vinaires en usage dans les diverses contrées vinicoles. Ces notions sont résumées dans les tableaux suivants (1).

---

(1) D'après le Dictionnaire des Contributions Indirectes.

Densités des vins à 15° C.

Vin de Madère..............	1.038
Malaga..............	1.022
Bordeaux...........	0.994
Orléans.............	0.991
Bourgogne..........	0.990
Moyenne des vins ordinaires	0.988
Vin de Mâcon..............	0.985
Anjou et Champagne	0 978
Raisins frais (à l'hectolitre)...	0.075
Bières (moyennes)............	1.026-1.021
Vinaigre d'Orléans..........	1.028
ordinaire..........	1.024

Jauges et Tares des Futailles.

Pièce de	Contenance	Tare
Beaune......................	228 l.	29,0 kg.
Mâcon, fond platré..........	214	46.0
Anjou bois mince...........	230	37.0
— bois fort.............	230	40.0
Touraine bois mince........	236	37,0
— b. très mince.....	246	35.5
Orléans..................	236	37,0
Cher......................	244	43.5
Gâtinaise.................	222	40.0
Auvergne bois mince........	281	35,5
— ordinaire..........	326	42.0
— fort...............	293	43.0
— très fort...........	330	49,0

Pièce de		Contenance	Tare
Cahors bois fort...............		214 l.	56,0 kg.
Bordeaux bois mince.........		218	50,5
— b. ordinaire.........		221	58,5
Bordeaux bois ordinaire......		216	57,0
— —		214	56,0
— b. fort.............		225	61,0
Languedoc bois mince........		285	50,5
— fort..........		274	58,0
Marseille fonds ordinaires...		213	46,0
— fonds platrés......		220	50,0
Montpellier / muid.........		380	66,7
vins } gros muid...		430	72,6
Montpellier / petit muid..		313	61,0
esprits \ pipe.........		615	99,0
Cognac / pièce.........		297	49.5
eaux-de-vie \ pipe.........		500	87,6
Cognac (esprit) pipe.........		613	117,0

Bases des ventes dans le Commerce des vins.

Champagne : à la pièce de 200 litres.

Bordelais : au tonneau de 900 litres, chaque tonneau comprenant 4 barriques de 225 litres.

Midi : la vente s'établit sur l'hectolitre comme base de prix & se livre au demi-muid ou transport de 5 à 600 litres, suivant les localités.

Roussilllon : A la propriété la vente se fait à la charge de 120 l.; dans le commerce courant, le prix s'établit à l'hectolitre et la livraison se fait en muids et demi-muids.

Basse-Bourgogne : Les expéditions sont faites en muids de 272 litres ou en feuillettes de 136 litres.

Haute-Bourgogne : Vente à la queue de deux pièces de 228 litres.

Beaujolais et Mâconnais : à la pièce de 225 litres.

Lorraine : le plus souvent les ventes se font au commerce aux 200 litres.

Orléanais et vins de Beaugency : vente à la pièce de 228 litres.

Sologne (blancs) et Vouvray : vente à la pièce de 250 litres.

PRODUITS DÉRIVÉS DE FERMENTATION

ALCOOLS

GÉNÉRALITÉS.

Nous avons vu que, dans la vinification & dans la production des boissons fermentées telles que le cidre & la bière, le glucose contenu dans les fruits, ou formé par la transformation de la fécule sous l'influence de la diastase, se changeait en alcool. Les liquides produits en renferment des quantités variables de 4 à 18 %. Soumis à la distillation ils livrent leur alcool, étendu d'une certaine proportion d'eau, & donnent des *eaux-de-vie* renfermant de 40 à 50 % d'alcool pur, ou des *esprits* qui peuvent en contenir jusque 90 %.

A l'origine l'alcool ou esprit de vin était toujours obtenu par distillation du vin, mais dès que la transformation de la fécule en sucre puis en alcool fut connue on s'empressa de tirer des matières amylacées des produits, qui, s'ils n'avaient pas le goût délicat & parfumé des eaux-de-vie de vin, en possé-

daient cependant les propriétés excitantes. Dans ces
dernières années, les perfectionnements de l'industrie, la rareté relative des vins & la consommation
croissante des spiritueux ont donné aux *alcools
d'industrie* une importance toujours grandissante.

Dans la période de 1830 à 1839 la consommation
moyenne était de 435,000 Hl & l'exportation de
195,000 Hl.

De 1870 à 1874 la consommation a été de 938,000 Hl
et l'exportation de 502,000 Hl.

En 1888 la consommation de 1,468.000 Hl. l'exportation de 283,700 Hl.

Voici du reste la production comparée des alcools
en hectolitres :

	Vin	Betteraves	Mélasses	Grains
1840-1850	815.000	500	40.000	36.000
1853-1865	165.000	300.000	137.000	69.000
1865-1869	551.000	300.000	346.000	84.000
1870-1875	529.000	313.000	882.000	108.000
1876	545.994	243.337	710.670	101.402
1877	157.570	272.883	642.709	163.204
1880	27.200	429.878	685.433	412.585
1885	23.240	465.451	728.523	567.768
1886	19.513	683.985	471.781	789.963
1887	32.758	672.382	451.826	765.050
1888	41.776	654.700	582.452	794.326
1889	42.000	724.000	559.000	751.000
1890	39.000	800.000	682.000	645.000

Nous verrons donc, d'abord les procédés généraux
d'obtention des alcools, puis la préparation des alcools
de vin & d'industrie.

Au point de vue chimique l'alcool est une substance ternaire composée de carbone, d'hydrogène & d'oxygène, résultant de l'hydratation des carbures d'hydrogène. Il peut donc exister un grand nombre d'alcools. Le premier connu, *l'alcool éthylique* ($C^4H^6O^2$) ou alcool du vin, est le type de cette série de corps, & ses homologues s'en rapprochent tout en possédant des propriétés spéciales, saveur, odeur, arome, action physiologique, qui les en distinguent.

L'alcool éthylique ou vinique est incolore, d'une odeur agréable, d'une saveur chaude & brûlante. Pris modérément & mélangé d'eau c'est un excitant à peu près inoffensif. A hautes doses il produit des troubles dans le système nerveux et peut amener la mort. Mais cette triste propriété est surtout l'apanage des alcools dits *supérieurs*, c'est-à-dire placés plus loin dans la série, tels que l'alcool butylique ($C^8 H^{10}O^2$), amylique ($C^{10}H^{12}O^2$), œnanthylique ($C^{14} H^{16} O^2$), abondants dans les eaux-de-vie de grains, de betteraves, de pommes de terre, de marcs, auxquelles ils communiquent leurs propriétés toxiques. L'alcool éthylique est plus léger que l'eau ; pur il pèse 792 grammes par litre à 20° C. Il entre en ébullition à 78°, & distille sans altération. Au contact d'une flamme il brûle avec une lueur bleu-pâle en donnant de l'eau et de l'acide carbonique. Chauffé au contact de l'acide sulfurique il produit l'éther.

L'alcool se combine facilement à l'eau ; le mélange de ces deux liquides se fait avec élévation de température & l'on peut remarquer une contraction très apparente. Le mélange diminue de volume. Ainsi 52 volumes d'alcool mêlés à 48 volumes d'eau ne don-

nent que 96,3 volumes d'alcool hydraté. Cette combinaison se détruit partiellement par la chaleur & l'alcool distille, mais mélangé d'eau. En répétant ces
distillations de façon à obtenir des liqueurs de plus
en plus riches on peut recueillir un liquide renfermant 91 % d'alcool, mais il est impossible de dépasser ce point. Pour préparer l'alcool absolu, c'est-à-
dire chimiquement pur on doit avoir recours à la
distillation en présence de matières avides d'eau telles que le carbonate de potasse ou la chaux.

Pour séparer l'alcool des liquides qui le contiennent & que l'on a obtenus par un des procédés que
nous étudierons plus loin, il faut distiller ceux-ci.

Le mode opératoire le plus simple est la *distillation
à l'alambic.*

Celui-ci se compose d'un vase de cuivre, recouvert
d'un chapiteau ou cucurbite & mis par un tube en
relation avec un serpentin. tuyau enroulé plusieurs
fois sur lui-même. Le serpentin plongé dans l'eau
froide sans cesse renouvelée, refroidit & condense les
vapeurs alcooliques sorties de l'alambic. Le liquide
est chauffé soit directement à feu nu, soit par la vapeur. Un récipient placé sous le serpentin reçoit le
produit distillé.

L'inconvénient de ce procédé est de ne livrer que
des liqueurs alcooliques faibles. Ainsi les vins des
Charentes marquant de 8,5 à 11 % d'alcool, donnent
par première distillation des *eaux secondes* à 25 ou
30 %. Il faut donc, pour obtenir les eaux-de-vie, distiller à plusieurs reprises, *rectifier*. ce qui cause une
dépense plus grande. Mais dans certains cas, & c'est
précisément ce qui se produit à Cognac, on ne peut

remplacer le procédé par un autre plus expéditif sans nuire à l'arome & à la qualité du produit. En outre la distillation demande à être menée avec soin, si l'on veut éviter les *coups de feu* & l'odeur empyreumatique ou de brûlé qui en résulte.

Pour les alcools d'industrie & les esprits, on peut utiliser les appareils de distillation continue, qui d'un seul jet donnent l'alcool au degré de concentration voulu.

Sans entrer dans le détail de ces appareils, du reste fort nombreux, nous en exposerons du moins le principe.

Quand on chauffe un mélange de deux liquides à points d'ébullition différents, il bout à une température intermédiaire & d'autant plus rapprochée de l'un de ces points que le liquide correspondant est en plus forte proportion dans le mélange. Si, par exemple, nous distillons de l'eau mélangée d'alcool, l'ébullition se fera entre 78 & 100°. La vapeur contiendra plus d'alcool que d'eau. Refroidissons cette vapeur elle se liquéfie & donne un nouveau liquide plus alcoolique que le précédent et par conséquent capable de bouillir à une température plus basse. Si ce second liquide entre à son tour en ébullition, les vapeurs émises sont plus riches en alcool. En poursuivant ainsi le raisonnement il est facile de comprendre que par condensations & vaporisations successives nous pourrons obtenir des liquides de plus en plus alcoolisés. Ce système connu sous le nom de *rectification* est le principe sur lequel reposent les appareils distillatoires. On nomme *déflegmateurs* les appareils qui servent à produire les

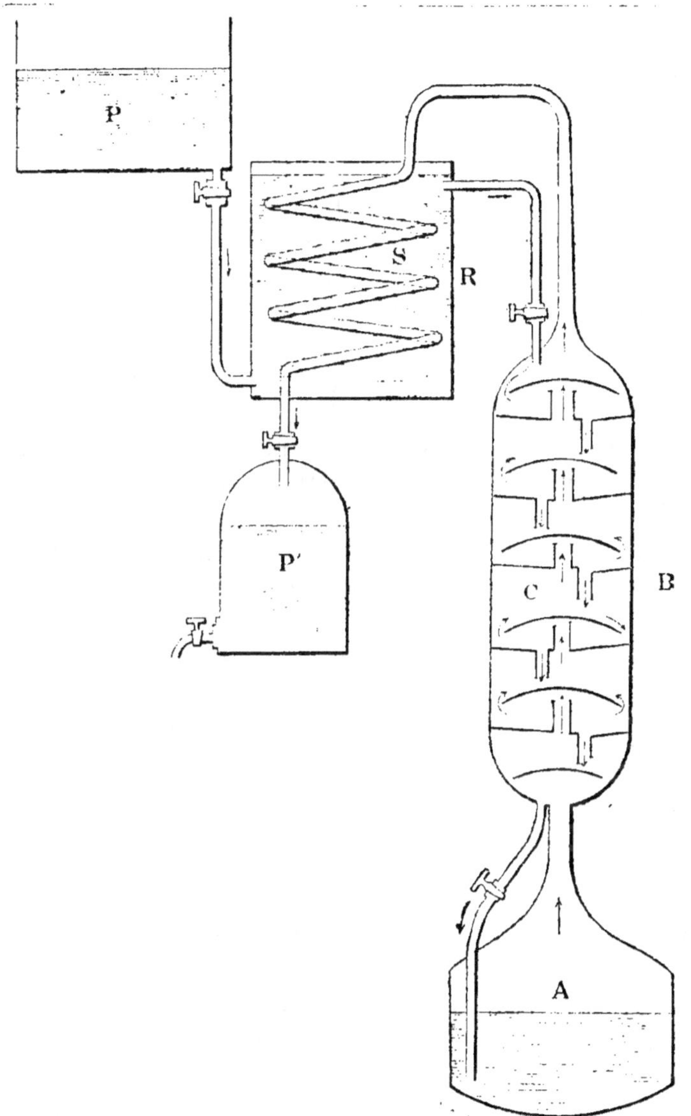

Fig. 41. — Schéma d'un appareil distillatoire rectificateur.

condensations successives des liquides alcooliques &
par conséquent à les dépouiller de leur eau. Le
liquide est porté à l'ébullition dans une chaudière A,
les vapeurs passent dans une colonne B renfermant
un nombre plus ou moins grand de déflegmateurs à
plateaux C. Dans chacun d'eux l'eau se condense
partiellement & reflue vers le plateau inférieur. Les
vapeurs alcooliques de plus en plus riches s'élèvent
dans la colonne & vont se condenser dans un serpentin S, pour s'écouler ensuite dans le réservoir P''.

Le réfrigérant est constitué par le liquide lui-même
qui coule d'un réservoir P & pénètre après s'être
échauffé en R dans le plateau supérieur de la colonne. Ce liquide chemine par conséquent en sens
inverse des vapeurs d'alcool, sa température s'élève,
&, tout en produisant la condensation de l'eau, il
perd lui-même l'alcool qu'il contient. La rectification
se fait ainsi d'une manière automatique & avec le
minimum de frais de chauffage.

Nous renvoyons le lecteur aux traités spéciaux
pour le détail des appareils.

ALCOOLS DE VIN.

Cognacs (1). — Les eaux-de-vie, universellement
connues & estimées sous le nom de Cognacs, sont
obtenues par la distillation des vins de la Charente,
qui généralement se conservent mal, sauf quelques

(1 Renseignements dus à l'obligeance de M. Cardin, négociant à Cognac.

vins rouges du canton de Matha (Charente-Inférieure) souvent vendus comme petits bordeaux. On
distille surtout les vins blancs, les rouges donnant
une eau-de-vie de qualité moindre.

Le phylloxéra a fort éprouvé les vignobles charen-
tais, mais un traitement énergique a porté remède
au mal. Les vignes arrachées ont été remplacées
après un repos de 4 à 5 ans par des cépages américains, principalement le Riparia, greffés de plants
français, & l'on espère dans 7 ou 8 années d'ici avoir
reconstitué le vignoble. Avant 1875 la moyenne de la
production était de 240,000 Hl. dont 94,000 pour la
Charente, & 146,000 en Charente-Inférieure. En 1888
elle était de 23,568 Hl. : 10,132 en Charente & 13,436
en Charente-Inférieure.

Ces vins sont distillés à l'alambic simple & donnent
par une première distillation des *eaux secondes* à 25
ou 30 % d'alcool. On distille deux ou trois fois pour
obtenir le degré de 68 à 70 %. Comme nous l'avons
déjà dit, on a dû renoncer à l'emploi des appareils à
colonnes qui donnaient des produits trop secs &
moins parfumés. On a même remarqué que le chauffage au bois fournissait une eau-de-vie plus délicate
que le chauffage au charbon.

Les cognacs se répartissent en six catégories :

Grande Champagne ou Fine Champagne. — Ce sont
les plus estimés. Ils se distillent dans une tren-
taine de communes de la Charente. Cognac & Se-
gonzac en sont les centres.

Petite Champagne. — Produits par cinquante communes dont les centres sont Chateauneuf & Archiac.

Borderies ou Fins Bois. — Sous ce nom on comprend les produits de quatre-vingt-dix communes. Les marchés sont nombreux : Cognac, Hiersac, Jarnac, Matha, Angoulême, Barbezieux, Jonzac, Pons, Saintes.

Bons Bois. — Eaux-de-vie d'une grande production. Les centres de vente sont Rouillac & St-Jean-d'Angély.

Saintonges ou 2e Bois. — On les distille dans un grand nombre de communes à partir de la limite de la Gironde près de Mortagne jusqu'à La Rochelle. Toutefois on distingue parmi ces eaux-de-vie, celles qui proviennent des terrains marécageux des salines, douées d'un fort goût de terroir, de celles plus fines de terrains graveleux de l'intérieur.

Rochelle, Surgères, Aigrefeuille. — On distingue sous ce nom toutes les eaux-de-vie provenant de vignes plantées près de la mer, sur des sols marécageux et pourvues d'un goût de terroir prononcé, mais qui en vieillissant devient agréable. Les environs de Surgères & de La Rochelle donnent des produits supérieurs à ceux des îles de Ré & d'Oléron.

Les eaux-de-vie de Cognac sont distillées de 68 à 70°. Rassises elles pèsent de 65 à 68°. Au fur & à mesure de la production elles sont versées & mélangées dans des futailles, puis mises en tierçons. Par repos elles se *fondent* et perdent de l'alcool par évaporation. A cinq ans elles doivent encore avoir le titre marchand de 59 à 60°. Ce n'est qu'à 20 ou 25 ans, suivant le logement, qu'elles descendent au titre de 48 à 50°. Dans ces conditions 5 Hl. se réduisent environ à 350 l. On admet en général que l'eau-de-vie triple de valeur en 10 ans. Les cognacs communs sont souvent vendus *nouveaux*, au titre de 59°.

Les cognacs sont vendus par les propriétaires, quittes de fût, à l'hectolitre, au titre local de 4°Tessa, à la température de 10° Réaumur, ce qui correspond à 60° centésimaux à 15° centigrades. Le propriétaire transporte ses alcools dans ses fûts, à ses frais, et le prix en est payé comptant, sans escompte avec remise des futailles. Au-dessus de 60° C. la surforce est payée au prix de vente.

Le logement des cognacs se fait en fûts de chêne très soignés garnis d'une façon régulière de petits cercles en châtaignier, liés avec de l'osier maigre & fort. Tous les bois ne sont pas également propres à la confection de ces futailles. Ceux d'Amérique renfermant peu de principes solubles ne cèdent au cognac que peu de tannin et par suite, ne leur donnent qu'une faible coloration. Les meilleurs sont ceux d'Angoulême, du centre de la France, de Stettin et du Nord. Les chênes de Bosnie aromatisent et colorent trop fortement le liquide.

Les tierçons sont de 500 à 550 l., les barriques de 250 à 260 l. et les quarts de 125 à 130 l. Selon les pays de consommation, on fabrique des barrillages de toutes dimensions jusqu'à 25 l. Pour l'exportation les barils sont ferrés à 4 cercles. Pour les longs voyages les vieilles & fines eaux-de-vie sont mises en doubles fûts. Tous sont expédiés, estampés, marqués et numérotés à feu, & sur les deux extrémités de la barre on met une *lie* cachetée au nom de la maison.

Les ventes se font généralement à 90 jours ou 30

jours, 2 % d'escompte, pris à Cognac & logés en fûts de 125 l. & au-dessus.

ARMAGNACS. — Les armagnacs, forts, corsés, mais moelleux se distillent dans le Gers, les Landes & le Lot-&-Garonne. Une particularité remarquable de ces eaux-de-vie c'est que moins le vin est bon au goût, meilleur est le produit. Ils se distillent d'un jet à 52° centésimaux, et sont logés en barriques de 420 litres en bois du pays.

On les classe commercialement en :

Bas Armagnacs. — Les meilleurs, valant les Surgères & les Saint-Jean-d'Angély. Les centres principaux sont Cazaubon (Gers) et Gabaret (Landes).

Tenarèze. — Originaires du canton de Montréal ; et du Lot-&-Garonne (canton de Sos) aux confins du Gers.

Haut Armagnac. — Recueillis dans la partie est du canton de Montréal, Condom, Valence, Jegun, Vic-Ferenzac, Montesquiou, Aignan. En 1874 le Gers donnait 30,000 Hl. d'eau-de-vie, actuellement il n'en produit que 4,000 par suite des ravages du phylloxéra.

MARMANDE & EAUX-DE-VIE DE PAYS. — Ces eaux-de-vie, moelleuses, mais moins délicates & affectées d'un goût de terroir particulier, se distillent dans la partie comprise entre Marmande & Ste-Foy, jusqu'au bec d'Ambez. Elles sont devenues rares, surtout la seconde variété dite *pays*. Leur titre est de 52°. Leur logement en barriques de 250 l.

Montpellier, Béziers, Languedoc. — La production de ces eaux-de-vie a toujours été assez irrégulière, suivant la plus ou moins grande abondance des vins. Elle a forcément diminué avec les ravages du phylloxéra & aujourd'hui on ne distille plus guère que des vins avariés, gras, malades ou piqués. Ces eaux-de-vie souvent moelleuses, toujours franches de goût quand elles sont faites dans de bonnes conditions, servent surtout à préparer des *esprits* dits *trois-six* de 86 à 90°. Aussi y emploie-t-on les appareils continus, à rectification.

Eaux-de-vie de marcs (1). — Quand les marcs de vendange ont été pressés, ils renferment encore de 3 à 4 % d'alcool absolu. On en retire par distillation des eaux-de-vie à saveur spéciale, chères à tous les vignerons. Le marc, tassé fortement à l'abri du contact de l'air est abandonné quelque temps à lui-même pour permettre à la fermentation alcoolique de s'achever, puis mis dans l'alambic avec un peu d'eau et distillé à feu nu. On obtient un produit âpre à la bouche, souvent empyreumatique, fortement odorant & riche en alcools supérieurs (alcools propylique & œnanthylique). Une huile essentielle contenue dans les pépins lui communique sa saveur

---

(1) En Champagne ces eaux-de-vie portent le nom particulier *d'eaux-de-vie d'aines*. On a beaucoup discuté sur l'origine et le sens de ce mot *aines* nom local des marcs de raisins, il nous semble qu'il devait s'écrire *œnes* de οἶνος vin. Les œnes sont le résidu du vin comme l'œnocyanine en est la couleur bleue.

spéciale, aussi, quoiqu'en disent les vignerons, naturellement disposés à l'indulgence, est-il bon de se méfier de ce produit excitant et quelque peu toxique.

Dans la préparation en grand, on lave souvent les marcs fermentés. Le produit a meilleur goût, mais il lui manque précisément la saveur spéciale que recherchent les amateurs. C'est un produit bâtard, désagréable au palais délicat, & insuffisant à flatter le goût du dégustateur.

La Bourgogne & la Champagne sont les deux grands centres de production. Les *marcs de Bourgogne* sont plus connus & diffèrent complètement comme goût des marcs champenois. Ils sont plus gras, plus âcres, tandis que l'eau-de-vie de Champagne plus corsée & plus légère porte un parfum spécial, très délicat quand elle provient de raisins d'un bon cru. Une des particularités de l'eau-de-vie de marc est de troubler fortement & de prendre une teinte bleutée, par l'addition d'eau. Ce louche est dû aux produits essentiels, insolubles dans l'eau, qu'elle contient.

En 1888 on a produit 44.000 Hl. d'eau-de-vie de marc.

Les plus fortes productions ont lieu dans :

L'Yonne	4.294 Hl.
Côte-d'Or	3.315
Marne	3.148
Aube	2.160
Jura	1.668

Eaux-de-vie de cidre. — Dans les pays à cidre, on distille le liquide & les marcs pour en obtenir une eau-de-vie âpre & violente. On estimait en 1888 la fabrication à 13,000 Hl. mais elle doit être de beaucoup supérieure, vu la fraude qui se pratique sur une vaste échelle. Le Calvados est le département qui en fournit le plus (5,600 Hl.).

ALCOOLS D'INDUSTRIE.

La préparation des alcools d'industrie a pour but la transformation des matières sucrées ou même des matières amylacées en alcool. Elle comporte donc trois phases distinctes : la préparation des liqueurs sucrées fermentescibles; la fermentation; la distillation. Nous laisserons ces dernières de côté puisqu'elles se confondent avec la vinification et la distillation de l'eau-de-vie de vin.

Alcools de céréales ou Eaux-de-vie de grains.— C'est à cette catégorie qu'appartiennent le *genièvre*, *le schiedam*, *le gin*, *le wisky*, *l'arrack* pour ne citer que les plus connus. Le blé, l'orge, l'avoine, le riz sont mélangés d'orge germée dans la proportion de 15 à 25 % et écrasés en poudre fine. Celle-ci est mouillée d'eau à 60 % de façon à former une pâte homogène. On ajoute graduellement et en brassant sans cesse de l'eau bouillante jusqu'à ce que la température s'élève à 65-70°. La diastase contenue dans l'orge germée, transforme l'amidon en glucose, la masse devient fluide, plus foncée & possède une saveur sucrée. Cette transformation demande environ trois heures pour s'effectuer. Le moût obtenu est refroidi par un courant d'eau circulant autour des bassins, et soutiré. Il laisse un résidu solide constitué par des débris d'enveloppes (*marc* ou *drêche*) qui sert à la nourriture des bestiaux.

Le moût, mis en fermentation par la levûre de bière, doit donner une écume épaisse, agitée de violents remous par le dégagement de grosses bulles d'acide carbonique.

Le rendement des grains est très variable. On peut l'estimer comme suit, en litres d'alcool pur, pour 100 kg de grain.

Riz	36	Seigle	28
Froment	32	Orge & Sarrasin	25
Maïs	30	Avoine	22

Après le vin, c'est le maïs qui donne l'alcool de meilleur goût, puis le riz ; ils sont presque exempts de ces alcools supérieurs et des huiles essentielles qui empoisonnent littéralement les eaux-de-vie communes de grains et de betteraves. Aussi leur consommation en distillerie augmente-t-elle chaque année d'importance. Seulement il faut, vu leur constitution cornée, les réduire en farine avant l'empâtage.

EAUX-DE-VIE DE POMMES DE TERRE. — Les pommes de terre après un lavage automatique dans un tambour à parois de toile métallique, incliné & à demi plongé dans l'eau sont soumises à la cuisson. Elle

s'effectue à la vapeur dans de grandes cuves de bois
à double fond, fermées de toutes parts. Les tubercules sont introduits par un trou d'homme ménagé
dans le couvercle. Un courant de vapeur d'eau arrive
dans le double fond, l'eau de condensation s'échappe
sale & bourbeuse par un tube latéral et la cuisson
s'opère. Une trappe laisse ensuite tomber les pommes de terre entre deux cylindres qui les écrasent et
les envoient à la cuve de fermentation.

La purée tombe bouillante dans la cuve où l'on a
au préalable introduit 5 °/₀ du poids traité d'orge
germée et 25 °/₀ d'eau. La température s'élève à 62-65°.
Après 2 ou 3 heures de macération la fécule est
transformée en glucose fermentescible. Le moût,
passé au tamis pour retenir les pelures et les débris
de cellules, est refroidi à 30°. Un ensemencement de
levûre fraîche met la fermentation en route. 100 kg
de pommes de terre sèches rendent environ 4,5 litres
d'alcool pur.

EAUX-DE-VIE DE TOPINAMBOURS. — Le topinambour
est cultivé depuis quelques années en vue de préparer l'alcool. Il permet d'utiliser des terres pauvres,
peu propres à la culture. Son traitement est analogue
à celui de la betterave. Il rend environ 7 °/₀ du poids
d'alcool.

EAUX-DE-VIE DE BETTERAVES. — La préparation des
betteraves varie beaucoup suivant les distilleries.
Tantôt on en exprime le jus par pression, tantôt on
l'extrait par diffusion, c'est-à-dire par macération
dans l'eau tiède, ou bien les betteraves sont cuites et

écrasées, puis mélangées à de l'eau ou à des vinasses chaudes d'une opération précédente ; parfois aussi les racines sont coupées au coupe-racine en minces lanières ou cossettes et mises à macérer dans des vinasses bouillantes.

Quel que soit le procédé adopté, il faut toujours provoquer la transformation du glucose en sucre, en arrosant la masse d'eau faiblement additionnée d'acide sulfurique, dont la proportion ne doit pas dépasser 2 gr. 5 par litre de jus. Après macération le liquide est mélangé de vinasses chaudes provenant de la colonne à distiller, puis envoyé à la cuve de fermentation, et ensemencé à la levure.

100 kg de betteraves rendent de 4,5 à 5,5 litres d'alcool absolu.

EAUX-DE-VIE DE FRUITS. — Tous les fruits sucrés, pommes, poires, prunes (slivowitz de Bohême), couètches, cerises et merises (kirsch), framboises, mûres, myrtilles, sorbes, baies de genévrier peuvent donner des eaux-de-vie dont quelques-unes sont très parfumées. Réduits en pulpes, et additionnés de sucre ces fruits sont mis en fermentation comme le raisin, et donnent de 2 à 3 litres d'alcool absolu par 100 kg de fruits. Les baies de genévrier sont souvent mélangées aux céréales et leur communiquent un parfum spécial (genièvre).

TRANSFORMATION DES ALCOOLS D'INDUSTRIE EN EAUX-DE-VIE COMMUNES. — Après le traitement qui doit débarrasser les alcools de leur mauvais goût, il faut les transformer en eaux-de-vie, de façon à imiter de

plus ou moins loin. les véritables eaux-de-vie de vin.
Par de savantes manipulations, et en prenant des
alcools de choix on peut arriver du reste à fabriquer
de bons produits agréables à boire, mais dans la plupart des cas l'industriel ne cherche qu'à produire un
bouquet artificiel permettant d'écouler la marchandise dans de bonnes conditions.

Les alcools de différentes provenances sont tout
d'abord mélangés pour se corriger mutuellement,
puis coupés d'eau afin de les amener au titre voulu
par le consommateur. Ce coupage demande certaines
précautions. L'eau ordinaire donnerait par ses sels
dissous ou ses matières organiques un louche impossible à faire disparaître. On emploie donc des eaux
de pluie filtrées, ou mieux encore de l'eau distillée
additionnée elle-même d'une eau chargée de tannin
par macération sur des copeaux de chêne ou de châtaignier.

Il faut ensuite corriger le goût de l'alcool, lui donner de la saveur, de l'onctuosité, de la couleur et du
parfum.

La saveur s'obtient au moyen d'une *sauce* ou infusion variable suivant la maison et dont voici une
recette :

Thé noir	200 gr.
Capillaire....................	500 —
Feuilles de tilleul.........	500 —
Bois de réglisse............	1000 —
Sassafras	60 —
Eau	100 litres.

La douceur, l'onctuosité, et une certaine finesse de goût résultent de l'addition de 100 à 150 gr. de sirop de sucre et d'une infusion alcoolique de raisins secs, de pruneaux & de figues.

Le caramel bien pur fournit la couleur. On en emploie de 150 à 250 gr. par hectolitre suivant la teinte.

Enfin, le parfum se donne soit avec du cognac vrai, ou plus souvent avec des *extraits* ou des *essences de cognac* fabriquées de toutes pièces dans des officines de produits chimiques.

Le produit obtenu est collé à l'œuf, filtré et embarillé.

SPIRITUEUX ET LIQUEURS.

Sous la dénomination de *spiritueux* on embrasse non seulement l'alcool, les esprits, les eaux-de-vie de vin & d'industrie, mais encore un certain nombre d'autres alcools obtenus dans des conditions spéciales, l'arack, le genièvre, les wisky, le rhum, le kirsch, le marasquin, l'absinthe, le bitter.

Les *liqueurs* sont plus particulièrement des boissons sucrées et parfumées plus ou moins riches en alcool.

L'*arack* ou *rack* est de l'eau-de-vie de riz. Originaire des îles de la Sonde, ce liquide se répand de plus en plus en Europe, où du reste le riz sert maintenant à préparer des alcools exempts de goût. L'arack de Batavia ou de Cheribon s'importe beaucoup en Hollande, celui de Java se dirige plutôt vers Singapore et l'Archipel indien. Il se vend au *leaguer*, fût de 588 l., valant de 100 à 125 fl. à Batavia. En 1886, l'exportation en était de 2.267.000 litres. L'île de Ceylan expédie aussi beaucoup de rack en Angleterre, il s'y vend au *leaguer* de 75 veltes, soit 568 litres.

Le *genièvre* ou *gin* de Flandre, de Hollande et d'Angleterre s'obtient par distillation d'eau-de vie de grains, surtout d'orge, sur des baies de genièvre. Le *wisky* résulte de la fermentation de la drèche, on y mélange quelquefois un peu d'avoine ; le plus renommé est celui d'Ecosse.

Le *rhum* et le *tafia* se tirent, comme nous l'avons vu, des mélasses de canne à sucre.

Le *kirsch* ou *kirschenwasser*, objet d'une active préparation en Allemagne (Forêt Noire), en Suisse, et dans nos départements des Vosges et du Jura, est de l'eau-de-vie de cerises ou plutôt de merises.

Les fruits cueillis avec soin sont foulés après avoir été privés de leur queue, et dans la cuve on ajoute un peu de noyaux écrasés, 1/8 environ du poids. Une trop forte proportion nuirait au liquide en lui donnant l'odeur prononcée d'acide cyanhydrique. La fermentation a lieu en tonneaux couverts et dure 15 jours. Après quoi on distille à l'alambic simple, et par rectifications successives. Le kirsch marque de 18° à 22° Cartier, soit 46° à 56° centésimaux.

Les noyaux de cerises écrasés et macérés dans l'alcool donnent un extrait de noyau qui peut servir à parfumer des eaux-de-vie de façon à imiter le kirsch. La décoction de feuilles de laurier-cerise est utilisée dans le même but.

Le *marasquin*, distillé sur les côtes de l'Adriatique et dont le plus renommé est celui de Zara, est de l'eau-de-vie de prunes et de pêches fermentées avec les noyaux, mais additionnées de beaucoup de sucre, ce qui en rend impossible le titrage à l'alcoomètre.

L'absinthe, la « fée aux yeux verts » qui a déjà fait couler tant d'encre et fulminer tant d'imprécations, est de nature complexe. On l'obtient en distillant l'alcool sur les sommités florales d'absinthe, de badiane, de coriandre, d'angélique, de mélisse, de menthe, d'hysope, de fenouil. et d'anis. Marquant de 47 à 80° centésimaux, douée de propriétés stimulantes remarquables, c'est un tonique puissant, mais dont l'abus amène à brève échéance des dérangements cérébraux, le tremblement nerveux. la stupidité, puis la folie. Mélangée à l'eau, elle trouble fortement par suite de l'insolubilité des essences qui la composent. Pour donner plus d'œil aux absinthes inférieures faites d'eau-de-vie et d'essences, on y ajoute un peu de résine formant par addition d'eau un précipité blanc jaunâtre.

Les *Bitters* et les *Amers* sont des alcoolats obtenus par macération ou distillation d'alcool avec des écorces d'oranges amères, de la gentiane, de l'aloès, de la rhubarbe, suivant les recettes des fabricants et le goût des consommateurs. Les bitters du Nord sont plus alcooliques et plus amers que ceux des pays méridionaux. Ils marquent de 50 à 60° d'alcool. Souvent colorés avec du campêche, ils prennent quand on les additionne d'eau ferrugineuse une teinte noire d'encre désagréable à l'œil.

Le nombre des *liqueurs* est considérable, il en existe autant de variétés que de maisons de production. Toutes sont à la base de sucre et d'alcool, mais, suivant la qualité, elles sont obtenues soit par macération de fruits ou de plantes; soit par addition au sirop d'alcoolats, c'est-à-dire de mixtures préparées à l'avance; soit artificiellement au moyen d'essences chimiques. Leur couleur est toujours faible. On y remédie par des colorants tirés des substances animales ou végétales, ou des produits dérivés de l'aniline.

On peut, suivant leur proportion d'alcool et de sucre, les répartir en quatre catégories :

Liqueurs ordinaires	25 °/₀ d'alcool et	125 gr. de sucre par litre.
— demi-fines	28 —	250 — —
— fines	28 —	430 — —
— surfines	31 —	500 — —

Les liqueurs doivent être conservées dans des vases de verre ou de bois, jamais dans des récipients métalliques, et à l'abri de l'air et de l'humidité.

FALSIFICATIONS

Les falsifications des alcools ont pour but soit d'éviter le paiement des droits de régie, soit de vendre comme alcools de vin des esprits d'industrie.

Dans le premier cas, si l'alcool n'est pas destiné à la consommation de bouche, on le *dénature* en l'infectant par de l'alcool de bois (alcool méthylique), de la benzine, des éthers de pétrole, de la térébenthine, etc. Il est presque impossible ensuite de le rectifier.

Mais si l'alcool doit être employé en distillerie, on en élève la densité en ajoutant une certaine quantité de chlorure de calcium ou d'autres sels. Les indications de l'alcomètre sont faussées, et l'appareil accuse un degré moins élevé que le véritable. L'évaporation au bain-marie et l'examen chimique du résidu permettent de déceler la fraude.

Mais la sophistication la plus fréquente consiste dans l'addition d'alcools d'industrie qu'on est arrivé à produire presque neutres, c'est-à-dire privés de goût spécial. La recherche de ces alcools ressort du domaine de la chimie analytique et ne pourrait être abordée ici. Bornons-nous à indiquer quelques procédés faciles à employer et qui, dans certains cas, peuvent donner d'utiles indications.

L'extrait de l'alcool de vin, arrêté au moment où les vapeurs ne s'enflamment plus, a une saveur âcre, une acidité vineuse et une odeur de vin cuit ; au contraire l'alcool de grain communique à cet extrait une saveur âcre désagréable de brûlé, et une odeur de farine grillée.

Quelques morceaux de chlorure de calcium placés dans un flacon fermé par une plaque de verre, après avoir été humectés d'alcool laissent bientôt percevoir l'odeur propre de l'huile de pomme de terre ou de betterave.

Pour les eaux-de-vie, les falsifications portent sur la saveur, le bouquet et la coloration, en même temps que sur le mélange des alcools.

La saveur est donnée par des décoctions de poivre, de piment, de pyrèthre, de gingembre ; on ajoute quelquefois de l'alun pour clarifier l'eau-de-vie et lui donner plus de saveur.

L'acide sulfurique, l'ammoniaque, vieillissent et

adoucissent les eaux-de-vie jeunes, auxquelles on ajoute encore des bouquets artificiels chimiquement obtenus.

Le tannin, le caramel, le cachou, le brou de noix font monter la couleur.

En moyenne une bonne eau-de-vie ne doit pas donner plus de 1 à 2 gr. par litre d'extrait sec et plus de 0 gr. 2 de cendres.

Les spiritueux sont artificiellement colorés, le rhum par le caramel, l'absinthe par le sulfate de cuivre ou les verts de diverses provenances. A cette dernière, on ajoute de la résine pour faire troubler fortement par addition d'eau. Les kirschs sont imités par des décoctions aqueuses de laurier-cerise, ou des jus de noyaux. Le bitter et l'amer reçoivent leur amertume par l'aloès, la gomme-gutte, la rhubarbe. Souvent aussi les spiritueux contiennent des traces de sel de cuivre provenant du mauvais entretien des alambics.

Enfin les liqueurs communes sont faites avec du glucose, de la dextrine, des acides tartrique ou citrique et des colorants d'aniline.

ALCOOMÉTRIE

L'alcoométrie ou dosage de l'alcool pur contenu dans une eau-de-vie ou un esprit donnés, a une telle importance au point de vue commercial que nous croyons nécessaire d'entrer dans des détails qui appartiennent plutôt à un ouvrage de physique, et de traiter ici la question aussi complètement que possible.

Les eaux-de-vie se vendant à la teneur en alcool et l'État percevant ses droits d'après celle-ci, on a depuis longtemps cherché à se rendre compte de la valeur réelle des spiritueux en alcool pur. Pour arriver à ce résultat la meilleure méthode est l'emploi d'un alcoomètre. c'est-à-dire d'un appareil à poids constant, assez léger pour flotter dans le liquide à examiner, mais qui s'enfoncera plus ou moins suivant que le liquide sera plus ou moins dense.

L'alcoomètre, quelle que soit sa graduation, est un tube de verre ou de métal, lesté à sa partie inférieure par du mercure ou des grains de plomb. D'après le Principe des corps flottants, le volume de liquide déplacé par la partie immergée de l'alcoomètre doit avoir un poids égal au poids total de l'appareil. Si donc la densité diminue, c'est-à-dire si la quantité d'alcool est plus grande, le tube s'enfoncera davantage, si au contraire elle augmente, c'est-à-dire si l'alcool est moins riche, il sortira d'une plus grande longueur.

Baumé avait imaginé, au siècle dernier, un aréomètre gradué d'une façon arbitraire, destiné à comparer entre eux les liquides plus lourds que l'eau, et les liquides plus légers.

Pour ces derniers, il employait un mélange de 90 parties d'eau et de 10 parties de sel ; au point d'affleurement était marqué 0. Puis dans l'eau pure, il marquait 10. L'intervalle compris entre ces deux points. était divisé en 10 parties égales et la division prolongée sur la tige.

Cartier, ouvrier de Baumé, contrefit l'aréomètre de son ancien maître, en le modifiant d'une façon gros-

sière, qui rendit la graduation plus arbitraire encore.
Il se contenta de diviser en 30 parties, 32 degrés
Baumé. Mais il eut le talent de faire admettre son
appareil par le service des impôts & jusqu'en 1820,
l'aréomètre Cartier fut la base des évaluations fiscales.
Le tableau de comparaison que nous donnons plus
loin, montre combien peu de fonds on pouvait faire
sur cet appareil.

En 1820, Gay-Lussac fut chargé de donner une
méthode plus rationnelle ou plutôt plus exacte, qui
permit à l'État de percevoir avec sûreté les droits sur
les alcools. S'appuyant sur les travaux antérieurs de
Gilpin (1790-1794) et de Tralles, les vérifiant par l'expérience directe, Gay-Lussac établit *l'alcoomètre centésimal* qui porte son nom, mais qui *ne doit servir que
pour des mélanges d'eau et d'alcool.*

Plongé à la température de 15° centigrades dans
l'eau pure, l'alcoomètre affleure en un certain point,
à la base de la tige, & comme le liquide contient 0 d'alcool, on marque en ce point 0. Mis ensuite dans
l'alcool chimiquement pur et contenant en conséquence 100 % d'alcool (de densité 0,7947), l'appareil
enfonce jusqu'au bout de la tige. Au point d'affleurement on marque 100. Il est évident que l'alcoomètre
s'enfoncera dans les eaux-de-vie du commerce jusqu'en un point compris entre ces deux extrêmes.
Mais par suite de la contraction des mélanges d'eau
et d'alcool dont nous avons dejà parlé, il est impossible de diviser l'espace en 100 parties égales. Les
degrés très serrés autour du 20ᵉ sont très espacés
vers le 90ᵉ. Il faut donc les déterminer un à un ou, du
moins, à des écarts très faibles. La détermination des

deux points extrêmes effectuée, on prendra par exemple 95 volumes d'alcool absolu, auxquels on ajoutera le *reste d'eau pour arriver à 100 volumes*, au point d'affleurement on inscrit 95. Puis pour déterminer les points suivants, on prendra 90 d'alcool et le reste d'eau, 85 d'alcool et ainsi de suite. Cette détermination est très longue, demande de grandes précautions et exige l'emploi d'alcool absolu, très difficile à se procurer ; aussi la remplace-t-on souvent par la graduation par comparaison, basée sur les propriétés des triangles semblables.

Un alcoomètre étalon est gradué avec soin, et l'intervalle de ses divisions AB relevé une fois pour toutes sur le papier. D'un point quelconque S, on mène des droites qui rencontrent les divisions de l'alcoomètre.

Pour avoir la graduation d'un appareil quelconque,

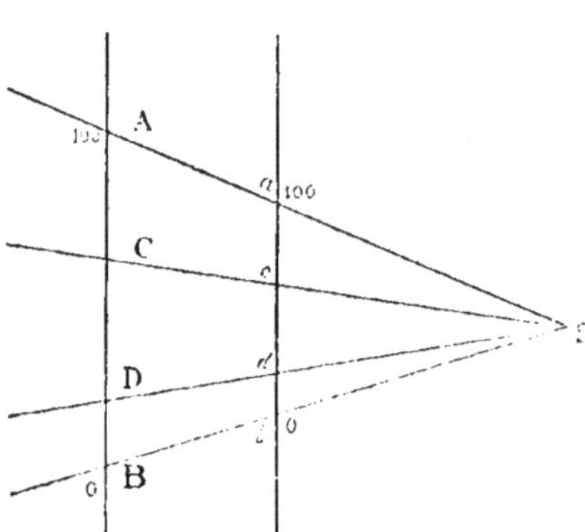

on détermine l'affleurement dans l'eau b et dans un liquide alcoolique quelconque c. On note en même temps la division C correspondant de l'étalon, et l'on cherche sur les parallèles à la ligne AB, la longueur correspondante à $c\,b$. Il suffit alors de noter chaque point de rencontre des droites issues de S avec la parallèle $c\,b$, pour avoir la graduation exacte de l'instrument.

Les indications ainsi données sont *en volumes*, c'est-à-dire que de l'alcool à 54° centésimaux contient 54 % d'alcool pur, par conséquent un hectolitre renferme 54 litres, ce qui, à 1 fr. 56 de droit par litre, donne $54 \times 1.56 = 84$ fr. 24 à percevoir par la régie.

Mais l'appareil est gradué à la température de 15° centigrades ; si la mesure se fait à une température inférieure, le liquide contracté par le froid aura une densité plus grande et indiquera *moins* d'alcool ; si au contraire l'eau-de-vie est au-dessus de 15°, l'appareil accusera *plus* d'alcool qu'il n'y en a réellement. Il faut donc apporter aux indications une correction *en plus* quand le thermomètre est au-dessous de 15° ; *en moins* quand il est au-dessus. Ces corrections ont été calculées par Gay-Lussac, et comme elles se trouvent avec tous les appareils en usage dans le commerce, nous nous dispensons de les reproduire ici.

Toutefois nous croyons bon d'indiquer la formule empirique due à Francœur, qui permet de les retrouver.

$$x = d \pm 0,4 \times t$$

x étant la richesse alcoolique, d le degré indiqué par l'alcoomètre, t la température comptée à partir de 15°. On prend le signe — quand elle est supérieure à 15° et + quand elle est inférieure.

Ainsi un alcool marque 60 à $+ 25°$, l'écart de température t est de $25 - 15 = 10°$. On aura

$$x = 60 - 0,4 \times 10 = 56°$$

S'il marquait 60 à + 11°, la différence étant de 15 — 11 = 4°, nous aurions

$$x = 60 + 0,4 \times 4 = 61°,6$$

Il est souvent utile de connaître la quantité d'eau à ajouter à un alcool donné pour le ramener au titre voulu ; le tableau suivant (d'après l'Agenda du Chimiste), indique ces proportions.

Soit à ramener à 45°, un alcool marquant 75°, nous cherchons dans la colonne verticale 45°, et en suivant la ligne horizontale jusqu'à la colonne, alcool 75 %, nous trouvons 69,54 ; donc à 100 litres d'alcool à 75°, il faudra ajouter 69 l. 54 d'eau, pour obtenir de l'alcool à 45°.

Quantité d'eau à ajouter à un alcool donné

	90 % ALCOOL	85 % ALCOOL	80 % ALCOOL	75 % ALCOOL	70 % ALCOOL	65 % ALCOOL	60 % ALCOOL	55 % ALCOOL	50 % ALCOOL
85	6.56								
80	13.79	6.83							
75	21.89	14.18	7.20						
70	31.10	23.14	15.35	7.61					
65	41.53	33.03	24.06	16.37	8.15				
60	53.65	44.48	35.11	26.17	17.58	8.76			
55	67.87	57.90	48.07	38.32	28.63	19.02	9.47		
50	84.71	73.90	63.04	52.13	41.73	31.25	20.47	10.35	
45	105.34	93.30	81.38	69.54	57.78	46.09	31.46	22.90	11.41
40	130.80	117.31	104.01	90.76	77.58	64.48	51.43	38.46	25.55
35	163.28	148.01	132.88	117.82	102.84	87.93	70.08	58.31	43.59
30	206.22	188.57	171.05	153.53	136.31	118.94	101.71	81.54	67.45
25	266.12	215.15	224.30	203.61	182.83	162.21	141.65	121.16	100.73
20	355.80	329.81	301.01	278.26	252.58	226.98	201.43	175.96	150.55
15	505.27	471.00	436.85	402.81	368.83	334.91	301.07	267.29	233.64
10	804.50	753.65	702.89	652.21	601.60	551.66	500.50	450.19	399.85

Un procédé empirique permet d'arriver au même résultat sans usage de table spéciale. On fait la différence entre les deux titres, on multiplie celle-ci par 15 et on a la quantité d'eau à ajouter pour compléter le litre. Soit un esprit de 95°, que l'on veut ramener à une eau-de-vie de 48°. Nous aurons en suivant la règle ci-dessus

$$95 - 48 = 47$$
$$47 \quad 15 = 705$$

On devra donc ajouter 705 cmc d'eau ou 70 centilitres 1/2.

L'alcoomètre de Gay-Lussac est le seul légalement admis en France, cependant on se sert encore, mais bien rarement, du Cartier & en Charente du Tessa.

L'alcomètre Tessa est un de ces appareils empiriques, sans base fixe, sujets à des variations énormes, et dont on serait fort embarassé de donner le mode de graduation. Ainsi cet instrument doit marquer à la température de 10° Réaumur (soit 12° 5 centigrades), 0 dans les eaux-de-vie les plus vieilles et les plus fines quand il fait froid, et 10 en été dans les fines champagnes fortes récemment distillées. Voici à titre de renseignement la correspondance des Tessa et des degrés centésimaux. (A. Bernard.)

TESSA 10° R.	CENTÉSIMAL 15° C.	TESSA	CENTÉSIMAL	TESSA	CENTÉSIMAL	TESSA	CENTÉSIMAL
— 1	40. 14	3	56. 55	7	68. 98	11	79. 28
0	44. 87	4	59. 90	8	71. 80	12	81. 60
+ 1	49. 06	5	63. 03	9	74. 41	13	83. 77
2	52. 92	6	66. 06	10	76. 90		

En Allemagne et en Russie, on emploie l'*alcoomètre Tralles* basé sur le même principe que notre Gay-Lussac et dont il ne diffère que parce que la graduation a été faite à 60° Fahrenheit, soit 15°,56 centigrades.

En Angleterre on se sert de la *preuve à la poudre* (*powder's proof*) et de *l'hydromètre Sikes*.

Cette méthode quelque peu surannée repose sur le fait suivant :

Quand on verse sur de la poudre à canon de l'alcool à un certain degré & qu'on l'enflamme, la poudre brûle, tandis que si l'alcool est à un degré inférieur la poudre absorbe l'eau et ne prend pas feu. L'alcool preuve (proof spirit) a une densité de 0,92 à 60° Fahrenheit, sa définition exacte est la suivante : C'est un alcool tel qu'à la température de 51° F. (10°,5. C), 13 volumes d'alcool pèsent autant que 12 volumes d'eau distillée. Ramené aux tables de Gay-Lussac on voit que c'est un alcool à 57°.

Un alcoomètre spécial, l'*hydromètre de Sikes*, indique le degré alcoolique. L'appareil est lesté de façon à enfoncer au 0 dans l'alcool preuve. Une série de poids additionnels permet de le faire affleurer au niveau marqué. En ajoutant les chiffres inscrits sur les poids à ceux de la tige au point d'immersion, on trouvera un nombre auquel correspond, dans une table spéciale, la proportion d'alcool preuve. Le liquide est *under* proof quand il renferme moins d'alcool & *over* ou *above* proof en cas inverse. Pour la perception du droit, on ramène au *proof spirit* par le calcul

$$\frac{100}{100 \pm n} = \frac{q}{q'}$$

n indique le nombre de degrés *under* ou *over* proof,

qui sont les centièmes du *proof.*; q, la quantité de liquide au degré trouvé, q' la quantité de *proof spirit* représentée par le liquide en expérience.

Soit 40 gallons à 30° *over proof* ce qui correspond à 181 l. 74 d'esprit à 74° Gay-Lussac. Nous aurons

$$\frac{100}{100 + 30} = \frac{40}{q'}$$

ou $q' = \dfrac{40 \times 130}{100} = 52$ gallons de *proof spirit*, ce qui donne pour les droits à raison de 12 fr. 69 le gallon $52 \times 12,69 = 659$ fr. 88 à payer (1).

Soit maintenant 40 gallons à 26,3 *under proof*, correspondant à 181 l. 74 à 42° Gay-Lussac, nous aurons

$$\frac{100}{100 - 26,3} = \frac{40}{q'}$$

ou $q' = \dfrac{40 \times 73,7}{100} = 29$ gallons 48

ou pour les droits à payer $29,48 \times 12,69 = 374$ fr. 10.

CLASSIFICATION COMMERCIALE DES ALCOOLS. — Dans le commerce on a l'habitude de distinguer les alcools par des dénominations spéciales ou des fractions, ainsi l'on a :

L'alcool preuve de Hollande pouvant *perler*, c'est-à-dire donner par agitation une mousse stable, et retenir des bulles d'air en forme de perles ou chapelets. Il renferme 50 % d'alcool pur et marque 19° Cartier.

---

(1) L'impôt est de 477 fr. par Hl. d'alcool fabriqué et 1 Hl. = 22 galons. Le droit d'entrée est de 283 fr. 96 pour les alcools étrangers.

TABLE DE CONVERSION

des richesses en Alcool pur et en Esprit d'épreuve (anglais

Alcool pur p. %	Esprit preuve p. %	Alcool pur p. %	Esprit preuve p. %	Alcool pur p. %	Esprit preuve p. %	Alcool pur p. %	Esprit preuve p. %
1	1.6	26	44.8	51	88.5	76	132.3
2	3.3	27	46.5	52	90.3	77	134.0
3	5.0	28	48.3	53	92.2	78	135.7
4	6.6	29	50.0	54	94.1	79	137.3
5	8.3	30	51.9	55	95.9	80	139.2
6	10.0	31	53.7	56	97.8	81	141.0
7	11.7	32	55.4	57	99.6	82	142.8
8	13.3	33	57.2	58	101.6	83	144.7
9	15.0	34	59.0	59	103.4	84	148.3
10	17.7	35	60.7	60	105.2	85	150.1
11	18.4	36	62.4	61	106.9	86	152.0
12	20.2	37	64.1	62	108.7	87	153.8
13	21.9	38	65.8	63	110.5	88	155.6
14	23.6	39	67.5	64	112.2	89	157.4
15	25.3	40	69.2	65	113.9	90	159.2
16	27.1	41	70.9	66	115.6	91	161.2
17	28.8	42	72.6	67	117.3	92	162 9
18	30.5	43	74.3	68	119.0	93	164.7
19	32.2	44	76.0	69	120.7	94	166.5
20	34.0	45	77.6	70	122.3	95	168.3
21	35.9	46	79.3	71	124.0	96	170.2
22	37.6	47	81.0	72	125.7	97	»
23	39.4	48	82.9	73	127.3	98	»
24	41.2	49	84.8	74	129 0	99	»
25	43.0	50	86.6	75	130.7	100	»

Jusque 22º Cartier, soit 59 centésimaux, on a des *eaux-de-vie*.

La *preuve de Londres* marque 23 Cartier, soit environ 61 centésimaux.

L'*alcool rectifié*, 24 à 26 Cartier ou 65 à 70º centésimaux.

Au delà viennent les *esprits*, qui aujourd'hui se désignent par leur force alcoolique et sous la dénomination générale de *trois-six*.

Cette désignation avait autrefois un caractère spécial et servait à distinguer un esprit tel que 3 volumes d'alcool & 3 volumes d'eau donnaient 6 volumes d'eau-de-vie à 19° Cartier. Le *véritable troix-six* doit donc marquer 33° Cartier ou 85° centésimaux.

Outre cet esprit on avait encore :

Les *trois-cinq* (29 1/2 Cartier ou 77 centésimaux), 3 vol. alcool et 2 vol. d'eau, donnant 5 vol. d'eau-de-vie à 19° Cartier.

Les *trois-sept* (35 Cartier ou 88 centésimaux).

Les *trois-huit* (37 1/2 Cartier ou 92 centésimaux).

Ces dénominations sont maintenant tombées en désuétude. Cependant on les rencontre encore parfois dans certains ouvrages.

TABLE DE COMPARAISON DES DIFFÉRENTS ALCOOMÈTRES

Gay-Lussac + 15° C.	Densimètre + 15° C.	Baumé + 15° C.	Cartier + 15° C.	Tessa + 10° R.
0	1.0000	10.0	10.3	
1	0.9985		10.23	
2	0.9970		10.43	
3	0.9956		10.62	
4	0.9942		10.80	
5	0.9929	11.0	10.97	
6	0.9915		11.16	
7	0.9903		11.33	
8	0.9891		11.49	
9	0.9878		11.66	
10	0.9866	12.0	11.82	
11	0.9855		11.98	
12	0.9843		12.14	
13	0.9833		12.28	
14	0.9822		12.43	
15	0.9812		12.57	
16	0.9802		12.70	
17	0.9792	13.0	12.84	
18	0.9782		12.97	
19	0.9773		13.10	
20	0.9762		13.25	
21	0.9753		13.38	
22	0.9742		13.52	
23	0.9732	14.0	13.67	
24	0.9721		13.83	
25	0.9711		13.97	
26	0.9700		14.21	
27	0.9690		14.26	
28	0.9679		14.42	
29	0.9668	15.0	14.57	
30	0.9657		14.73	
31	0.9645		14.90	
32	0.9633		15.07	
33	0.9621		15.21	
34	0.9608	16.0	15.43	
35	0.9594		15.63	
36	0.9580		15.83	
37	0.9567		16.02	
38	0.9553		16.22	
39	0.9538	17.0	16.13	
40	0.9523		16.66	— 1 / 40.14.C
41	0.9508		16.88	
42	0.9491		17.12	
43	0.9474	18.0	17.37	
44	0.9457		17.62	
45	0.9440		17.88	0 / 11.87.C
46	0.9422		18.11	
47	0.9403	19.0	18.42	
48	0.9385		18.69	
49	0.9367		18.77	+ 1 / 49.06.C
50	0.9348	20.0	19.25	
51	0.9329		19.54	

Les densités sont celles de Gay-Lussac, revues par Maumené. (Travail des vins, Ed. 1890, 2ᵉ vol.)

TABLE DE COMPARAISON DES DIFFERENTS ALCOOMÈTRES (Suite)

Gay-Lussac + 15° C.	Densimètre + 15° C.	Baumé + 15° C.	Cartier + 15° C.	Tessa + 10° R.
52	0.9309		19.85	
53	0.9289	21.0	20.15	2 52.91.C
54	0.9268		20.47	
55	0.9248		20.79	
56	0.9227	22.0	21.11	
57	0.9206		21.43	3 56.55.C
58	0.9185		21.76	
59	0.9164	23.0	22.10	
60	0.9141		22.46	4 59.90.C
61	0.9118	24.0	22.82	
62	0.9096		23.18	
63	0.9072		23.55	5 63.03.C
64	0.9049	25.0	23.92	

Gay-Lussac + 15° C.	Densimètre + 15° C.	Baumé + 15° C.	Cartier + 15° C.	Tessa + 10° R.
65	0.9027		21.29	
66	0.9003	26.0	24.67	6 66.06.C
67	0.8980		25.05	
68	0.8956		25.15	
69	0.8931	27.0	25.85	7 68.78.C
70	0.8907		26.26	
71	0.8882	28.0	26.68	
72	0.8856		27.11	8 71.80.C
73	0.8831	29.0	27.54	
74	0.8805		27.98	
75	0.8779	30.0	28.43	9 74.11.C
76	0.8752		28.88	
77	0.8726	31.0	29.34	10 76.09.C

Gay-Lussac + 15° C.	Densimètre + 15° C.	Baumé + 15° C.	Cartier + 15° C.	Tessa + 10° R.
78	0.8599		29.81	
79	0.8671	32.0	30.29	11 79.28.C
80	0.8615		30.76	
81	0.8617	33.0	31.26	
82	0.8589		31.75	12 81.63.C
83	0.8560	34.0	32.28	
84	0.8531	35.0	32.80	13 83.77.C
85	0.8503		33.33	
86	0.8472	36.0	33.88	
87	0.8442		31.43	
88	0.8411	37.0	35.01	
89	0.8379	38.0	35.62	
90	0.8346		36.21	

Gay-Lussac + 15° C.	Densimètre + 15° C.	Baumé + 15° C.	Cartier + 15° C.	Tessa + 10° R.
91	0.8312	39.0	36.89	
92	0.8277	40.0	37.55	
93	0.8242	41.0	38.21	
94	0.8205	42.0	38.95	
95	0.8167		39.70	
96	0.8128	43.0	40.49	
97	0.8086	44.0	41.33	
98	0.8010	45.0	42.25	
99	0.7995	46.0	43.19	
100	0.7947	47.0	44.19	

Les densités sont celles de Gay-Lussac, revues par Maumené. (Travail des vins, Éd. 1890, 2e vol.)

VINAIGRE

Anglais : *Vinegar*. Allemand : *der Weinessig*. Espagne :
el Vinagre.

FERMENTATION ACÉTIQUE

Comme l'indique son nom, le vinaigre est, ou plutôt devrait être, le produit de la fermentation acide
du vin.

Nous avons vu déjà que le vin, abandonné à l'air,
peut, sous l'action de ferments organisés, se modifier
profondément.

Sous l'influence du *Mycoderma aceti*, l'alcool du
vin fixe l'oxygène de l'air et se transforme en acide
acétique et en eau. Ce qu'indique du reste l'équation
chimique :

$$\underbrace{C^4 H^6 O^2}_{\text{Alcool}} + O^4 = \underbrace{C^4 H^4 O^4}_{\text{Acide acétique}} + 2\,(HO)$$

Le mycoderme est *aérobie*, c'est-à-dire qu'il ne peut
vivre que dans un milieu oxygéné, aussi se développe-
t-il toujours à la surface du liquide sous forme d'un
voile blanchâtre, épais et consistant, qui forme la
« mère du vinaigre » des vinaigriers. Il suffit d'en
placer quelques pellicules à la surface d'un vin sain,
pour l'acidifier rapidement. Le ferment ensemencé

se développe et provoque la fermentation acétique.
Comme toutes les fermentations, celle-ci ne se produit bien que dans certaines conditions.

Le mycoderme doit trouver dans le liquide les aliments indispensables, c'est-à-dire, avec l'alcool, quelques sels minéraux, principalement des phosphates, et des matières albuminoïdes. Un mélange d'alcool pur et d'eau distillée ne s'acidifie pas sous l'action du mycoderme ; il faut, pour que le ferment se développe, y ajouter un peu de phosphate de soude. La proportion d'alcool ne doit pas dépasser 10 à 12 % ; enfin il faut que la température reste maintenue à un degré convenable, de 26 à 28° C., elle peut cependant, sans inconvénient, s'élever jusqu'à 35°, mais dans ce cas les pertes par volatilisation sont trop grandes. L'obscurité paraît également favoriser la marche du phénomène.

L'opération doit être conduite avec grands soins ; si le contact de la liqueur et du ferment se prolonge par trop, celui-ci après avoir décomposé l'alcool porte son activité sur les produits obtenus, et détruit d'abord les divers éthers formés, puis ensuite l'acide acétique lui-même en donnant de l'acide carbonique et de l'eau :

$$C^4 H^4 O^4 + O^8 = 4 (CO^2) + 4 (HO)$$

Il faut donc arrêter l'opération au moment précis où l'alcool est totalement transformé.

La fermentation acétique du vin se produisant aux dépens de l'alcool, il est évident que *tous* les liquides alcooliques de faible titre pourront également la subir. Aussi fait-on du vinaigre avec la bière, le cidre, le poiré, les bas alcools d'industrie, les farines avariées et transformées en glucose par l'action des acides, les piquettes de raisins secs, etc. Il faut même reconnaître que cette industrie s'est prodigieusement développée et a fait baisser dans de fortes proportions la production des vinaigres de vin. Ceux-ci sont incontestablement préférables, mais ils deviennent de plus en plus rares. Nous allons voir les caractères que présentent les différentes sortes de vinaigres.

VINAIGRE DE VIN. — Le vinaigre de vin est limpide, jaunâtre ou rouge, suivant la nature du vin employé à sa préparation. Son odeur franchement acide est agréable et un peu éthérée : sa saveur sans aucune âcreté ; son bouquet très développé et tout particulier. La densité varie de 1.018 à 1,020 et la richesse en acide acétique cristallisable de 5 à 10 %. Évaporé à 100 ou 110°, il donne un extrait brun, visqueux, acide, renfermant tous les sels du vin et notamment des tartrates de potasse et de chaux. Les réactifs, tels que le chlorure de baryum et l'oxalate de chaux, ne produisent qu'un trouble très léger par suite de la faible quantité de sulfates et de sels de chaux qu'il comporte, et l'alcool n'y produit aucun effet.

Théoriquement 100 parties d'alcool doivent donner 130 parties d'acide acétique, mais il faut, dans la fabrication, compter avec une perte moyenne de 15 % d'alcool.

Le tableau ci-dessous, d'après M. Girard (documents du Laboratoire municipal de Paris), donne le rendement du vin en acide acétique, et le poids de l'extrait sec correspondant. Il est à remarquer que le rapport des poids de l'alcool à l'extrait, qui est en moyenne de 4 dans le vin normal, se trouve ici sensiblement élevé par suite des pertes et des modifications de toutes natures subies par le liquide pendant la fermentation. La valeur du rapport de l'acide acétique pur et cristalisable contenu dans le vinaigre à son extrait sec est de 4, 9. Si par conséquent le rapport dépasse ce chiffre, c'est que le vin a été viné avant d'être acétifié, ce qui revient à un mélange de vinaigre de vin et de vinaigre d'alcool.

ALCOOL	PAR LITRE DE VINAIGRE	
DU VIN %	ACIDE ACÉTIQUE	EXTRAIT SEC
6	53 gr. 49	10 gr. 8
7	62, 40	12, 6
8	71, 32	14, 4
9	80, 23	16.
10	89, 15	18, 0
11	98, 06	18, 8
12	106, 98	21, 6

Vinaigre d'alcool. — Obtenu par la fermentation d'un mélange d'eau et d'alcool, additionné de bière ou de fécule pour nourrir le ferment. Il est incolore, sans bouquet, et sans saveur spéciale. L'extrait, très faible, ne laisse que peu de cendres. Il ne contient jamais, normalement du moins, de crème de tartre.

Vinaigre de bière. — Jaune, amer, avec une forte

odeur de bière aigrie, désagréable. Sa densité est de 1.022, sa teneur en acide acétique de 4 % en moyenne. L'extrait, abondant (50 à 60 gr. par litre), est amer et ne contient pas de tartre. Le chlorure de baryum et l'oxalate d'ammoniaque produisent dans le liquide de volumineux précipités.

Vinaigre de cidre. — Couleur jaune, odeur prononcée du liquide d'origine. Densité 1,013. Il renferme 5 % d'acide acétique et donne environ 15 gr. d'extrait rouge foncé, ayant l'odeur et la saveur des pommes cuites, visqueux, astringent, acide, sans tartre, mais riche en phosphates alcalins. Le sous-acétate de plomb donne dans le vinaigre un précipité jaunâtre, le chlorure de baryum et l'oxalate d'ammoniaque n'y produisent que de légers troubles.

Vinaigre de glucose. — Les farines et les fécules sont transformées en glucose par l'action ménagée des acides minéraux sulfurique ou chlorhydrique.

Puis ce glucose, soumis à la fermentation alcoolique, se transforme en alcool que l'on acétifie ensuite par les procédés ordinaires.

Les vinaigres ainsi obtenus ont toujours un mauvais goût et une odeur de fécule fermentée. L'extrait ne renferme pas de tartre, mais contient toujours du glucose et de la dextrine. On peut déceler la présence de ce dernier corps en le précipitant par un excès d'alcool pur. En outre le chlorure de baryum, l'azotate d'argent, l'oxalate d'ammoniaque y produisent d'abondants précipités.

Vinaigres de raisins secs. — Ces vinaigres, produits par la fermentation des piquettes de raisins secs, sont très riches en extrait, et celui-ci renferme, comme dans le vinaigre de vin, une forte proportion de tartre. Leur densité varie de 1,018 à 1,020.

FABRICATION DU VINAIGRE

Les modes de préparation du vinaigre sont nombreux, mais peuvent cependant se ramener à trois procédés.

Le *procédé d'Orléans*, qui traitera surtout les liquides riches en matières organiques azotées et minérales, tels que les vins, cidres et bières, le *procédé allemand*, et la *méthode Pasteur* qui peuvent acidifier plus rapidement les liquides pauvres. tels que les mélanges d'eau et d'alcool.

Procédé orléanais. — Le vin, après avoir séjourné quelques jours dans un foudre rempli de copeaux de hêtre imprégnés de vinaigre, est introduit dans les tonneaux à acétification. Ceux-ci, d'une contenance de 400 litres environ, sont dressés sur fond et placés les uns sur les autres. Une ouverture laisse accès à l'air et permet de verser le vin, une autre plus petite sert au dégagement des gaz produits. On emploie de préférence des tonneaux ayant déjà servi.

Pour mettre la fabrication en route, le tonneau est arrosé avec 100 litres de vinaigre bouillant et titrant 8 %, afin de bien imprégner le bois ; 8 jours après on introduit 10 à 12 litres de vin blanc et on en ajoute chaque jour jusqu'à ce que la pièce soit à moitié pleine. Après 15 jours de contact, le vin est totalement transformé en vinaigre. On en soutire la moitié et le liquide manquant est remplacé par du vin. L'opération se continue ainsi en soutirant à intervalles réguliers.

Le vinaigre, collé, soutiré, parfois chauffé à 60° pour détruire les *anguillules du vinaigre* qui l'altèrent, est mis en fûts de chêne de contenance variable.

Ce procédé donne un produit parfumé et agréable, mais il est trop lent pour suffire à la consommation actuelle, et permet en outre aux anguillules de se développer librement.

Procédé allemand. — Il est plus rapide que le précédent, mais sa mise en train est difficile, et la déperdition par évaporation est très grande. Quelquefois aussi, dans le début de la fabrication, le vinaigre a une désagréable odeur de bois.

Les tonneaux, défoncés, sont en piles de 3 à 4 m. de haut et remplis de copeaux de hêtre trempés au préalable dans du vinaigre très fort. Chaque tonneau porte, à 20 cm environ de son rebord, un double fond de bois percé de trous que traversent des ficelles arrêtées par un nœud. D'autres ouvertures permettent à l'air de circuler de bas en haut. Les liquides alcooliques, additiônnés de matières minérales et albumineuses, s'écoulent lentement sur ces copeaux qui divisent la nappe liquide et la soumettent à l'action de l'air. La chaleur dégagée par l'action chimique provoque la circulation de l'air en sens inverse du mouvement du liquide, mais en même temps facilite l'évaporation qui s'élève jusqu'à 25 %. En trois jours, l'acétification est complète.

Ce procédé a été modifié quelque peu dans la MÉ-THODE LUXEMBOURGEOISE. — Le tonneau est horizontal et mobile autour de son centre. Il renferme des copeaux et est à moitié rempli de liquide. Toutes les six heures on lui fait faire une demi-révolution autour de son axe, afin de mélanger le liquide et de renouveler les surfaces de contact.

Intermédiaire entre le procédé allemand et celui d'Orléans, sous le rapport de la rapidité, ce mode de fabrication a l'avantage de ne donner que peu de pertes par évaporation.

MÉTHODE PASTEUR. — Cette méthode, rapide et sûre, a été préconisée à la suite des recherches de M. Pasteur sur la fabrication et les maladies du vinaigre (1868), et consiste à mettre le ferment dans les meilleures conditions possibles de développement.

L'opération se fait dans de grands bacs rectangulaires de bois, munis de couvercles et n'ayant que 20 cm. de profondeur. Des ouvertures dans le couvercle permettent la circulation de l'air, et des tubes de gutta amènent, dans le fond même de la cuve, le vin additionné de moitié du volume de vinaigre d'une opération précédente. Le liquide est ensemencé avec du ferment pur ; 36 heures plus tard l'envahissement est complet, le mycoderme forme un voile à la surface. L'opération étant bien en route, on ajoute chaque jour de nouvelles quantités de vin jusqu'à ce qu'un ralentissement manifeste se produise. La fermentation

12**

s'achève, on soutire et on recueille le voile qui servira à ensemencer d'autres cuves. Ce procédé est
cinq fois plus rapide que celui d'Orléans et ne donne
guère lieu qu'à une déperdition de 15 %.

ALTÉRATIONS ET FALSIFICATIONS

Dans la fabrication des vinaigres, il faut éviter le
développement du *Champignon des moisissures* (*Saccharomyces mycoderma*) et des *Anguillules du vinaigre*
(*Anguillula aceti*) qui. tous deux, décomposent l'acide
acétique. Cette dernière maladie surtout est à redou-
ter. L'anguillule est un petit ver nématoïde, filiforme,
visible quelquefois à l'œil nu, mais en tous cas à un
faible grossissement. et qui vit plus particulièrement
dans le vinaigre et la pâte aigrie. Le seul remède est
le chauffage à 60° C.

Parfois les vinaigres peuvent renfermer des *sels de
cuivre ou de zinc,* qui proviennent du mauvais entretien des robinets et des vases qui ont servi à le
soutirer. Il est, du reste, préférable d'employer les
cannelles et les seaux de bois. On évite ainsi la formation de sels métalliques vénéneux.

Les *falsifications* proprement dites sont assez
nombreuses et portent sur plusieurs points.

Quand un vinaigre est étendu d'eau, pour lui donner
le montant et l'acidité nécessaire, on l'additionne
d'acide sulfurique, chlorhydrique, azotique, quelquefois aussi de vinaigre de bois ou acide pyroligneux
obtenu dans la distillation sèche du bois. Ce dernier
corps lui communique une odeur empyreumatique et
goudronneuse toute spéciale.

Pour augmenter l'arome ou la saveur, on y fait infuser du poivre, du piment, de la poudre de pyrèthre, de la maniguette, des graines de moutarde, et enfin pour relever la densité, on ajoute quelques sels : alun, sulfate de potasse ou de soude, sels de chaux, etc.

La présence d'acides minéraux ajoutés frauduleusement est assez aisée à reconnaître. Dans 100 cmc. de vinaigre suspecté, on fait bouillir pendant 20 à 25 minutes, 5 décigrammes d'amidon ; et après refroidissement on verse quelques gouttes de teinture d'iode. Si le vinaigre se colore en bleu, il est pur ; si au contraire il reste incolore, il est falsifié par un acide étranger. Celui-ci pendant l'ébullition a transformé l'amidon en glucose et par conséquent la réaction caractéristique de l'iode ne peut plus se produire.

Pour reconnaître la présence du poivre ou de toute autre substance âcre, il suffit d'évaporer le vinaigre après l'avoir saturé de carbonate de soude. L'extrait obtenu avec le vinaigre pur a un goût salin non caustique, tandis qu'avec le vinaigre frelaté, la saveur de l'extrait est toujours âcre et brûlante.

Enfin il est évident que les vinaigres de vin sont très souvent mélangés de vinaigres d'industrie. La fraude est délicate à reconnaitre, d'autant plus que dans ce cas, le fabricant a dû ajouter au vinaigre d'alcool un peu de crème de tartre, afin de donner à l'extrait l'allure d'un résidu de vinaigre de pur vin.

ESSAI DES VINAIGRES. — La valeur d'un vinaigre dépendant de sa teneur en acide acétique cristallisable, il importe de se rendre compte aisément de cette quotité. On peut se servir de *l'acétimètre de Réveil et Salleron*. L'appareil se compose d'une pipette graduée à 4 cmc. et d'un tube également gradué et dont les indications indiquent la teneur pour 100 en acide acétique. On prélève à l'aide de la pipette 4 cmc. de vinaigre et on les verse dans le tube, le liquide affleure au point 0. On verse alors lentement une solution alcaline d'épreuve teintée en bleu par quelques gouttes de tournesol, jusqu'à ce que le liquide ait pris une teinte violacée. La saturation de l'acide est complète et la graduation atteinte indique le pour-cent en acide acétique.

La liqueur normale d'épreuve est formée de

> Borate de soude, 45 gr.
> Soude caustique, 11 gr.

disssous dans l'eau distillée de façon à former un volume de un litre.

Cet appareil, le plus répandu dans le commerce courant, est adopté pour le service des octrois.

TABLE DES MATIÈRES

MATIÈRES ALIMENTAIRES

CONDIMENTS ET EXCITANTS

PRODUITS DÉRIVÉS DE FERMENTATION

Le Mans. — Typographie Edmond Monnoyer.

A LA MÊME LIBRAIRIE

DUBOIS (E.), professeur à l'École professionnelle de Reims. — **Les produits naturels commerçables** : *Produits animaux*, 1 vol. in-12 de 360 pages..... 4 fr. »

BAILLON (H.). — **Iconographie de la Flore Française**, paraissant par séries de 10 planches chromolithographiées (10 couleurs) d'après des aquarelles faites d'après nature sous les yeux de l'auteur. — Le texte explicatif, très complet, est imprimé au verso même des planches.

Prix de chaque série de 10 planches avec couverture................. 1 fr. 25

L'ouvrage sera publié en 50 séries. Les 40 premières séries sont en vente (octobre 1891). Il paraît en moyenne une série par mois

BAILLON (H.). — **Les herborisations parisiennes.** 1 joli vol. de 450 p., contenant plus de 600 petites vignettes.

    Broché.. 5 fr. »
    Cartonné... 6 fr. »

BAILLON (H.). — **Guide élémentaire d'herborisations et de botanique pratique.** Petit vol. avec figures dans le texte.................... 1 fr. »

BELLAIR (G.), jardinier-chef des parcs nationaux de Versailles, ancien professeur à la Société d'Horticulture de Compiègne, etc. — **Traité d'Horticulture pratique :** *Culture maraîchère, arboriculture fruitière, floriculture, arboriculture d'ornement, multiplication des végétaux; maladies et animaux nuisibles.* 1 vol. in-18 de 650 pages avec 350 figures.................................... 6 fr. »

CRIÉ (Louis), professeur à la Faculté des sciences de Rennes, Dr ès sciences, pharmacien de 1re classe. — **Nouveaux éléments de Botanique**, pour les candidats au baccalauréat ès sciences et les élèves en médecine et en pharmacie, contenant l'organographie, la morphologie, la physiologie, la botanique rurale et des notions de géographie botanique et de botanique fossile. Un gros vol. in-18 de 1,160 pages, avec 1,332 figures dans le texte.................................. 10 fr. »

CRIÉ (L.). — **Cours de Botanique** (organographie, familles naturelles), pour la classe de quatrième, et à l'usage des Écoles d'agriculture et forestières, des Écoles normales primaires. 3e édition. 1 beau vol. in-18, cart., de 500 pages, avec 863 figures dans le texte.................................. 4 fr. 50

CRIÉ (L.). — **Anatomie et physiologie végétales** (cours rédigé conformément aux nouveaux programmes), pour la classe de philosophie et les candidats au baccalauréat ès lettres. 2e édition. 1 vol. in-18, cart., de 250 pages, avec 230 figures dans le texte.................................. 3 fr. »

GRIGNON (E.), pharmacien de 1re classe, ancien interne des hôpitaux de Paris. — **Le Cidre.** Propriétés hygiéniques et médicales, composition chimique et analyse du cidre. 1 vol. in-18, avec figures.................... 3 fr. 50

GRIGNON (E.). — **L'Eau-de-vie de cidre**, constitution, production, procédés de préparation et de conservation, valeur hygiénique et qualité de l'eau-de vie de cidre. 1 vol. in-18.................................... 1 fr 50

MOTTET (S.). — **La Mosaïculture** — Histoire et considérations générales, choix des couleurs, tracé, plantation, entretien, description, emploi, rusticité et multiplication des espèces employées à cet usage, etc. 1 vol. de 100 pages, avec 35 figures dans le texte et 16 tracés de mosaïques et diagrammes...................... 1 fr. 50

LE MANS. — TYP. ED. MONNOYER